COORDENAÇÃO EDITORIAL

DRA. NATASHA GANEM E DR. RAPHAEL RANGEL

MANUAL DO TDAH

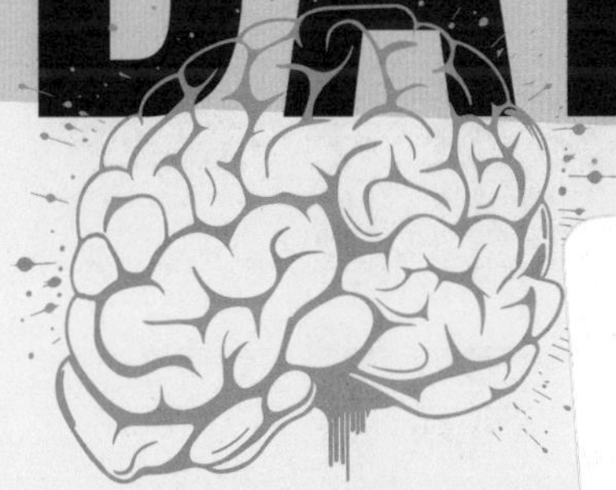

DO DIAGNÓSTICO AO TRATAMENTO

Literare Books
INTERNATIONAL
BRASIL · EUROPA · USA · JAPÃO

PRESIDENTE DO CONSELHO
Maurício Sita

PRESIDENTE
Alessandra Ksenhuck

VICE-PRESIDENTES
Cláudia Pires e Julyana Rosa

DIRETORA DE PROJETOS
Gleide Santos

CONSULTORA DE PROJETOS
Amanda Dias

GERENTE EDITORIAL
Anselmo Vasconcelos

EDITORA JÚNIOR
Júlia Almeida

ASSISTENTE EDITORIAL
Emerson Xavier

REVISORES
Angélica Mendonça, Laura Kerstenetzky, Letícia Pataquine e Vinicius Mendes

CAPA, DESIGN EDITORIAL E DIAGRAMAÇÃO
Ana Paula Nunes Medeiros

IMPRESSÃO
Printi

Dados Internacionais de Catalogação na Publicação (CIP)
(Câmara Brasileira do Livro, SP, Brasil)

Manual do TDAH : do diagnóstico ao tratamento / coordenação editorial Natasha Ganem e Raphael Rangel. -- São Paulo : Literare Books International, 2025.

Vários autores.
Bibliografia.
ISBN 978-85-9455-431-4

1. Neurodiversidade 2. Neuropsicologia 3. Transtorno de Déficit de Atenção com Hiperatividade (TDAH) I. Ganem, Natasha. II. Rangel, Raphael.

25-276025 CDD-616.85889

Índices para catálogo sistemático:

1. Transtorno de Déficit de Atenção com Hiperatividade : Ciências médicas 616.85889

Eliete Marques da Silva - Bibliotecária - CRB-8/9380

LITERARE BOOKS INTERNATIONAL LTDA.

Alameda dos Guatás, 102
Vila da Saúde – São Paulo, SP. CEP 04053-040
+55 11 2659-0968 | www.literarebooks.com.br
contato@literarebooks.com.br

MISTO
Papel | Apoiando o manejo florestal responsável
FSC® C196274

AGRADECIMENTOS

Aos estimados coautores desta obra, a minha mais profunda gratidão. A colaboração de cada um de vocês foi essencial para transformar este projeto em realidade. Obrigada por acreditarem nesta ideia e por caminharem comigo nesta jornada.

Aos meus pais, agradeço por todo o apoio, encorajamento e amor inabalável. Foram vocês que plantaram em mim as sementes da perseverança e do respeito pelo conhecimento.

Aos meus filhos, a luz da minha vida: vocês são a minha maior inspiração e minha força motriz.

Aos meus pacientes, a quem dedico grande parte da minha vida, deixo um agradecimento especial. Vocês são uma fonte inesgotável de aprendizagem e inspiração. A confiança que depositam em mim é uma honra e as suas histórias enriquecem o meu propósito.

A todos vocês, o meu muito obrigada!

Natasha Ganem

SUMÁRIO

SEÇÃO 05: TRATAMENTO E INTERVENÇÕES

SEÇÃO 07: PERSPECTIVAS FUTURAS

PREFÁCIO

É com grande satisfação e honra que realizo o prefácio desta obra coordenada pelo dr. Raphael Rangel e pela dra. Natasha Ganem. Este livro tem o compromisso de compartilhar reflexões sobre o transtorno do déficit de atenção com hiperatividade (TDAH) em diversos contextos.

Conhecer o trabalho do dr. Raphael, que se tornou para mim um verdadeiro irmão, é testemunhar a força da empatia e da expertise. Neuropediatra, neurocientista e mestre, ele possui uma habilidade singular para dialogar sobre o TDAH, compreendendo profundamente as dores e os desafios enfrentados por crianças, jovens e adultos que, por muito tempo, carregaram o peso de rótulos pejorativos e equívocos sobre suas condições.

A dra. Natasha Ganem, uma das maiores autoridades em psiquiatria da infância e adolescência, complementa essa parceria com seu compromisso sério e transformador. Seu trabalho ilumina as complexidades do TDAH e redefine a forma como a sociedade encara os desafios do neurodesenvolvimento.

Este livro é um convite à reflexão e à ação. Com uma abordagem abrangente, especialistas compartilham seus conhecimentos e suas experiências, explorando o TDAH sob diferentes perspectivas – neurobiológica, psicossocial e prática. Aqui, você encontrará fundamentos teóricos e estratégias concretas para lidar com o transtorno de maneira assertiva e eficaz.

Estudos indicam que aproximadamente 5% das crianças e 2,5% dos adultos são diagnosticados com TDAH, refletindo uma realidade que impacta milhões de pessoas diariamente. Entre os desafios enfrentados, destacam-se:

- **Dificuldades profissionais**: manter empregos estáveis e acessar oportunidades compatíveis com seu potencial.
- **Relacionamentos interpessoais**: maior vulnerabilidade a conflitos e dificuldades em estabelecer relações saudáveis.

- **Promiscuidade e uso de substâncias**: a impulsividade e o baixo controle inibitório podem favorecer comportamentos de risco, incluindo a maior propensão à promiscuidade e ao uso excessivo de drogas.
- **Tomada de decisão**: a baixa capacidade de planejamento pode comprometer o desenvolvimento pessoal e profissional.
- **Desafios escolares e acadêmicos.**

Portanto, sem um tratamento adequado, esses fatores podem afetar significativamente a qualidade de vida, tornando as tarefas diárias mais desafiadoras. No entanto, quando compreendido e gerenciado corretamente, o TDAH pode ser um diferencial, pois muitas pessoas com o transtorno possuem criatividade, dinamismo e resiliência acima da média. Com o suporte certo, é possível transformar dificuldades em potenciais e alcançar grandes conquistas pessoais e profissionais.

Falar sobre TDAH é considerar a genialidade por trás da inquietação e da criatividade presente na impulsividade. Durante anos, muitos indivíduos foram limitados por diagnósticos mal-interpretados, obrigados a se enquadrarem em padrões que não respeitavam sua verdadeira essência. Felizmente, a ciência avança, promovendo uma compreensão mais ampla e um acolhimento mais humanizado, permitindo que cada pessoa possa explorar e valorizar suas singularidades.

Espero que esta obra inspire profissionais, educadores e famílias a repensarem os paradigmas do TDAH, promovendo uma abordagem mais inclusiva e eficiente. Que cada palavra aqui escrita ajude a transformar desafios em oportunidades e a valorizar as singularidades que tornam cada pessoa única.

Thiago Castro
Médico Pediatra e uma das maiores referências do país em Transtorno do Espectro do Autismo.

SEÇÃO 01

INTRODUÇÃO AO TDAH

CAPÍTULO 01

TDAH

O início da jornada

Comece por aqui. Este é um capítulo introdutório, em que serão abordados a história e o processo de reconhecimento nosológico do TDAH que conhecemos hoje, assim como sua epidemiologia e os critérios diagnósticos vigentes.

Natasha Ganem

NATASHA GANEM

CRM 877000

RQE 41418

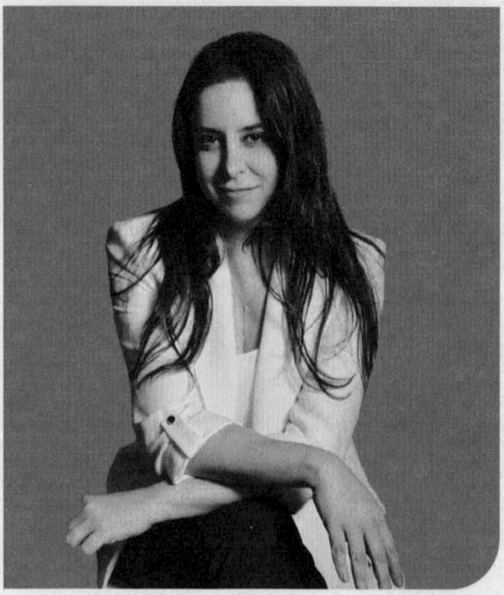

Médica psiquiatra pela Universidade do Estado do Rio de Janeiro (UERJ) com título de especialista pela Universidade Federal do Rio de Janeiro (UFRJ). É membro da Associação Brasileira de Psiquiatria (ABP) e da Associação Brasileira de Neurologia e Psiquiatria Infantil (Abenepi). É coordenadora no Brasil da Selective Mutism Association (SMA), a mais importante instituição mundial sobre mutismo seletivo. Também é fundadora da Associação Brasileira de Mutismo Seletivo e Ansiedade Infantil (Abramute) e CEO do Instituto de Psiquiatria Integrada, onde atende adultos, crianças e adolescentes com transtornos mentais e do neurodesenvolvimento no Rio de Janeiro. Autora das obras best-sellers *A menina que não falava*, *A ansiedade de Martin*, *Mutismo seletivo: orientação para pais, educadores, terapeutas e curiosos* e coautora dos livros *Simplificando o autismo* e *Espectro autista feminino*. Professora de pós-graduação e certificações médicas e multidisciplinares. Colunista e revisora do site BabyCenter Brasil, palestrante e mãe de dois lindos meninos. Coordenadora editorial desta obra.

Contatos: www.natashaganem.com.br
ganemnatasha@gmail.com
Instagram: @dra.psiquiatra

O transtorno do déficit de atenção com hiperatividade (TDAH) é a condição neuropsiquiátrica mais prevalente em crianças e adolescentes e amplamente estudada na atualidade. É caracterizado por um padrão contínuo de desatenção e/ou hiperatividade-impulsividade que impacta negativamente o desenvolvimento ou o funcionamento do indivíduo.

A hiperatividade envolve níveis excessivos de atividade motora, como correr ou se movimentar de forma inadequada, ou ainda demonstrar inquietação constante ou falar excessivamente. A desatenção no TDAH manifesta-se por dificuldades em manter-se focado, falta de persistência, tendência a se distrair durante tarefas e desorganização. Esses comportamentos não resultam de desafio ou incompreensão, mas refletem uma dificuldade genuína de atenção.

Já a impulsividade, por sua vez, refere-se a ações precipitadas e sem reflexão, que podem colocar a pessoa em situações de potencial risco. Também pode se manifestar por meio de interrupções em conversas ou decisões impulsivas sem considerar as consequências futuras. Esses comportamentos podem estar relacionados à busca por recompensas imediatas ou à dificuldade de adiar a gratificação.

O TDAH tem início na infância e a presença de múltiplos sintomas antes dos 12 anos é essencial para o diagnóstico, pois se trata de uma condição "de fábrica", um cérebro com funcionamento atípico. É necessário que esses comportamentos apareçam em diferentes ambientes, como em casa, na escola ou no trabalho, para que o diagnóstico seja confirmado.

A intensidade dos sintomas pode variar dependendo do contexto. Em ambientes onde há recompensas constantes por comportamentos adequados, supervisão direta, situações novas ou envolvimento em atividades estimulantes, os sinais do TDAH podem ser menos perceptíveis. Isso também pode ocorrer quando a pessoa está focada em estímulos externos consistentes ou prazerosos, como o uso de dispositivos eletrônicos, ou em interações individualizadas, como durante consultas médicas.

A prevalência global estimada do TDAH é de 5% a 7% na população pediátrica e 2,5% dos adultos. Variações regionais podem ocorrer devido a diferenças nos critérios diagnósticos, acesso aos serviços de saúde e contextos culturais. Embora o TDAH seja frequentemente associado à infância, os sintomas podem persistir em até 60% a 70% dos casos na adolescência e em cerca de 50% na vida adulta. Na transição para a idade adulta, a hiperatividade tende a diminuir, enquanto problemas relacionados à desatenção e ao controle dos impulsos permanecem mais evidentes, impactando funções acadêmicas, ocupacionais e sociais.

Estudos epidemiológicos indicam que o transtorno é cerca de duas vezes mais comum em meninos do que em meninas. Essa diferença pode ser atribuída, em parte, à maior prevalência de sintomas de hiperatividade e impulsividade em meninos, que tendem a chamar mais a atenção de professores e cuidadores. Por outro lado, meninas com TDAH muitas vezes apresentam sintomas predominantemente desatentos, que podem passar despercebidos ou serem subdiagnosticados.

Embora hoje seja amplamente reconhecido na prática clínica e na literatura científica, a conceitualização do TDAH é fruto de mais de um século de debates e descobertas. As primeiras descrições de comportamentos que hoje associamos ao TDAH remontam ao início do século XX. O pediatra britânico Sir George Still, considerado um pioneiro na descrição do TDAH, foi o primeiro a documentar, em 1902, um padrão de comportamento em crianças que incluía falta de controle emocional, impulsividade e dificuldades de atenção. Still descreveu essas crianças como apresentando um "déficit de controle moral", atribuindo os sintomas a fatores biológicos e não a falhas de caráter ou influência parental, como era comum na época (Barkley, 2018).

Nas décadas de 1940 e 1950, com o avanço dos estudos em neurologia, o TDAH começou a ser associado ao conceito de *minimal brain damage* (dano cerebral mínimo). Acreditava-se que sintomas como inquietação e desatenção eram causados por lesões cerebrais sutis, resultantes de traumas ou infecções. Mais tarde, o termo foi substituído por *minimal brain dysfunction*, reconhecendo que tais comportamentos podem ocorrer mesmo sem evidência de dano físico.

Durante os anos 1960, o foco mudou para os sintomas comportamentais. Estudos sugeriram que crianças hiperativas apresentavam um padrão distinto de comportamento que não necessariamente envolvia lesões cerebrais. Termos como "síndrome de hiperatividade" começaram a ser amplamente utilizados, refletindo o reconhecimento da hiperatividade como um problema comportamental significativo.

Com o avanço da neurociência e da psicologia, reconheceu-se a base neurobiológica do transtorno, levando a uma mudança de perspectiva. A inclusão do TDAH nas sucessivas edições do DSM refletiu essa evolução. No *DSM-II* (1968), o protótipo do que hoje conhecemos como TDAH foi referido como "reação hipercinética da infância".

O lançamento do *DSM-III* em 1980 foi um marco na história do TDAH. O termo "transtorno do déficit de atenção" foi introduzido, com e sem hiperatividade como subtipos. Essa classificação destacou a importância dos sintomas de desatenção, além da hiperatividade, e abriu caminho para uma compreensão mais abrangente do transtorno e consolidou sua posição como uma condição reconhecida na prática clínica.

O *DSM-IV*, publicado em 1994, consolidou o TDAH como um transtorno multifacetado, com três subtipos principais: predominantemente desatento, predominantemente hiperativo-impulsivo e combinado.

O *DSM-5* (2013) e sua versão revisada de 2022 (*DSM-5-TR*) trouxeram mudanças importantes, incluindo a redefinição dos critérios diagnósticos e o reconhecimento do TDAH como um transtorno que persiste frequentemente na vida adulta.

O *DSM-5* e o *DSM-5-TR* classificam o TDAH como um transtorno do neurodesenvolvimento, caracterizado por um padrão persistente de desatenção e/ou hiperatividade-impulsividade, que interfere significativamente no funcionamento social, acadêmico ou ocupacional, conforme caracterizado por (1) e/ou (2) (APA, 2023):

1. Desatenção: Seis (ou mais) dos seguintes sintomas persistem por pelo menos seis meses em um grau que é inconsistente com o nível do desenvolvimento e têm impacto negativo diretamente nas atividades sociais e acadêmicas/profissionais:

a. Frequentemente não presta atenção em detalhes ou comete erros por descuido em tarefas escolares, no trabalho ou durante outras atividades (p. ex., negligencia ou deixa passar detalhes, o trabalho é impreciso).

b. Frequentemente tem dificuldade de manter a atenção em tarefas ou atividades lúdicas (p. ex., dificuldade de manter o foco durante aulas, conversas ou leituras prolongadas).

c. Frequentemente parece não escutar quando alguém lhe dirige a palavra diretamente (p. ex., parece estar com a cabeça longe, mesmo na ausência de qualquer distração óbvia).

d. Frequentemente não segue instruções até o fim e não consegue terminar trabalhos escolares, tarefas ou deveres no local de trabalho (p. ex., começa as tarefas, mas rapidamente perde o foco e facilmente perde o rumo).

e. Frequentemente tem dificuldade para organizar tarefas e atividades (p. ex., dificuldade em gerenciar tarefas sequenciais; dificuldade em manter materiais e objetos pessoais em ordem; trabalho desorganizado e desleixado; mau gerenciamento do tempo; dificuldade em cumprir prazos).

f. Frequentemente evita, não gosta ou reluta em se envolver em tarefas que exijam esforço mental prolongado (p. ex, trabalhos escolares ou lições de casa; para adolescentes mais velhos e adultos, preparo de relatórios, preenchimento de formulários, revisão de trabalhos longos).

g. Frequentemente perde coisas necessárias para tarefas ou atividades (p. ex., materiais escolares, lápis, livros, instrumentos, carteiras, chaves, documentos, óculos, celular).

h. Com frequência é facilmente distraído por estímulos externos.

i. Com frequência é esquecido em relação a atividades cotidianas (p. ex., realizar tarefas, obrigações; para adolescentes mais velhos e adultos, retornar ligações, pagar contas, manter horários agendados).

2. Hiperatividade e impulsividade: Seis (ou mais) dos seguintes sintomas persistem por pelo menos seis meses em um grau que é inconsistente com o nível do desenvolvimento e têm impacto negativo diretamente nas atividades sociais e acadêmicas/profissionais:

a. Frequentemente se levanta da cadeira em situações em que se espera que permaneça sentado (p. ex, sai do seu lugar em sala de aula, no escritório ou em outro local de trabalho ou em outras situações que exijam que se permaneça em um mesmo lugar).

b. Frequentemente corre ou sobe nas coisas em situações em que isso é inapropriado. (Nota: em adolescentes ou adultos, pode se limitar a sensações de inquietude.)

c. Frequentemente é incapaz de brincar ou se envolver em atividades de lazer com calma.

d. Frequentemente "não para", agindo como se estivesse "com motor ligado" (p. ex., não consegue ou se sente desconfortável em ficar parado por muito tempo, como em restaurantes, reuniões; outros podem ver o indivíduo como inquieto e difícil de acompanhar).

e. Frequentemente fala demais.

f. Frequentemente deixa escapar uma resposta antes que a pergunta tenha sido concluída (p. ex. termina frases dos outros, não consegue aguardar a vez de falar).

g. Frequentemente tem dificuldade para esperar a sua vez (p. ex., aguardar em uma fila).

h. Frequentemente interrompe ou se intromete (p. ex. mete-se nas conversas, jogos ou atividades; pode começar a usar as coisas de outras pessoas sem pedir ou receber permissão; para adolescentes e adultos, pode intrometer-se ou assumir o controle sobre o que outros estão fazendo).

Para o diagnóstico de TDAH, além dos sintomas específicos descritos acima, é necessário cumprir critérios adicionais. É exigido que os sintomas estejam presentes antes dos 12 anos, que se manifestem em 2 ou mais contextos (como escola, trabalho ou casa) e que causem impacto significativo no funcionamento social, acadêmico ou profissional do indivíduo. Também é importante que não haja explicações alternativas que justifiquem outra condição, como outros transtornos mentais. Os sintomas não devem ser apenas uma expressão de comportamento opositor, desafiador, hostilidade ou dificuldade em compreender tarefas ou instruções. Para se confirmar o diagnóstico, a pessoa deve apresentar, durante pelo menos 6 meses, no mínimo, 6 dos sintomas descritos nos grupos 1 e/ou 2 (ou 5 sintomas no caso de indivíduos com mais de 17 anos).

Determinar o subtipo (apresentação predominantemente desatenta, predominantemente hiperativa/impulsiva ou combinada) e especificar a gravidade atual do transtorno (leve, moderada ou grave) é parte do diagnóstico, importante para garantir uma condução terapêutica adequada.

O diagnóstico do transtorno do déficit de atenção com hiperatividade (TDAH) é um processo complexo devido à sobreposição de sintomas com outros transtornos e às variações individuais na manifestação dos sintomas. As dificuldades no diagnóstico correto muitas vezes envolvem a distinção entre comportamentos típicos da infância e sinais clínicos persistentes que caracterizam o TDAH.

Os diagnósticos diferenciais também representam um desafio, pois é necessário diferenciar o TDAH de outras condições que apresentam sintomas semelhantes, como transtornos do humor, do controle dos impulsos e ansiedade, transtornos do sono, dificuldades de aprendizagem, outras condições do neurodesenvolvimento e até fatores ambientais ou emocionais temporários.

A presença de comorbidades é outro desafio, pois pode mascarar ou agravar os sintomas, dificultando uma avaliação precisa. Esse cenário exige uma avaliação criteriosa e multidimensional, envolvendo entrevistas clínicas detalhadas, observações comportamentais e, quando necessário, o uso de escalas e questionários específicos.

O TDAH não diagnosticado pode causar impactos profundos e duradouros em diversas áreas da vida. Desde a infância, a dificuldade de concentração, organização e cumprimento de tarefas compromete o desempenho escolar, resultando em baixo rendimento, repetência e, em alguns casos, abandono dos estudos. Esses desafios se estendem para a vida profissional, onde a desatenção, a desorganização e a procrastinação dificultam a conclusão de projetos e a gestão do tempo, levando à instabilidade no emprego e à alta rotatividade de cargos.

Nos relacionamentos interpessoais, a impulsividade e a dificuldade em controlar emoções podem gerar conflitos frequentes com amigos, familiares e parceiros amorosos, prejudicando a manutenção de vínculos saudáveis. Esse cenário contribui para o desenvolvimento de baixa autoestima, sentimentos constantes de frustração e inadequação, além de aumentar a vulnerabilidade a transtornos emocionais como ansiedade e depressão. A impulsividade característica do TDAH também favorece comportamentos de risco, como decisões precipitadas, uso abusivo de substâncias, envolvimento em acidentes e atitudes autodestrutivas.

Além disso, a desorganização e a falta de planejamento podem causar dificuldades financeiras, levando a gastos impulsivos e problemas para administrar o dinheiro. A saúde física e mental também é afetada, já que há negligência com hábitos saudáveis, como alimentação equilibrada, sono adequado e acompanhamento médico, o que aumenta o risco de desenvolver outros problemas de saúde. Em casos mais graves, a impulsividade e a desatenção podem resultar em comportamentos que levam a complicações legais, como infrações de trânsito ou desentendimentos judiciais.

Diante desses impactos, o diagnóstico precoce e o tratamento adequado do TDAH são fundamentais. Com acompanhamento profissional, que pode envolver psicoterapia, uso de medicamentos e estratégias de organização pessoal, é possível reduzir significativamente esses prejuízos e promover uma melhor qualidade de vida, favorecendo o desenvolvimento pessoal, acadêmico, profissional e social.

No decorrer desta obra, o leitor terá a possibilidade de aprender profundamente sobre todos os aspectos acima mencionados.

Referências

AMERICAN PSYCHIATRIC ASSOCIATION (APA). *Diagnostic and statistical manual of mental disorders*: DSM-5. Arlington: American Psychiatric Publishing, 2013.

AMERICAN PSYCHIATRIC ASSOCIATION (APA). *Manual diagnóstico de transtornos mentais*: DSM-5-TR. Porto Alegre: Artmed, 2023.

ARNETT, A. B. *et al.* Sex differences in ADHD symptom severity. *Journal of Child Psychology and Psychiatry*, v. 56, n. 6, p. 632-639, 2015.

BARKLEY, R. A. *Attention-deficit hyperactivity disorder*: a handbook for diagnosis and treatment. 4. ed. Nova Iorque: Guilford Press, 2018.

CORTESE, S. The neurobiology and genetics of attention-deficit/hyperactivity disorder (ADHD): what every clinician should know. *European Journal of Paediatrics*, v. 179, n. 3, p. 439-448, 2020.

FARAONE, S. V. *et al.* Attention-deficit/hyperactivity disorder. *Nature Reviews Disease Primers*, v. 1, p. 15020, 2015.

FARAONE, S. V. *et al.* Attention-deficit/hyperactivity disorder. *Nature Reviews Disease Primers*, v. 10, 2024.

FARAONE, S. V.; BIEDERMAN, J.; MICK, E. The age-dependent decline of attention deficit hyperactivity disorder: a meta-analysis of follow-up studies. *Psychological Medicine*, v. 36, n. 2, p. 159-165, 2006.

POLANCZYK, G. V. *et al.* ADHD prevalence estimates across three decades: an updated systematic review and meta-regression analysis. *Int J Epidemol*, v. 43, n. 2, p. 434-342, 2014.

SHAW, P. *et al.* Development of cortical surface area and gyrification in attention--deficit/hyperactivity disorder. *Biological Psychiatry*, v. 72, n. 3, p. 191-197, 2012.

STILL, G. F. Some abnormal psychical conditions in children: excerpts from three lectures. *American Professional Society of ADHD and Related Disorders*, v. 10, n. 2, 2006.

THOMAS, R. *et al.* Prevalence of attention-deficit/hyperactivity disorder: a systematic review and meta-analysis. *Pediatrics*, v. 135, n. 4, p. e994-e1001, 2015.

CAPÍTULO 02

Neurobiologia do TDAH

O TDAH é um transtorno neurobiológico complexo, associado a alterações cerebrais, disfunções executivas, predisposição genética e desequilíbrios nos neurotransmissores. Sua compreensão exige uma abordagem integrada, unindo evidências estruturais, funcionais e cognitivas para orientar diagnóstico e tratamento eficazes.

Raphael Rangel

RAPHAEL RANGEL

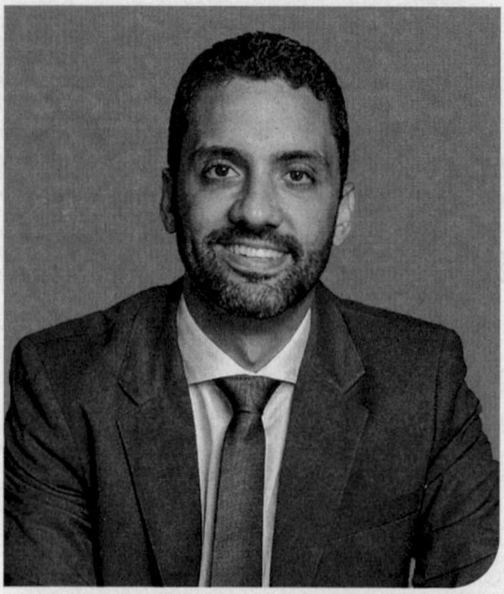

Neurologista infantil, mestre em Neurociência, escritor, palestrante e mentor de médicos e terapeutas da saúde mental e da educação, com mais de 2 mil alunos formados. É referência no atendimento de crianças com TDAH, autismo, transtornos da aprendizagem e transtornos do neurodesenvolvimento. Ele também é subespecializado em epilepsia infantil e neurofisiologia clínica com foco em eletroencefalografia e vídeo-eletroencefalografia infantil e adulto. Foi preceptor da residência de pediatria do Hospital Infantil Nossa Senhora da Glória (Vitória-ES), sendo responsável pelo programa de neurologia infantil por quase dez anos. Membro da Sociedade Brasileira de Neurologia Infantil, tendo feito parte do grupo científico da sociedade no biênio (2020-2021) e do conselho fiscal no biênio (2024-2025). Atua como Diretor Clínico do Instituto Especializado de Saúde da Serra-ES. Autor de livros como *Simplificando o TDAH* e *Identidade*. Pai da Laura e esposo da Manoela Sarmento, os seus títulos de maior relevância.

Contatos: www.drraphaelrangel.com.br
Redes sociais: @dr.raphaelrangel
27 99916 2002
27 3086 0020

O TDAH é uma condição neurobiológica complexa, cuja compreensão envolve a integração de evidências sobre alterações cerebrais estruturais e funcionais, déficits cognitivos, predisposição genética e disfunções nos sistemas de neurotransmissores. Embora nenhum desses elementos isoladamente seja suficiente para estabelecer o diagnóstico clínico, eles são essenciais para desvendar os mecanismos subjacentes ao transtorno e fundamentar abordagens terapêuticas e preventivas.

Estudos de neuroimagem funcional e estrutural, como ressonância magnética funcional (fMRI) e estrutural (sMRI), têm demonstrado alterações consistentes em circuitos cerebrais implicados na regulação da atenção, controle inibitório e funções executivas. Embora esses achados sejam robustos, a neuroimagem é indicada exclusivamente para fins de pesquisa e não deve ser utilizada como ferramenta diagnóstica na prática clínica.

As funções executivas, mediadas principalmente pelo córtex pré-frontal, são frequentemente comprometidas no TDAH. Dificuldades em habilidades como memória de trabalho, controle inibitório, flexibilidade cognitiva e organização estão entre os déficits mais prevalentes, contribuindo diretamente para os sintomas nucleares de desatenção, impulsividade e hiperatividade. Essas alterações são a manifestação cognitiva de disfunções neurobiológicas mais amplas, reforçando a visão do TDAH como um transtorno que afeta processos de autorregulação.

O TDAH é amplamente reconhecido como um transtorno de base genética, com herança poligênica. Estudos genômicos apontam que múltiplos genes de pequeno efeito, envolvidos na modulação de neurotransmissores e no desenvolvimento cerebral, contribuem para a vulnerabilidade ao TDAH. A interação desses fatores genéticos com influências ambientais, por meio de mecanismos epigenéticos, também desempenha um papel importante na variabilidade da expressão clínica do transtorno.

A disfunção nos sistemas dopaminérgico e noradrenérgico é central na fisiopatologia do TDAH. Esses neurotransmissores modulam a comunicação em circuitos neurais responsáveis por atenção, memória e controle inibitório. Além disso, evidências apontam o envolvimento secundário dos sistemas serotonérgico e histaminérgico, este último possivelmente relacionado a uma maior incidência de alergias e processos inflamatórios em indivíduos com TDAH.

A correlação entre neuroimagem, funções executivas, predisposição genética e sistemas de neurotransmissores fornece uma visão abrangente e integrada da neurobiologia do TDAH. Discorreremos a seguir sobre cada uma delas. Esses elementos, quando analisados conjuntamente, elucidam a complexidade do transtorno e destacam a importância de abordagens multidimensionais no diagnóstico e manejo clínico.

Neuroimagem no TDAH

Várias técnicas de imagem têm sido usadas para explorar a estrutura e a função do cérebro em indivíduos com TDAH. Existe uma riqueza de evidências de neuroimagem que sugerem a presença de anormalidades estruturais nos cérebros de crianças com o transtorno. Investigações iniciais, influenciadas por modelos teóricos preliminares e observações clínicas, apontaram diferenças significativas no circuito frontoestriatal de crianças com TDAH. No entanto, desde então ficou claro que outras regiões do cérebro podem exibir alterações morfológicas, incluindo áreas do cerebelo e lobos temporoparietais, gânglios da base e corpo caloso.

As assimetrias estruturais cerebrais têm sido objeto de estudo para compreender as bases neurobiológicas do TDAH. Pesquisas recentes indicam que variações na lateralidade cerebral podem estar associadas às diferentes apresentações clínicas do transtorno, especialmente em jovens.

Outro estudo em adultos jovens (idade média de 20 anos) descobriu que indivíduos com TDAH tinham menor espessura da substância cinzenta no giro frontal inferior direito, o que se correlacionou com resultados mais fracos em medidas de velocidade de processamento, inibição de resposta e variabilidade de resposta, em comparação com controles correspondentes.

Curiosamente, foi destacado que as alterações morfológicas encontradas em crianças com TDAH provavelmente não são um epifenômeno dos sintomas comportamentais. Recentemente, aspectos morfológicos de estruturas cerebrais anteriormente negligenciados, além de seu volume, também foram considerados.

Estudos com foco em alterações arquitetônicas relataram afinamento global do córtex (mais proeminentemente nas regiões pré-frontal e pré-central medial e superior), reduções na densidade do córtex pré-frontal dorsolateral (com aumentos na substância cinzenta nas regiões temporal posterior e parietal inferior), redução na área de superfície e diminuição do dobramento cortical.

Dutta, Douglas e Ombao, em 2020, investigaram as assimetrias estruturais em jovens com apresentações combinadas (TDAH-C) e desatentas (TDAH-D) do transtorno. Utilizando imagens de ressonância magnética (RM), o estudo analisou índices de assimetria em 13 regiões subcorticais e 33 regiões corticais, considerando métricas como volume, área de superfície e espessura cortical.

Os resultados revelaram padrões distintos de assimetria entre as apresentações clínicas:

- **TDAH-C**: alterações significativas na lateralidade foram observadas em regiões motoras, sugerindo uma possível ligação com os sintomas de hiperatividade e impulsividade característicos dessa apresentação.
- **TDAH-D**: diferenças na assimetria foram identificadas em áreas cíngulo frontais, associadas à atenção e funções executivas, alinhando-se aos sintomas predominantes de desatenção.

Esses achados corroboram que as diferentes manifestações clínicas do TDAH podem estar relacionadas a padrões específicos de assimetria cerebral, refletindo variações no desenvolvimento e organização neural.

A identificação de padrões distintos de assimetria cerebral entre as apresentações do TDAH pode ter implicações significativas para o diagnóstico e tratamento. Compreender essas diferenças estruturais pode auxiliar na elaboração de intervenções mais direcionadas e eficazes. No entanto, é fundamental que estudos futuros continuem a explorar essas associações, utilizando amostras maiores e abordagens longitudinais para confirmar e expandir esses achados.

A conectividade funcional do cérebro em indivíduos com TDAH

Esse tema tem sido objeto de intensas pesquisas nos últimos anos. Estudos utilizando imagens de ressonância magnética funcional (fMRI) em estado de repouso revelaram padrões distintos de conectividade que podem estar associados aos sintomas do TDAH. Misra e Gandhi, em 2023, investigaram a variabilidade temporal da conectividade funcional em crianças com TDAH.

Utilizando uma abordagem com a ressonância magnética funcional em repouso, eles observaram que crianças com TDAH apresentaram maior variabilidade na conectividade entre o córtex cingulado posterior (PCC) e o córtex pré-frontal medial (mPFC) em comparação com crianças em desenvolvimento típico. Essas áreas estão associadas à rede de modo padrão, implicada em processos de autorreferência e atenção interna.

Redwan *et al.*, em 2022, exploraram as anomalias na conectividade funcional em adultos com TDAH, focando na rede de atenção dorsal, que inclui regiões como o giro supramarginal e o lóbulo parietal superior. Os resultados indicaram uma conectividade reduzida nessas áreas em indivíduos com TDAH, sugerindo déficits na orientação e manutenção da atenção espacial.

Dey, Rao e Shah, em 2023, propuseram um modelo para a classificação automática de indivíduos com TDAH utilizando fMRI em estado de repouso. Ao modelar o cérebro como uma rede funcional e calcular a correlação entre os voxels ao longo do tempo, eles identificaram propriedades de rede que diferenciam indivíduos com TDAH de controles saudáveis. A abordagem alcançou uma precisão de 69,59% na classificação, destacando o potencial da análise de conectividade funcional como uma possível ferramenta diagnóstica auxiliar no TDAH.

Em resumo, os estudos de imagem se concentraram na morfologia de algumas regiões cerebrais e em uma rede complexa de conectividade de regiões cerebrais distintas, mas intercorrelacionadas. A adoção de ciência aberta e melhores práticas de relatórios são necessárias para tornar a pesquisa de neuroimagem do TDAH mais metodologicamente sólida e relevante para melhorar o atendimento aos pacientes.

No estágio atual, os estudos de neuroimagem não são indicados corriqueiramente para fins de diagnóstico do TDAH. Essa linha está voltada para pesquisas científicas.

Déficits de funções executivas no TDAH e sua correlação com a Neurobiologia

As funções executivas (FEs) englobam um conjunto complexo de habilidades cognitivas que permitem a autorregulação, o planejamento, a execução de tarefas e o controle comportamental. São essenciais para a adaptação aos desafios do dia a dia, sendo mediadas por circuitos cerebrais específicos, particularmente os que envolvem o córtex pré-frontal. No TDAH, os déficits nas funções executivas têm sido amplamente estudados e reconhecidos como um componente central da sintomatologia, especialmente em suas manifestações de desatenção, impulsividade e hiperatividade.

O conceito de funções executivas no contexto do TDAH

As funções executivas incluem processos como a memória de trabalho, a flexibilidade cognitiva, o controle inibitório, o monitoramento de erros, o planejamento e a organização. Em indivíduos com TDAH, esses processos frequentemente apresentam comprometimentos significativos. Por exemplo, dificuldades em manter informações na memória de trabalho impactam a execução de tarefas sequenciais, enquanto déficits no controle inibitório resultam em respostas impulsivas e dificuldade de refrear comportamentos inadequados.

O modelo teórico de Barkley (1997) é amplamente utilizado para explicar esses déficits. Segundo o autor, o TDAH é um transtorno do autocontrole, em que as funções executivas desempenham um papel crítico. O comprometimento dessas habilidades prejudica a capacidade de gerenciar o comportamento em prol de objetivos futuros, resultando em respostas impulsivas e dificuldade de planejar ações a longo prazo.

Willcutt *et al.* (2005), em uma metanálise de 83 estudos, declararam que crianças/adolescentes com TDAH apresentam déficits significativos em comparação com aqueles sem TDAH em medidas neuropsicológicas de FE, como planejamento, memória de trabalho espacial e verbal, inibição de resposta e vigilância.

Além disso, indivíduos com TDAH apresentam tempos de reação mais longos e mais erros de omissão do que os controles. Recentemente, Ahmadi *et al.* (2013) estudaram a possibilidade de comprometimento da memória icônica em crianças com TDAH e descobriram que elas possuem memória visual e desempenho de memória mais fracos do que crianças neurotípicas com símbolos visuais e auditivos.

Do ponto de vista neurobiológico, os déficits de funções executivas no TDAH estão intimamente ligados à disfunção nos circuitos córtico-estriato-talâmico-corticais, especialmente no circuito pré-frontal dorsolateral e ventromedial. Essas áreas são responsáveis por habilidades como a regulação da atenção, o controle de impulsos e a memória de trabalho. Estudos de neuroimagem funcional e tomografia por emissão de pósitrons (PET), como relatados no texto acima, mostram consistentemente uma hipoativação do córtex pré-frontal em indivíduos com TDAH durante tarefas que exijam alta carga executiva.

A disfunção nos sistemas dopaminérgico e noradrenérgico, frequentemente observada no TDAH, compromete a eficiência da sinalização neuronal no córtex pré-frontal. Essa alteração contribui diretamente para a dificuldade em manter o foco, inibir respostas inadequadas e organizar comportamentos complexos, sendo um dos cernes das alterações da neurobiologia no TDAH.

Pesquisas longitudinais indicam que os déficits de funções executivas podem ser preditores de dificuldades acadêmicas, sociais e ocupacionais em indivíduos com TDAH. Por outro lado, intervenções, tanto medicamentosas quanto comportamentais, têm mostrado eficácia na modulação dessas funções.

Em suma, os déficits de funções executivas no TDAH são um dos pilares neuropsicológicos do transtorno, com base em evidências robustas sobre suas raízes neurobiológicas.

Relação com as alterações neurobiológicas e a genética do TDAH

O TDAH é amplamente reconhecido como uma condição neurobiológica com etiologia multifatorial. As alterações genéticas e epigenéticas contribuem diretamente para as alterações neurobiológicas observadas no transtorno. Estudos robustos da literatura científica indicam que alterações genéticas desempenham um papel central em sua gênese. Neste livro, temos um capítulo específico abordando sobre a genética do TDAH, entretanto não podemos falar dos aspectos da neurobiologia sem citar essas alterações. O TDAH segue o padrão de doenças genéticas poligênicas, nas quais múltiplas variações genéticas de pequeno efeito, em interação com fatores ambientais, contribuem para alterações no funcionamento cerebral.

As alterações genéticas associadas ao TDAH são principalmente variações comuns em genes que modulam neurotransmissores-chave, como a dopamina e a noradrenalina. Entre os genes mais estudados estão o DRD4 (receptor de dopamina D4), DAT1 (transportador de dopamina) e COMT (catecol-O-metiltransferase). Essas variações não causam, isoladamente, o transtorno, mas, quando somadas, aumentam o risco de desenvolvimento do TDAH.

Estudos de associação ampla do genoma (GWAS) têm identificado *loci* genéticos significativos relacionados ao TDAH, reforçando a natureza poligênica do transtorno. Os efeitos dessas variantes, embora pequenos individualmente, interagem de forma acumulativa, impactando circuitos neurais específicos e contribuindo para as alterações clínicas observadas nos pacientes com TDAH.

A interação gene-ambiente é outro fator crítico na expressão clínica do TDAH. Experiências adversas, como exposição pré-natal a substâncias tóxicas, estresse materno e complicações no parto, podem modificar a expressão de genes associados ao transtorno através de mecanismos epigenéticos, como a metilação do DNA e modificações nas histonas. Essas alterações epigenéticas não apenas modulam a vulnerabilidade genética como também ajudam a explicar a variabilidade fenotípica entre os indivíduos.

A base neurobiológica do TDAH está fortemente vinculada à disfunção dos sistemas dopaminérgico e noradrenérgico, os quais são diretamente influenciados por variantes genéticas nos genes mencionados. Por exemplo, polimorfismos no gene DAT1 podem resultar em uma recaptação excessiva de dopamina, levando à sua disponibilidade reduzida no córtex pré-frontal, o que prejudica as funções executivas. Da mesma forma, alterações no gene DRD4 afetam a sensibilidade do receptor de dopamina, contribuindo para o déficit de autorregulação e controle inibitório característico do transtorno.

O reconhecimento do TDAH como um transtorno com base genética e poligênica, modulado por influências epigenéticas, tem implicações diretas para o diagnóstico e o tratamento. A identificação de biomarcadores genéticos específicos pode, no futuro, permitir uma abordagem mais personalizada, direcionando terapias farmacológicas e intervenções comportamentais de forma mais precisa.

Além disso, a compreensão do papel dos fatores ambientais na modulação da expressão genética reforça a importância de intervenções precoces e estratégias preventivas, especialmente em populações de risco. A pesquisa contínua nessa área é essencial para avançar na compreensão do TDAH e no desenvolvimento de novas abordagens terapêuticas.

O TDAH é um exemplo claro de como a interação entre genética e ambiente influencia a neurobiologia e a clínica do transtorno.

Neurotransmissores e sua relação com a Neurobiologia do TDAH

Os neurotransmissores são substâncias químicas responsáveis pela comunicação entre os neurônios no sistema nervoso. Eles desempenham um papel fundamental na regulação de funções cerebrais como atenção, memória, controle motor e regulação emocional. No TDAH, alterações no sistema de neurotransmissão cerebral estão entre os principais fatores subjacentes às manifestações clínicas do transtorno. Essas alterações afetam especialmente os sistemas dopaminérgico, noradrenérgico, serotonérgico e histaminérgico, cada um com impacto distinto na fisiopatologia do TDAH.

Dopamina e noradrenalina: as protagonistas

A dopamina e a noradrenalina desempenham papéis centrais no funcionamento dos circuitos córtico-estriato-talâmico-corticais, que regulam o controle inibitório, a memória de trabalho e a atenção. No TDAH, estudos mostram disfunção nesses sistemas, resultando em um desequilíbrio na neurotransmissão.

Dopamina: a dopamina é crucial para a regulação da motivação, do reforço e do controle motor. Alterações nos genes relacionados ao transportador de dopamina (DAT1) e aos receptores dopaminérgicos (DRD4 e DRD5) resultam em níveis inadequados de dopamina no córtex pré-frontal, prejudicando funções executivas e controle comportamental.

Noradrenalina: esse neurotransmissor modula a atenção e a vigilância. No TDAH, a sinalização noradrenérgica comprometida reduz a capacidade de manter o foco e regular a resposta a estímulos externos. Medicamentos como os psicoestimulantes aumentam a disponibilidade de dopamina e noradrenalina, melhorando o desempenho cognitivo e comportamental.

Serotonina: regulação emocional e impulsividade

A serotonina está envolvida na modulação do humor, impulsividade e controle emocional. Polimorfismos genéticos no transportador de serotonina (5-HTTLPR) foram associados ao TDAH, especialmente em subtipos que apresentam maior impulsividade e comorbidades, como transtornos de humor e ansiedade. Embora menos estudada do que a dopamina e a noradrenalina, a serotonina contribui para a complexidade clínica do transtorno, sendo alvo potencial de intervenções futuras.

Histamina: papel na regulação e associação com alergias

A histamina, embora com papel menos destacado na neurobiologia do TDAH, tem funções importantes na regulação do ciclo sono-vigília, atenção e impulsividade. Alterações no sistema histaminérgico, particularmente no receptor H3, podem exacerbar sintomas relacionados ao controle inibitório e à hiperatividade. Além disso, estudos sugerem que pessoas com TDAH apresentam maior incidência de alergias e outras condições inflamatórias, o que pode estar relacionado à modulação histaminérgica tanto no sistema nervoso central quanto periférico.

Implicações clínicas e pesquisas futuras

As disfunções nos sistemas de neurotransmissão cerebral explicam grande parte dos sintomas nucleares do TDAH e fornecem a base para os tratamentos disponíveis, como os psicoestimulantes e os medicamentos não estimulantes. A compreensão dessas vias também abre portas para novas abordagens terapêuticas, incluindo intervenções que considerem os efeitos combinados dos neurotransmissores.

Além disso, a associação entre o sistema histaminérgico e alergias reforça a necessidade de uma abordagem integrativa no manejo de pacientes com

TDAH, considerando aspectos comórbidos que impactam a qualidade de vida. Estudos futuros podem aprofundar o papel da histamina e de outros neurotransmissores secundários, expandindo o entendimento da neurobiologia do transtorno e suas aplicações clínicas.

As alterações nos sistemas dopaminérgico, noradrenérgico, serotonérgico e histaminérgico formam a base neurobiológica do TDAH, influenciando diretamente os sintomas e a resposta terapêutica. Esse conhecimento é essencial para o manejo adequado e para a individualização do tratamento em pacientes com o transtorno.

Referências

AHMADI, N. *et al.* Comparing iconic memory in children with and without attention deficit hyperactivity disorder. *Iran J Psychiatry*, v. 8, n. 3, p. 131-137, 2013. PMID: 24454422.

BARKLEY, R. A. Behavioral inhibition, sustained attention, and executive functions: constructing a unifying theory of ADHD. *Psychol Bull*, v. 121, n. 1, p. 65-94, 1997. DOI: 10.1037/0033-2909.121.1.65.

CHAN, R. C. *et al.* Assessment of executive functions: review of instruments and identification of critical issues. *Archives of Clinical Neuropsychology*, v. 23, n. 2, p. 201-216, 2008.

CORTESE, S. The neurobiology and genetics of attention-deficit/hyperactivity disorder (ADHD): what every clinician should know. *European Journal of Paediatric Neurology*, v. 16, n. 5, p. 422-433, 2012.

DEY, S.; RAO, A. R.; SHAH, M. Exploiting the brain's network structure for automatic identification of ADHD subjects. *ArXiv*, 2023. Disponível em: https://arxiv.org/abs/2306.09239. Acesso em: 20 maio 2025.

DUTTA, C. N.; DOUGLAS, P. K.; OMBAO, H. Structural brain asymmetries in youths with combined and inattentive presentations of attention deficit hyperactivity disorder. *ArXiv*, 2020. DOI: 10.48550/arXiv.2010.13458.

GOMARUS, H. K. *et al.* ERP correlates of selective attention and working memory capacities in children with ADHD and/or PDD-NOS. *Clinical Neurophysiology*, v. 120, n. 1, p. 60-72, 2009.

MISRA, R.; GANDHI, T. K. Functional connectivity dynamics show resting-state instability and rightward parietal dysfunction in ADHD. Annual International Conference of the IEEE Engineering in Medicine & Biology Society (EMBC), 45. *Anais* [...] Sydney: IEEE, 2023. Disponível em: https://pubmed.ncbi.nlm.nih.gov/38083173/. Acesso em: 20 maio 2025.

PEREIRA-SANCHEZ, V.; CASTELLANOS, F. X. Neuroimaging in attention--deficit/hyperactivity disorder. *Current Opinion in Psychiatry*, v. 34, n. 2, p. 105-111, 2021.

REDWAN, S. M. *et al.* A network theory investigation into the altered resting state functional connectivity in attention-deficit hyperactivity disorder. *ArXiv*, 2022. Disponível em: https://arxiv.org/abs/2212.02402. Acesso em: 20 maio 2025.

WILLCUTT, E. G. *et al.* Validity of the executive function theory of attention--deficit/hyperactivity disorder: a meta-analytic review. *Biological Psychiatry*, v. 57, n. 11, p. 1336-1346, 2005. DOI: 10.1016/j.biopsych.2005.02.006.

CAPÍTULO 03

Bases genéticas do TDAH

Estudos robustos demonstram que o TDAH é uma condição complexa, com alta herdabilidade, decorrente da interação de múltiplos genes com fatores ambientais. Pesquisas recentes, inclusive em epigenética, reforçam a necessidade de aprofundar no conhecimento dos fatores genéticos para novas abordagens terapêuticas e tratamentos personalizados, ampliando nossa compreensão deste complexo transtorno.

Marc Alexandre Duarte Gigonzac
e Thaís Cidália Vieira Gigonzac

Marc Alexandre Duarte Gigonzac

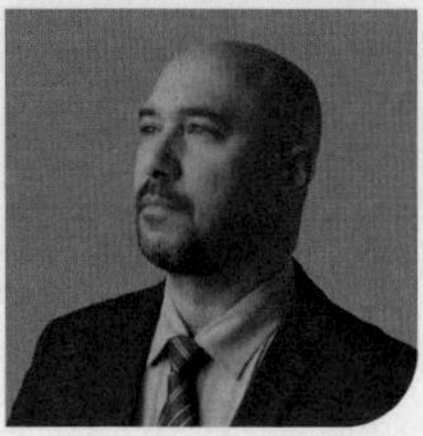

Biomédico, doutor em Biotecnologia e mestre em Genética. Professor e pesquisador da Universidade Estadual de Goiás (UEG), docente de Genética Clínica do curso de Medicina e do mestrado em Genética da PUC-GO. Autor de livros e artigos sobre genética, autismo e TDAH. Conselheiro Geneticista do LAGENE pelo sistema público de saúde em Goiás, atuando com exames genéticos, pesquisas e aconselhamento genético. CEO da Genética com Excelência.

Contatos: aconselhamentogenetico.online
geneticacomexcelencia@gmail.com
62 99964 2122

Thaís Cidália Vieira Gigonzac

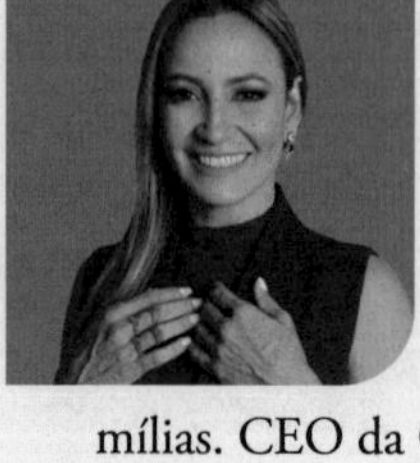

Biomédica, com pós-doutorado em Genética, doutora em Biologia Celular e Molecular, mestre em Genética. Professora e pesquisadora da Universidade Estadual de Goiás (UEG) e do mestrado em Genética da PUC-GO. Autora de livros e artigos sobre genética, autismo e TDAH. Conselheira Geneticista há 20 anos no serviço de genética do LAGENE, pelo sistema público de saúde em Goiás, atuando com exames genéticos, pesquisas e aconselhamento genético de famílias. CEO da Genética com Excelência.

Contatos: geneticacomexcelencia.com.br
suporte.drathaiscidalia@gmail.com
62 99964 2122

Os primeiros estudos robustos que sugeriam uma base genética para o TDAH surgiram na década de 1990, com a observação de que a condição tendia a se agregar em famílias. Estudos posteriores com gêmeos mostraram que a herdabilidade do TDAH é estimada entre 77% e 88%, indicando que fatores genéticos desempenham um papel importante no desenvolvimento do transtorno. No entanto, ao contrário das condições monogênicas, o TDAH é considerado um transtorno genético multifatorial, resultando da interação de múltiplos genes, além da ação de fatores ambientais (Faraone *et al.*, 2019).

Genes envolvidos no TDAH

As evidências genéticas iniciais associadas ao TDAH foram dadas pela descoberta de variantes nos genes DRD4 e SLC6A3, ambos envolvidos na via dopaminérgica. Esses achados levaram à hipótese de que alterações genéticas que levam a disfunções no sistema dopaminérgico estariam na base etiológica do TDAH. Mais recentemente, os avanços nas técnicas de genômica, principalmente com estudos de associação do genoma completo (GWAS), permitiram a identificação de mecanismos moleculares associados ao TDAH pela descoberta de variantes genéticas envolvidas tanto nas vias dopaminérgicas, como também noradrenérgicas (Demontis *et al.*, 2019).

A via dopaminérgica controla processos fisiológicos e comportamentais, incluindo movimento, cognição, funções executivas, controle neuroendócrino, além de motivação e recompensa. Alterações nos genes dessa via impactam fortemente no TDAH, sendo os principais genes descritos:

- **DRD4 (receptor de dopamina D4)**: localizado no cromossomo 11 (11p15.5), está envolvido na modulação da neurotransmissão no córtex pré-frontal (região crítica para o controle executivo).
- **DRD5 (receptor de dopamina D5)**: localizado no cromossomo 4 (4p16.1), em conjunto com a dopamina, regula o humor, a atenção, a memória, o movimento e o aprendizado (Sánchez-Mora *et al.*, 2011).
- **SLC6A3 (transportador de dopamina A3)**: localizado no cromossomo 5 (5p15), este gene codifica o transportador de dopamina (DAT1), regulando a recaptação de dopamina na fenda sináptica (Robertson *et al.*, 2018).

Quanto à via noradrenérgica, envolvida em sistemas como de manutenção de foco, controle de impulsos, humor e resposta ao estresse, entre várias outras funções, diferentes genes se destacam, como:

- **ADRA2A (receptor adrenérgico alpha-2A)**: gene localizado no cromossomo 10 (10q24), estando envolvido na regulação da noradrenalina, sendo que dezenas de variantes genéticas já foram implicadas diretamente na deficiência de atenção e de controle de impulsos.
- **SLC6A2 (transportador de noradrenalina A2)**: assim como o DAT1, esse transportador de noradrenalina desempenha um papel fundamental na recaptação do neurotransmissor. Variantes neste gene presente no cromossomo 16 (16p12.2) estão descritas na redução da biodisponibilidade de noradrenalina no cérebro (Yuan *et al.*, 2021).

Adicionalmente, acredita-se que o sistema serotoninérgico também esteja envolvido no TDAH com componentes de agressividade, pela identificação de variantes no gene HTR1B (6q14.1), como a T-261G e A-161T, que levam à formação de receptores alterados de serotonina 1B no córtex cerebral (Hawi *et al.*, 2002).

Além dos genes envolvidos classicamente nas vias dopaminérgicas e noradrenérgicas, novos estudos científicos têm apontado também para genes que modulam a plasticidade sináptica, como o *Brain Derived Neurotrophic Factor* (BDNF), que codifica um fator neurotrófico fundamental para a formação e manutenção das sinapses no cérebro.

Adicionalmente, para que estas sinapses sejam realmente funcionais, elas precisam conseguir liberar os neurotransmissores que vêm de pequenas vesículas transportadas dentro dos neurônios, sendo um processo controlado pelo gene SNAP25 (20p12.2). Alterações neste gene foram descritas em centenas de crianças com TDAH, além de relatos de bulimia, esquizofrenia, redução de memória de longo prazo e condições miastênicas. Disfunções gerais nesses processos sinápticos podem contribuir para as dificuldades cognitivas e comorbidades observadas em pacientes com TDAH (Brikell *et al.*, 2021).

Por último, destacamos o gene COMT (Catecol-O-Metiltransferase), que codifica uma enzima que regula a degradação de vários neurotransmissores como a dopamina, a noradrenalina e a adrenalina. Enquanto os genes anteriormente descritos atuam em vias ou mecanismos mais específicos, o COMT atua em vias múltiplas e é expresso, além do cérebro, significativamente em fígado, rins e sangue, sugerindo ações multissistêmicas. Variantes neste gene, como a Val158Met, podem produzir uma enzima menos estável e com atividade reduzida, afetando mais amplamente as funções cognitivas, resposta emocional, humor, stress, percepção da dor, vícios e ao próprio TDAH (Xiong *et al.*, 2021).

Herança complexa e modelo poligênico para o TDAH

Atualmente, de acordo com diferentes bancos de dados genéticos, como o *Human Phenotype Ontology* (HPO), mais de 400 genes podem ter relação com o TDAH e outras condições clínicas associadas, como depressão, TEA, esquizofrenia ou alterações motoras. Estudos recentes de GWAS apontam ainda vários outros genes, como FOXP2, DUSP6, FADS1, FADS2, ADGRL3 e SORCS3 (Demontis *et al.*, 2023). Segundo Balogh, Pulay e Réthelyi (2022), a identificação destes genes e de suas variantes específicas pode auxiliar na compreensão das respostas farmacogenéticas individuais de medicações, como do metilfenidato e da atomoxetina.

Em aspectos genômicos, é importante ressaltar que, além dos genes supracitados, que exercem um papel significativo na causalidade do TDAH, existem dezenas ou talvez centenas de outros genes ainda pouco estudados que exercem um efeito aditivo pequeno no seu fenótipo. Assim, como o peso individual destes genes é baixo, a avaliação de risco é mais complexa, requerendo uma abordagem de cálculo de risco poligênico quanto à suscetibilidade do TDAH.

Diferentes modelos, como o da teoria do copo, indicam que a associação de múltiplas pequenas variantes gênicas em uma pessoa seria, talvez, uma das formas genéticas mais comuns para a causa do TDAH, porém é mais difícil de identificar sua causalidade multigênica. Esses achados reforçam a ideia de que o TDAH é um transtorno também poligênico, resultante da interação de múltiplos genes de pequeno efeito (Green *et al.*, 2022).

Epigenética e TDAH

Por outro lado, pesquisas recentes têm explorado cada vez mais o papel da epigenética no TDAH. A epigenética refere-se a modificações químicas, como metilação, no DNA e nas proteínas histonas, além da ação de microRNAs (miRNAs), que regulam a expressão dos genes sem alterar a sequência do DNA. Estudos preliminares sugerem que fatores ambientais, como estresse pré-natal, idade gestacional, exposição a toxinas, como mercúrio, e a própria alimentação, podem induzir mudanças epigenéticas que aumentam o risco de TDAH (Ke *et al.*, 2021; Cecil & Nigg, 2022).

Considerando que a epigenética exerce um papel importante na causalidade do TDAH, isso gera uma dicotomia importante, pois abre novas perspectivas para o tratamento do TDAH. Ao contrário das alterações genéticas, que são permanentes, as modificações epigenéticas são potencialmente reversíveis. Isso significa que intervenções farmacológicas, nutricionais ou comportamentais poderiam modular a expressão gênica, reduzindo condições envolvidas no TDAH, incluindo aspectos graves como da ideação suicida (Funahashi & Dwivedi, 2025).

Assim, novas perspectivas, baseadas em modulação epigenética, têm surgido, como evidenciado por Dipnall e colaboradores (2024), que constataram hipermetilação da via do metabolismo do ácido siálico (SAM) em pacientes com TDAH, indicando o gene sialotransferase 3 (ST3GAL3) como potencial novo alvo terapêutico pela regulação epigenética, sutilmente interrompida no TDAH por esta via.

Neste contexto, inibidores de histona desacetilase (HDACs), como o ácido valproico, agentes que modulam a metilação do DNA, como o ácido fólico, e também mudanças globais no estilo de vida (MEVs) têm sido investigados como possíveis vias epigenéticas no tratamento de transtornos neuropsiquiátricos, como o TDAH. Apesar de a modulação epigenética representar uma das melhores perspectivas terapêuticas atuais, o grande desafio ainda está em conseguir "ativar" ou "silenciar" genes de forma mais específica.

Conclusão

O conhecimento genômico e as possibilidades de testagem genética ampla têm se revelado cada vez mais importantes no TDAH, pois, além de simplesmente identificar as variantes genéticas envolvidas em cada paciente, permitem entender as vias envolvidas, os riscos de comorbidades associadas, as respostas farmacológicas e as possibilidades de modulação epigenética.

Esperamos ainda que o avanço do conhecimento em genética possa vislumbrar um futuro em que o TDAH possa ser tratado de forma cada vez mais precisa e eficaz, melhorando a qualidade de vida de milhões de pessoas em todo o mundo.

Referências

BALOGH, L.; PULAY, A. J.; RÉTHELYI, J. M. Genetics in the ADHD clinic: how can genetic testing support the current clinical practice? *Frontiers in Psychology*, v. 13, p. 751041, 2022.

BRIKELL, I. *et al.* Insights into attention-deficit/hyperactivity disorder from recent genetic studies. *Psychological medicine*, v. 51, n. 13, p. 2274-2286, 2021.

CECIL, C. A. M.; NIGG, J. T. Epigenetics and ADHD: reflections on current knowledge, research priorities and translational potential. *Molecular diagnosis & therapy*, v. 26, n. 6, p. 581-606, 2022.

DEMONTIS, D. *et al.* Discovery of the first genome-wide significant risk loci for attention deficit/hyperactivity disorder. *Nature Genetics*, v. 51, n. 1, 2019.

DEMONTIS, D. *et al.* Genome-wide analyses of ADHD identify 27 risk loci, refine the genetic architecture and implicate several cognitive domains. *Nature Genetics*, v. 55, n. 2, 2023.

DIPNALL, L. *et al.* Epigenetic Analysis of ST3GAL3 and other Sialic Acid Metabolism Genes in ADHD. *Research Square (Preprint)*. 2024. DOI: 10.21203/rs.3.rs-4519315/v1.

FARAONE, S. V.; LARSSON, H. Genetics of attention deficit hyperactivity disorder. *Mol Psychiatry*, v. 24, n. 4, p. 562-575, 2019. DOI: 10.1038/s41380-018-0070-0.

FUNAHASHI, Y.; DWIVEDI, Y. Epigenetics and suicidal behavior in adolescents: a critical review. *Epigenomics*, p. 1-16, 2025.

GREEN, A. *et al.* Examining the impact of ADHD polygenic risk scores on ADHD and associated outcomes: a systematic review and meta-analysis. *Journal of Psychiatric Research*, v. 155, p. 49-67, 2022.

HAWI, Z. *et al.* Serotonergic system and attention deficit hyperactivity disorder (ADHD): a potential susceptibility locus at the 5-HT1B receptor gene in 273 nuclear families from a multi-centre sample. *Molecular psychiatry*, v. 7, n. 7, p. 718-725, 2002.

KE, T. *et al.* Developmental exposure to methylmercury and ADHD, a literature review of epigenetic studies. *Environmental Epigenetics*, v. 7, n. 1, p. dvab014, 2021.

ROBERTSON, B. D. *et al.* SLC6A3 Polymorphism predisposes to dopamine overdose in parkinson's disease. *Front Neurol*, v. 9, 2018.

SALONTAJI, K. *et al.* Gestational epigenetic age and ADHD symptoms in childhood: a prospective, multi-cohort study. *Molecular Psychiatry*, v. 29, n. 9, p. 2911-2918, 2024.

SÁNCHEZ-MORA, C. *et al.* Exploring DRD4 and its interaction with SLC6A3 as possible risk factors for adult ADHD: a meta-analysis in four European populations. *American Journal of Medical Genetics Part B: Neuropsychiatric Genetics*, v. 156, n. 5, p. 600-612, 2011.

XIONG, Z. *et al.* Val158Met polymorphisms of COMT gene and serum concentrations of catecholaminergic neurotransmitters of ADHD in Chinese children and adolescents. *Medicine*, v. 100, n. 49, p. e27867, 2021.

YUAN, D. *et al.* Noradrenergic genes polymorphisms and response to methylphenidate in children with ADHD: a systematic review and meta-analysis. *Medicine*, v. 100, n. 46, p. e27858, 2021.

SEÇÃO 02

DIAGNÓSTICO E AVALIAÇÃO

CAPÍTULO 04

Diagnóstico precoce do transtorno do déficit de atenção com hiperatividade (TDAH)

O TDAH é um dos transtornos neuropsiquiátricos mais comuns da infância, com prevalência entre 2% e 7,9% em pré-escolares. Frequentemente subdiagnosticado, pode afetar o desenvolvimento social, emocional e cognitivo. Este artigo explora critérios diagnósticos, diferenças de gênero e idade, impactos psicossociais, opções de tratamento precoce e desafios no diagnóstico em crianças pequenas.

Jéssica Suzanni Torres Soares
e Rinara Grossi Rocha de Andrade

JÉSSICA SUZANNI TORRES SOARES

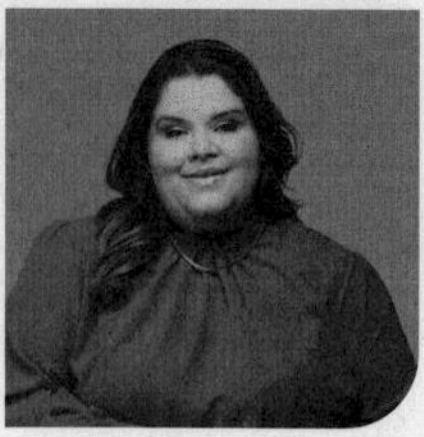

Pediatra com ênfase em desenvolvimento infantil, comportamento na infância e transtornos do neurodesenvolvimento. É pós-graduanda em Psiquiatria Infantil, Transtorno do Espectro Autista e Transtorno de Déficit de Atenção e certificada em Autismo e Transtornos do Neurodesenvolvimento pela Certificação Thiago Castro. Recebeu diagnóstico tardio de TDAH e é mãe de uma criança com TDAH.

Contatos: Instagram: @drajessicatorres
89 98145 3538

RINARA GROSSI ROCHA DE ANDRADE

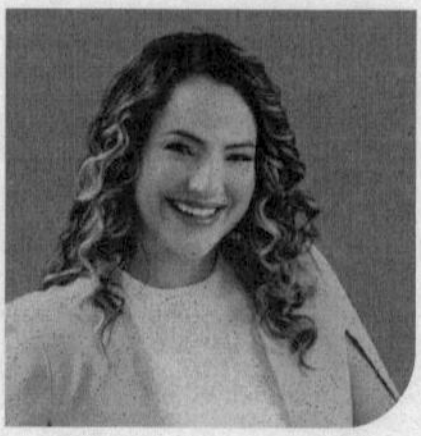

Médica pediatra com ênfase em puericultura, desenvolvimento infantil e transtornos do neurodesenvolvimento. Tem certificação em Transtornos do Neurodesenvolvimento com ênfase em Autismo pela Certificação Thiago Castro. É pós-graduanda em Transtorno do Espectro do Autismo, ABA e Psicofarmacologia pelo IEPSIS, em Análise do Comportamento Aplicada e em Intervenção Precoce pela CBI of Miami.

Contatos: www.drarinaragrossi.com.br
Instagram: @drarinaragrossi
33 3021 6491

Estudos populacionais indicam que o TDAH em crianças de dois a cinco anos é mais prevalente em meninos do que em meninas, com uma razão de 2:1 a 3:1. Nessa faixa etária, os subtipos hiperativo-impulsivo e combinado são os mais comuns, enquanto o subtipo predominantemente desatento tende a ser diagnosticado em crianças mais velhas (Egger, Kondo & Angold, 2006). Crianças com TDAH nessa fase frequentemente enfrentam dificuldades significativas em suas interações sociais, no funcionamento familiar e no desempenho cognitivo, reforçando a relevância do diagnóstico precoce. Além disso, é fundamental realizar uma diferenciação cuidadosa com outros transtornos do neurodesenvolvimento, como o transtorno do espectro autista (TEA), bem como com características de altas habilidades e superdotação, que, embora não sejam classificadas como um transtorno, podem impactar diretamente o comportamento da criança.

Desafios no diagnóstico precoce

O diagnóstico precoce do TDAH enfrenta uma série de obstáculos, tanto na prática clínica quanto na pesquisa. Um dos principais desafios está relacionado à variabilidade comportamental típica da faixa etária de dois a cinco anos. Nessa fase, comportamentos como impulsividade e dificuldade de atenção podem ser normais devido ao estágio de desenvolvimento neurológico. Isso frequentemente leva à hesitação dos profissionais em confirmar diagnósticos, mesmo quando os sintomas estão causando impacto significativo na vida da criança e da família (Egger, Kondo & Angold, 2006).

Outro desafio importante é a baixa conscientização e o pouco treinamento dos pediatras e clínicos gerais. Muitos profissionais que atendem crianças pequenas não possuem formação específica em saúde mental infantil, o que dificulta a identificação precoce e aumenta a probabilidade de subdiagnóstico. Estudos mostram que apenas cerca de 25% das crianças que atendem aos critérios diagnósticos para TDAH na pré-escola recebem encaminhamento para avaliação especializada.

Adicionalmente, o estigma associado ao diagnóstico de TDAH em crianças pequenas pode levar os pais a evitar buscar ajuda ou resistir às intervenções propostas. Isso é especialmente relevante em contextos em que o uso de medicamentos é amplamente debatido. Apesar de estudos demonstrarem a eficácia de intervenções farmacológicas e comportamentais, os pais frequentemente têm preocupações sobre os efeitos adversos de longo prazo dos medicamentos.

Na literatura científica, embora haja evidências robustas de que intervenções precoces podem mitigar os impactos do TDAH no longo prazo, poucos estudos acompanham crianças diagnosticadas na pré-escola até a adolescência e a idade adulta. Isso limita o entendimento sobre como os sintomas evoluem e sobre os fatores que contribuem para a persistência ou remissão do transtorno.

Outro aspecto subexplorado é a influência de fatores ambientais e culturais no diagnóstico e manejo. Diferenças no acesso aos serviços de saúde, nas expectativas comportamentais e nos sistemas educacionais podem influenciar a prevalência e os padrões de diagnóstico entre populações. Estudos indicam, por exemplo, que crianças mais novas em suas turmas escolares têm maior probabilidade de receber um diagnóstico de TDAH, o que pode refletir diferenças na maturidade comportamental, e não necessariamente um transtorno clínico (Cortese *et al.*, 2023).

Critérios diagnósticos e sua aplicação em crianças pequenas

Os critérios diagnósticos para o TDAH, baseados no *DSM-5-TR* (APA, 2023), estabelecem que os sintomas devem ser desproporcionais em relação ao nível de desenvolvimento da criança e estarem presentes em pelo menos dois ambientes distintos (escolar, doméstico ou social) por um período mínimo de seis meses. Os sintomas são agrupados em dois domínios principais: desatenção e hiperatividade/impulsividade. Para que o diagnóstico seja confirmado, a criança deve apresentar pelo menos seis sintomas em um ou ambos os domínios antes dos 12 anos (APA, 2023).

No entanto, aplicar esses critérios em crianças pequenas é um desafio devido ao rápido desenvolvimento cognitivo e emocional que ocorre entre os dois e cinco anos. Nessa fase, comportamentos como agitação, dificuldade de concentração e impulsividade são frequentemente normativos.

Estudos indicam que, sem ferramentas adequadas, pediatras e profissionais de saúde mental podem confundir comportamentos típicos da idade com sintomas clínicos, resultando em diagnósticos incorretos ou atrasados (Egger, Kondo & Angold, 2006).

Ferramentas estruturadas, como a *Preschool Age Psychiatric Assessment* (PAPA), têm se mostrado eficazes para diferenciar sintomas normativos de comportamentos clinicamente significativos. Como entrevista estruturada com os pais, oferece critérios claros e inclui perguntas sobre a frequência e a intensidade dos comportamentos, bem como sobre sua capacidade de interferir no funcionamento da criança (Egger, Kondo & Angold, 2006). Entretanto, ainda não há uma versão traduzida e validada para o Brasil. Checklists como a *ADHD Rating Scale* e a *Conners' Parent Rating Scale* são amplamente utilizados para rastrear sintomas e fornecer um panorama inicial confiável (DuPaul *et al.* 1998), entretanto apresentam a mesma restrição da PAPA. No Brasil, algumas escalas disponíveis incluem o *Child Behavior Checklist* (CBCL), que avalia comportamentos e competências sociais com base em relatos de cuidadores (NICE, 2018), e o *SNAP-IV*, baseado no *DSM-5*, que avalia a frequência e a gravidade dos sintomas (Barkauskienė, 2009).

Outro aspecto crítico é a contribuição de múltiplos informantes. Enquanto o relato dos pais é fundamental, avaliações de professores ou cuidadores que observam a criança em contextos estruturados são igualmente importantes. Essa abordagem multidimensional permite maior confiabilidade no diagnóstico e reduz o risco de erros decorrentes de fatores situacionais ou subjetivos. Entretanto, nem todas as crianças pré-escolares frequentam creches ou possuem cuidadores externos consistentes, o que pode limitar a coleta de dados em múltiplos contextos (Egger, Kondo & Angold, 2006). Esse desafio reforça a necessidade de métodos diagnósticos adaptados a essa faixa etária.

Além disso, pesquisas sugerem que o subtipo predominantemente desatento pode ser subdiagnosticado em crianças pequenas devido à menor visibilidade dos sintomas quando comparados ao subtipo hiperativo-impulsivo. Isso exige maior atenção por parte dos clínicos ao identificar sinais mais sutis, como dificuldade persistente em manter a atenção em atividades estruturadas.

Diferenças de gênero e idade no diagnóstico precoce

Meninos são diagnosticados com TDAH com maior frequência do que meninas, em parte devido à maior prevalência de sintomas hiperativos-impulsivos, mais visíveis e disruptivos em contextos sociais e escolares. Além disso, crianças de quatro a cinco anos são mais propensas a receber o diagnóstico do que crianças de dois a três anos, o que pode estar relacionado ao aumento das demandas sociais e educacionais à medida que envelhecem (Egger, Kondo & Angold, 2006).

A predominância de meninos no diagnóstico do TDAH pode mascarar a apresentação mais sutil do transtorno em meninas, que frequentemente exibem sintomas de desatenção sem a hiperatividade associada. Isso ressalta a necessidade de critérios diagnósticos sensíveis às diferenças de gênero e à maturidade do desenvolvimento.

Estabilidade diagnóstica

Uma parte significativa das crianças identificadas precocemente com TDAH mantém as características do transtorno ao longo do tempo (Harvey, Lugo-Candelas & Breaux, 2015). No entanto, diversos fatores podem influenciar essa estabilidade:

1. **Severidade dos sintomas**: crianças que apresentam níveis mais elevados de hiperatividade, impulsividade e desatenção têm maior probabilidade de preservar essas manifestações ao longo dos anos (SDBP, 2019).
2. **Comorbidades**: a presença de condições associadas, como transtornos de ansiedade, transtorno do espectro autista (TEA) ou dificuldades de aprendizado, contribui para a persistência do diagnóstico (CADDRA, 2020; Posner *et al.*, 2007).
3. **Ambiente familiar e escolar**: suporte emocional, práticas parentais consistentes e intervenções adequadas desempenham um papel essencial na definição dos resultados. Ambientes estruturados e acolhedores podem reduzir significativamente os comportamentos associados ao transtorno (Smidts & Oosterlaan, 2007).
4. **Desenvolvimento cerebral**: o processo de amadurecimento das áreas do cérebro responsáveis pelo controle inibitório e pela atenção pode levar a uma redução dos desafios em algumas crianças. No entanto, em outros casos, diferenças neurológicas permanecem evidentes ao longo do tempo (NICE, 2018; SDBP, 2019).

Impactos psicossociais e comorbidades

Crianças pré-escolares com TDAH frequentemente enfrentam dificuldades significativas em múltiplos domínios de suas vidas. Estudos indicam que mais de 40% das crianças com TDAH nessa faixa etária já foram suspensas de creches ou escolas devido a comportamentos desafiadores, e aproximadamente 16% foram expulsas (Egger, Kondo & Angold, 2006). Além disso, muitas enfrentam conflitos interpessoais, baixo desempenho acadêmico e prejuízos nas relações familiares.

O TDAH em crianças pequenas também está associado a altas taxas de comorbidades, incluindo o transtorno desafiador opositivo (TOD) e transtornos depressivos. Essas condições agravam o impacto do TDAH e tornam o manejo clínico mais complexo.

Abordagens de tratamento precoce

O manejo do TDAH em crianças pequenas deve adotar uma abordagem multimodal, priorizando intervenções comportamentais antes de recorrer a tratamentos farmacológicos. A terapia comportamental parental é altamente recomendada, pois ensina técnicas para gerenciar comportamentos desafiadores e melhorar a relação pai-filho (American Psychiatric Association, 2023), tendo como finalidade auxiliá-los por meio de estratégias como reforço positivo, rotinas consistentes e manejo de crises (Barkauskienė, 2009; Childress & Stark, 2018).

As intervenções psicossociais constituem outra abordagem relevante no manejo de crianças com dificuldades no desenvolvimento. Essas intervenções têm como foco a melhoria de habilidades sociais, emocionais e comportamentais, utilizando estratégias como terapia comportamental e atividades lúdicas. Essas atividades visam ensinar controle inibitório, regulação emocional e habilidades de interação com os colegas (Smidts & Oosterlaan, 2007; Posner *et al.*, 2007). Além disso, adaptações ambientais desempenham um papel essencial no suporte a essas crianças. Tais adaptações incluem a redução de distrações, a criação de espaços seguros e o estabelecimento de transições claras entre as atividades, facilitando a adaptação e a compreensão das expectativas (Posner *et al.*, 2007; Greenhill *et al.*, 2008; NICE, 2018).

Do ponto de vista farmacológico, o uso de estimulantes, como o metilfenidato, em crianças menores de seis anos tem demonstrado eficácia em alguns casos. No entanto, seu uso é cercado de controvérsias e possui indicações específicas. Entre os efeitos adversos mais comuns estão a redução do apetite, irritabilidade e alterações no padrão de sono, o que representa uma preocupação significativa (Wolraich, *et al.* 2019). Estudos longitudinais são essenciais para avaliar a segurança desses medicamentos a longo prazo, especialmente em crianças pequenas. A intervenção farmacológica, nesse contexto, é reservada para casos graves, sendo rigorosamente monitorada e conduzida com o envolvimento ativo dos pais no processo decisório.

Conclusão

O diagnóstico precoce do TDAH em crianças pré-escolares é uma ferramenta crítica para mitigar os impactos psicossociais e promover um desenvolvimento saudável. Embora avanços tenham sido feitos no reconhecimento e manejo do transtorno nessa faixa etária, desafios significativos permanecem. A combinação de intervenções comportamentais, suporte familiar e, quando necessário, tratamento farmacológico oferece o melhor caminho para otimizar os resultados em crianças com TDAH.

Investir em treinamento profissional e em estudos longitudinais robustos pode melhorar ainda mais a identificação e o manejo precoce do TDAH, ajudando essas crianças a alcançar seu pleno potencial.

Por fim, há uma necessidade urgente de ferramentas diagnósticas que incorporem abordagens multimodais. Isso inclui a integração de dados de observação direta, avaliações neuropsicológicas e relatórios parentais. Tais abordagens podem melhorar a precisão diagnóstica e ajudar a identificar intervenções mais eficazes.

Referências

AMERICAN PSYCHIATRIC ASSOCIATION (APA). *Manual diagnóstico e estatístico de transtornos mentais*: DSM-5-TR. Porto Alegre: Artmed, 2023.

BARBARESI, W. J. *et al.* Society for developmental and behavioral pediatrics clinical practice guideline for the assessment and treatment of children and adolescents with complex attention-deficit/hyperactivity disorder. *Journal of Developmental & Behavioral Pediatrics*, v. 41, 2020. DOI: 10.1097/DBP.0000000000000770.

BARKAUSKIENĖ, R. *et al.* Attention-deficit/hyperactivity disorder: possibilities of early diagnostics. *Medicina*, v. 45, n. 10, p. 764-771, 2009.

CANADIAN ATTENTION DEFICIT HYPERACTIVITY DISORDER RESOURCE ALLIANCE (CADDRA). *Canadian ADHD practice guidelines (CAP--Guidelines)*. 4.1 ed. Toronto: CADDRA, 2020.

CHILDRESS, A. C.; STARK, J. G. Diagnosis and treatment of attention-deficit/hyperactivity disorder in preschool-aged children. *Journal of Child and Adolescent Psychopharmacology*, v. 28, n. 9, p. 606-614, 2018.

CORTESE, S. *et al.* Incidence, prevalence, and global burden of ADHD from 1990 to 2019 across 204 countries: data, with critical re-analysis, from the Global Burden of Disease study. *Molecular Psychiatry*, v. 28, n. 11, p. 4823-4830, nov. 2023. DOI: 10.1038/s41380-023-02228-3.

DuPAUL, G. J. *et al. ADHD Rating Scale-IV*: School Checklist (ADHD-RS-IV). *APA PsycTests*, 1998. DOI: 10.1037/t00680-000.

EGGER, H.; KONDO, D.; ANGOLD, A. The epidemiology and diagnostic issues in preschool attention-deficit/hyperactivity disorder: a review. *Infants & Young Children*, v. 19, n. 2, p. 109-122, 2006.

GREENHILL, L. *et al.* Attention-deficit hyperactivity disorder in preschool children. *Child and adolescent psychiatric clinics of North America*, v. 93, n. 2, p. 347-366, 2008.

HARVEY, E.; LUGO-CANDELAS, C.; BREAUX, R. Longitudinal changes in individual symptoms across the preschool years in children with ADHD. *Journal of Clinical Child & Adolescent Psychology*, v. 44, n. 5, p. 580-594, 2015.

NATIONAL INSTITUTE FOR HEALTH AND CARE EXCELLENCE (NICE). *Attention deficit hyperactivity disorder*: diagnosis and management. Londres: NICE, 2018.

POSNER, K. *et al.* Clinical presentation of attention-deficit/hyperactivity disorder in preschool children: the preschoolers with attention-deficit/hyperactivity treatment study (PATS). *Journal of Child and Adolescent Psychopharmacology*, v. 17, n. 5, p. 547-562, 2007.

SMIDTS, D.; OOSTERLAAN, J. How common are symptoms of ADHD in typically developing preschoolers? A study on prevalence rates and prenatal/demographic risk factors *Cortex*, v. 43, n. 6, p. 710-717, 2007.

SOCIETY FOR DEVELOPMENTAL AND BEHAVIORAL PEDIATRICS (SDBP). *Clinical practice guideline for the assessment and treatment of children and adolescents with complex attention-deficit/hyperactivity disorder*. McLean: SDBP, 2019.

WOLRAICH, M. L. *et al.* Clinical practice guideline for the diagnosis, evaluation, and treatment of attention-deficit/hyperactivity disorder in children and adolescents. *Pediatrics*, v. 144, n. 4, 2019.

CAPÍTULO 05

O diagnóstico tardio do TDAH e o impacto na vida adulta

Embora o TDAH seja um transtorno comum da infância, os sintomas persistem pela adolescência e adentram a vida adulta, trazendo alto impacto social, educacional e de produtividade. Neste capítulo, apresento os maiores impactos e desafios que cercam a evolução dos sintomas, e os desfechos do TDAH na vida adulta.

Araiza Fereguette Pereira

ARAIZA FEREGUETTE PEREIRA

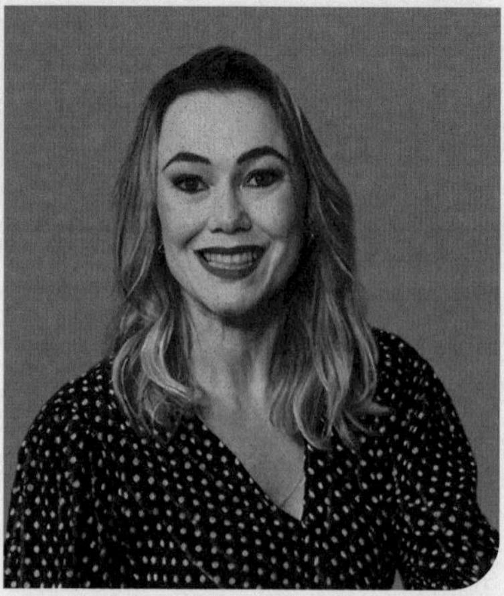

Graduada em Medicina pela UNEC – Centro Universitário de Caratinga, MG (2013), com especialização hospitalar em Clínica Médica (2014-2016) e Neurologia (2016-2018) pelo Hospital Socor em Belo Horizonte. Especialista com cursos e certificações na área de neurodesenvolvimento, com experiência clínica em atendimentos adulto e infantil nos transtornos neuropsiquiátricos. Palestrante e atuante na educação continuada sobre transtornos de neurodesenvolvimento.

Contatos: dra.araizaneuro@gmail.com
Instagram: @dra.araizafereguette
31 97155 5318

É sabido que o transtorno do déficit de atenção com hiperatividade (TDAH) é o transtorno de neurodesenvolvimento mais comum na infância, mas que persiste em até 70% dos casos na vida adulta (APA, 2023). Indivíduos acometidos com TDAH apresentam alterações cerebrais do funcionamento do córtex frontal que alteram funções executivas ligadas a habilidades como inibição, memória de trabalho, controle emocional, atenção e déficits nas respostas inibitórias. Com isso, há prejuízo no autocontrole, essencial para regulação emocional, implicações na memória de trabalho e na capacidade de atenção sustentada (Dalgalarrondo, 2019).

Com o amadurecimento da personalidade e a chegada da adolescência, alguns indivíduos tendem a ficar mais estáveis, enquanto outros têm piora dos sintomas (APA, 2023). A gestão das responsabilidades diárias e as exigências da vida na fase adulta têm consequências ruins com os sintomas do TDAH, que chegam a esta fase bastante difundidos e graves, devido ao aumento das atribuições e compromissos que os adultos precisam enfrentar. Ficam evidentes a permanência de problemas de desatenção, capacidade diminuída de inibir suas ações, dificuldade em resistir a dispersões, pouco controle emocional e dificuldade na autorregulação ou autodisciplina (Barkley, 2020).

Quando não diagnosticados na infância, os adultos podem ter uma doença camuflada, com sintomas mascarados, caracterizados por comorbidades psiquiátricas, problemas de relacionamento afetivo e interpessoal, problemas de humor, de organização e abuso de substâncias. O diagnóstico do transtorno nos adultos segue os critérios clínicos descritos no *DSM-5-TR* (APA, 2023), em que os indivíduos devem apresentar sintomas de desatenção, hiperatividade e impulsividade (Mattos *et al.*, 2006).

Com o aumento das demandas da vida adulta, e como consequência das dificuldades que a pessoa com TDAH se depara cotidianamente, os sintomas do transtorno podem causar repercussões negativas na vida do indivíduo, principalmente nos aspectos afetivos-emocionais, desempenho profissional, gestão financeira e de relacionamentos interpessoais.

É nesta etapa da vida que o indivíduo deve exercer suas funções com maior autonomia para planejar, priorizar, monitorar, flexibilizar e avaliar desde as situações cotidianas até problemas mais complexos. Como consequência ao ruim desempenho geral, poderá desenvolver novos sintomas e transtornos associados, como baixa autoestima, ansiedade, depressão e toxicodependência (Barkley, 2020; ABDA, 2013; Mattos & Coutinho, 2007).

Adultos com TDAH tendem a ter menor nível socioeconômico, instabilidade de emprego, mais divórcio, pior desempenho acadêmico, dificuldades emocionais, pobre padrão de relacionamentos e problemas com a justiça. Estes indivíduos também são mais susceptíveis a se envolver em acidentes automobilísticos, violar regras de trânsito e adotar práticas sexuais de risco (Mattos & Coutinho, 2007).

Impactos reais do TDAH nos adultos

1. Vida pessoal e social

A vivência humana passa pelas relações sociais. As experiências interpessoais influenciam o modo como agir e se relacionar de cada indivíduo. No indivíduo com TDAH, a situação é mais desafiadora. As manifestações exacerbadas de impulsividade e de desatenção são características que devem ser enfrentadas no dia a dia. Tais sintomas podem ocasionar dificuldades na manutenção das amizades. Não prestar ou dar a atenção devida, esquecimentos, irritabilidade e interromper a fala do outro são comportamentos que tendem a comprometer os relacionamentos entre as pessoas (Castro & de Lima, 2018).

A pessoa com TDAH tem dificuldade de se regular, esperar sua vez e filtrar as situações sociais quando deve ou não opinar. São impulsivas na forma como falam, agem e pensam, tirando conclusões precipitadas e inadequadas, têm problemas com seu automonitoramento e em se comportar de acordo com o contexto em que se encontram (Rhode *et al.*, 2019).

Em estudo realizado em indivíduos com faixa etária de 20 a 56 anos, foram observados diferentes níveis de ansiedade e angústia. Os mais jovens buscavam realização e estabilidade em segmentos da vida acadêmica, no trabalho e nos relacionamentos afetivos. Os mais velhos lamentavam as perdas ocorridas ao longo da vida, e mostravam a estabilidade no trabalho e na vida familiar como principais preocupações. Outra pesquisa comparou os impactos negativos em diferentes faixas etárias e situações. Os resultados mostraram que, antes dos 50 anos, há queixas de dificuldades na vida familiar (27%), nas relações sociais (46%), no manejo do dinheiro (27%) e na organização da vida diária (18%) (Castro & de Lima, 2018).

No ambiente familiar, a dificuldade de resistir aos impulsos e irritabilidade pode acarretar conflito conjugal e na relação com os filhos. O casamento afetado pelo TDAH tem maior desgaste emocional e maior chance de terminar em divórcio. O cônjuge com TDAH muitas vezes toma decisões sem consultar o outro, por tendência de apresentar muitas ideias a partir de uma ideia inicial, o que o leva a um prosseguir de atitudes de forma individual sem decisões em conjunto, o que pode ocasionar ao seu par a sensação de ser ignorado no casamento, difundindo comportamentos tendentes a cobranças (ABDA, 2013).

No convívio com os filhos, a impulsividade e a desatenção tendem a causar problemas em seguir um eixo na orientação parental e no cumprimento de rotinas, podendo resultar em problemas no aprendizado e comportamento infantil, e na tolerância a atitudes típicas da infância. O sintoma de desatenção infere na capacidade de se lembrar de pedidos, de cumprir o prometido, de lembrar datas e detalhes importantes, o que produz nos membros da família o sentimento de desleixo e desprestígio (Castro & de Lima, 2018).

Há uma associação conflitante entre TDAH e transtornos psiquiátricos. A maior parte dos adultos com TDAH tem pelo menos um transtorno comórbido. Os mais comuns são o transtorno opositor desafiador (TOD), transtorno de conduta, transtornos de humor e ansiedade, transtorno de personalidade antissocial, transtorno de tiques e transtorno de abuso de substâncias psicoativas.

O TDAH é tido como fator de risco aumentado para envolvimento com drogas, tráfico, incêndios, ofensas sexuais e danos à propriedade. Essas associações são explicadas pelas características de impulsividade, labilidade emocional e baixo autocontrole. Pessoas com TDAH podem apresentar déficit na regulação emocional, mostrando comportamento mais agressivo, reativo, atentando a danos contra si e a terceiros. O início precoce de comportamentos criminosos pode ser justificado pela falta de autocontrole e dificuldade de resistir ao impulso de cometer algum ato que possa levar a uma satisfação imediata.

2. Trabalho e vida acadêmica

As dificuldades escolares presentes na infância podem permanecer na vida adulta e trazem consigo reflexos do ruim desempenho. O desempenho profissional e educacional mostra consequências negativas na pessoa com TDAH, com baixa escolaridade, evasão escolar e pior preparo acadêmico para a vida profissional, além das experiências ruins vividas na escola contribuírem para o desenvolvimento de baixa autoestima, inibição social e dificuldades de se expressar.

Em um estudo realizado no Brasil, onde foram entrevistados 21 indivíduos com TDAH nos anos finais escolares ou que já haviam saído da escola, os participantes relataram que não só os pares, mas também os professores os tratavam de forma inadequada. Diante dos problemas de comportamento impulsivo e agitado, reprovações, expulsões e transferências, dificuldades de aprendizagem e de acompanhar os demais pares, esse longo período de experiência escolar ruim influenciou negativamente na construção da identidade. Por outro lado, alguns estudos apontam que essa vivência pode ter contribuído para o desenvolvimento de estratégias de enfrentamento, desenvolvendo autonomia e aprendendo a lidar melhor com limites e regras (Castro & de Lima, 2018).

No campo ocupacional, os principais prejuízos são: desempenho ineficiente, mudanças de emprego frequentes, faltas e atrasos, erros excessivos, problemas com autoridade e dificuldades para corresponder às demandas das atividades. Os sintomas comuns que contribuem para os prejuízos relatados são a desorganização, esquecimentos, falas impulsivas, distração, lentidão e dificuldade para iniciar ou priorizar tarefas (Castro & de Lima, 2018).

Os prejuízos nas funções executivas acarretam problemas sobretudo no comportamento procrastinador, com tendência a adiar o início de tarefas, dificuldade em iniciá-las, concentrar-se, manter ou alternar o foco, manter esforço constante no trabalho em uma velocidade de processamento adequada, dificultando a conclusão das tarefas nos prazos determinados, e cometer erros pequenos e corriqueiros por dificuldade de memorizar (Rhode *et al.*, 2019).

Indivíduos que apresentam inquietude e impaciência terão maior dificuldade em permanecer em uma mesma atividade, o que pode acarretar em baixo desempenho por não se satisfazer com rotinas e a parte cotidiana do trabalho. Em vista desses sintomas, buscam trocar de área ou atividade profissional com maior frequência. Todas essas dificuldades podem ser identificadas como obstáculos para o sucesso profissional e os indivíduos tendem a ser rotulados como desleixados e pouco confiáveis no ambiente de trabalho (Michels & Gonçalves, 2014).

A desordem da vida acadêmica e profissional se espelha na gestão financeira. Tais indivíduos têm maior tendência a gastos impulsivos, uso excessivo de cartão de crédito, dificuldade em manter reserva financeira, dificuldades em estabelecer prioridades e rotina nos pagamentos de contas (Michels & Gonçalves, 2014).

Conclusão

O TDAH apresenta alta chance de estabilidade ao longo dos anos, da infância à vida adulta. Adultos com TDAH possuem impactos negativos em diferentes aspectos de seu desenvolvimento. Essa é uma fatia da população exposta cronicamente aos prejuízos associados ao transtorno, especialmente pelas suas comorbidades, gerando ao indivíduo um alto custo social.

Embora se sintam diferentes dos outros, os sintomas típicos do TDAH parecem ser parte inerente da estrutura da personalidade do indivíduo, trazendo qualidades positivas e negativas. Adultos com TDAH tendem a se adaptar às suas dificuldades, procurando ambientes onde as demandas sejam menores e assim consigam normalizar seu comportamento. Mas é inegável que o diagnóstico precoce e as intervenções adequadas ao longo da vida são capazes de mudar o desfecho do paciente na idade adulta.

Referências

AMERICAN PSYCHIATRIC ASSOCIATION (APA). *Manual diagnóstico e estatístico de transtornos mentais*: DSM-5-TR. Porto Alegre: Artmed, 2023.

ASSOCIAÇÃO BRASILEIRA DO DÉFICIT DE ATENÇÃO (ABDA). *O TDAH e as relações conjugais*. ABDA, 10 fev. 2013. Disponível em: https://tdah.org.br/o-tdah-e-as-relacoes-conjugais/. Acesso em 15 fev. 2025.

BARKLEY, R. A. *Vencendo o TDAH adulto*. Porto Alegre: Artmed, 2011.

BARKLEY, R. A. *TDAH*: transtorno do déficit de atenção e hiperatividade. Belo Horizonte: Autêntica, 2020.

CASTRO, C. X. L.; de LIMA, R. F. Consequências do transtorno do déficit de atenção e hiperatividade (TDAH) na idade adulta. *Rev. Psicopedagogia*, São Paulo, v. 35, n. 106, p. 61-72, 2018.

DALGALARRONDO, P. *Psicopatologia e semiologia dos transtornos mentais*. 3. ed. Porto Alegre: Artmed, 2019.

MATTOS, P. *et al.* Painel brasileiro de especialistas sobre diagnóstico do transtorno do déficit de atenção/ hiperatividade (TDAH) em adultos. *Revista de Psiquiatria do Rio Grande do Sul*, v. 28, n. 1, 2006, p. 50-60.

MATTOS, P.; COUTINHO, G. Qualidade de vida e TDAH. *J Bras. Psiquiatr*. v. 56, n. 1, p. 50-52, 2007.

MICHELS, M.; GONÇALVES, H. A. Funções executivas em um caso de TDAH adulto: a avaliação neuropsicológica auxiliando o diagnóstico e o tratamento. *Neuropsicol Latino-Am.*, v. 6, n. 2, p. 35-41, 2014.

RHODE, L. A. *et al.* (orgs.). *Guia para a compreensão e manejo do TDAH da Word Federation of ADHD*. Porto Alegre: Artmed, 2019.

ROCHA, P. A; OLIVEIRA, V. M.; MARTINS, A. L. Agressividade e criminalidade em adultos com TDAH. *Lumen et Virtus*, v. 15 n. 40, p. 4810-4817, 2024.

CAPÍTULO 06

A importância da avaliação neuropsicológica na compreensão de funções executivas e socioemocionais do TDAH

A avaliação neuropsicológica do TDAH é essencial para compreender déficits executivos e socioemocionais que afetam o desenvolvimento infantil. Aspectos como controle inibitório, memória de trabalho e flexibilidade cognitiva são analisados por testes e escalas comportamentais, cujos resultados podem divergir. A observação qualitativa complementa essa análise, revelando dificuldades sutis. Um diagnóstico abrangente possibilita intervenções mais precisas, promovendo melhor adaptação acadêmica, social e emocional.

Conceição Fernandes e Louise Marques

CONCEIÇÃO FERNANDES

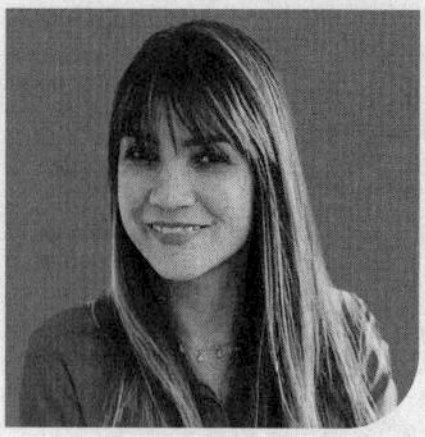

É psicóloga (UERJ, 2008), mestre em Psicologia Social (UERJ, 2011) e doutora em Psicologia Clínica – com enfoque em Neuropsicologia Clínica e TEA (PUC-Rio, 2019). Pesquisadora no laboratório de pesquisa em neuropsicologia clínica – Neuropsiclin (PUC-Rio). O trabalho acadêmico é voltado para desenvolvimento de instrumentos, teoria da mente, avaliação neuropsicológica e neurodesenvolvimento. Professora e supervisora clínica do curso de especialização em Avaliação Neuropsicológica, também coordena o curso de Transtorno do Espectro Autista: Intervenção em Múltiplos Contextos (PUC-Rio/CCE). Coordena o Espaço Infância e Adolescência – Brasil. Possui formação e experiência clínica em terapia cognitivo-comportamental, terapia comportamental e neuropsicologia nos transtornos do neurodesenvolvimento.

Contato: conceicaosf@yahoo.com.br

LOUISE MARQUES

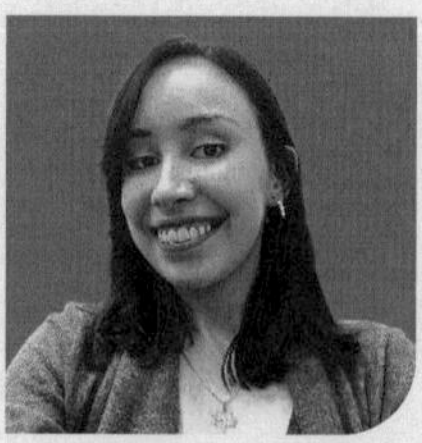

Psicóloga formada pela UFRJ, com especialização em Neuropsicologia Clínica (IBNeuro) e mestranda em Psicologia Clínica (PUC-Rio). Desde 2024, atua na avaliação neuropsicológica de crianças e adolescentes no ambulatório Escola São Lucas (PUC-Rio) e trabalha com estimulação cognitiva e habilidades sociais em crianças com transtornos do neurodesenvolvimento. Pesquisadora nos laboratórios Métodos e Medidas e Neuropsiclin (PUC-Rio), suas pesquisas focam no desenvolvimento de novas medidas psicológicas, desenvolvimento infantil e aspectos cognitivos e socioemocionais na infância.

Contato: louisemarquespsi@gmail.com

Dani é impulsiva, reage mal à frustração e enfrenta adultos quando contrariada. Fica irritada em situações sociais, como ao ser provocada e ao perder. Tem poucos convites para eventos e seus pais são chamados à escola com frequência. Suas ideias são criativas, mas tem dificuldade para organizá-las, muda de assunto rapidamente e não termina tarefas. Também comete erros ao escrever rapidamente e se perde em textos longos. Rejeita ajuda, interrompe colegas e foca apenas nos próprios interesses. Sente-se sem amigos e duvida de sua inteligência, o que a frustra ainda mais. Seus pais, cansados, oscilam entre brigas e concessões.

As características de Dani revelam padrões como impulsividade, prejuízo na organização do pensamento e dificuldade em monitorar tarefas; assim como baixa capacidade de resiliência e crença de não ser inteligente e não ter amigos. Ao longo da história, percebe-se que Dani vivencia imaturidades em seu desenvolvimento, e seus sintomas podem estar associados ao transtorno do déficit de atenção com hiperatividade (TDAH).

A literatura aponta as funções executivas como características fundamentais no TDAH (Liu *et al.*, 2024). Apesar da base cognitiva do TDAH, os primeiros sinais estão frequentemente ligados ao comportamento, que, por sua vez, pode ser influenciado por fatores contextuais, como a forma com que os adultos lidam com os comportamentos da criança. Por isso, é de extrema importância avaliar o indivíduo, considerando suas relações e interações com o ambiente (Navarro & Salimo, 2024).

Mas, afinal, o que são funções executivas?

As funções executivas são processos cognitivos de alto nível, que permitem planejar, lembrar instruções, gerenciar múltiplas tarefas e as próprias emoções (Diamond, 2013; Dias *et al.*, 2024). No cotidiano, viabilizam que se espere a vez de falar, permaneça sentado, conclua suas atividades e iniba comportamentos em momentos de irritabilidade.

No constructo, há uma estrutura nuclear: controle inibitório, memória de trabalho e flexibilidade cognitiva (Diamond, 2013). O controle inibitório evita impulsos e distrações (Chen; Yim & Lee, 2023). A memória de trabalho retém e manipula informações temporárias (Baddeley, 2018). Já a flexibilidade cognitiva permite adaptação e mudança de perspectiva (Diamond, 2013). Esses três processos organizam o planejamento de ações, o monitoramento do comportamento e o autocontrole emocional, principais produtos desses processos nucleares.

As funções executivas também podem ser classificadas conforme a natureza da demanda envolvida. Segundo Zelazo *et al.* (2024), elas são divididas em funções executivas frias e quentes. As funções frias estão relacionadas ao gerenciamento de tarefas e envolvem processos como planejamento, memória de trabalho e controle inibitório, estando associadas ao córtex pré-frontal dorsolateral. Já as quentes estão ligadas à regulação emocional e à tomada de decisões em contextos motivacionais, dependem da interação entre o córtex orbitofrontal, amígdala e o estriado ventral (Salehinejad *et al.*, 2021). O quadro a seguir ilustra exemplos cotidianos frios e quentes.

Função executiva	Exemplo frio	Exemplo quente
Controle inibitório	Inibir pensamentos quando está organizando uma história.	Não bater em situações de frustração.
Memória de trabalho	Acompanhar a leitura de textos maiores.	–
Flexibilidade cognitiva/ alternância do pensamento	Mudar o foco de uma brincadeira para outra.	Aceitar corrigir o erro.
Planejamento	Organizar ideias antes de contar algo.	–
Monitoramento	Revisar os exercícios antes de entregá-los.	Notar que os colegas estão chateados.
Regulação emocional/ autocontrole emocional	–	Expressar suas emoções de maneira funcional, sem reações exageradas.

Tabela 1 – Funções executivas frias e quentes.

Fonte: elaborada pelas autoras.

O perfil de funções executivas no TDAH

A literatura tem sugerido uma característica transdiagnóstica do déficit em funções executivas nos transtornos do neurodesenvolvimento (Sadozai *et al.*, 2024). Ou seja, a disfunção executiva seria um elemento comum na neurodivergência. Entretanto, pesquisadores analisam déficits específicos no TDAH.

Uma revisão de 58 estudos (Liu *et al.*, 2024) comparou TEA e TDAH, destacando déficits em controle inibitório, memória de trabalho, atenção, planejamento e flexibilidade cognitiva. No TDAH, os principais comprometimentos envolvem inibição de resposta e atenção. As avaliações mais utilizadas incluem os testes Go/No-Go, Stroop e Continuous Performance Test para controle inibitório e atenção, além de testes visuoespaciais para memória de trabalho (Ramos-Galarza *et al.*, 2024).

Já Roberts, Martel e Nigg (2017) examinaram 357 crianças e identificaram três perfis executivos: (1) déficits em velocidade de processamento e flexibilidade cognitiva, associados a pior desempenho acadêmico e mais comportamentos opositores; (2) dificuldades em controle inibitório, com impacto acadêmico moderado e problemas em adiar recompensas; e (3) funções executivas preservadas, embora possivelmente com déficits não captados pelos testes. Esses autores enfatizam a importância da avaliação neuropsicológica para um diagnóstico mais preciso e diferenciado do TDAH.

Outro estudo mostrou que crianças com TDAH têm mais dificuldade em vigilância e controle inibitório, enquanto adolescentes enfrentam desafios em planejamento, memória de trabalho e flexibilidade cognitiva. As diferenças foram mais marcantes no TDAH desatento (Sadozai *et al.*, 2024).

No âmbito das funções executivas, o controle inibitório é geralmente considerado o aspecto mais afetado e frequentemente descrito como um "déficit nuclear" em crianças com TDAH (Barkley, 1997, 2015, 2020). Embora a memória de trabalho e a flexibilidade cognitiva também sejam comprometidas, elas parecem ter um impacto menos consistente ou com variação a partir da faixa etária (Sadozai *et al.*, 2024).

Os déficits em funções executivas são comuns nos transtornos do neurodesenvolvimento, mas variam entre diagnósticos e dentro do próprio TDAH. Perfis distintos de funcionamento executivo impactam o desempenho acadêmico, o comportamento e a adaptação, pois envolvem tanto o gerenciamento cognitivo quanto a regulação socioemocional (Sjöwall *et al.*, 2013). A Figura 1 ilustra como os déficits executivos se manifestam no cotidiano de uma criança com TDAH, tomando como referência a história de Dani.

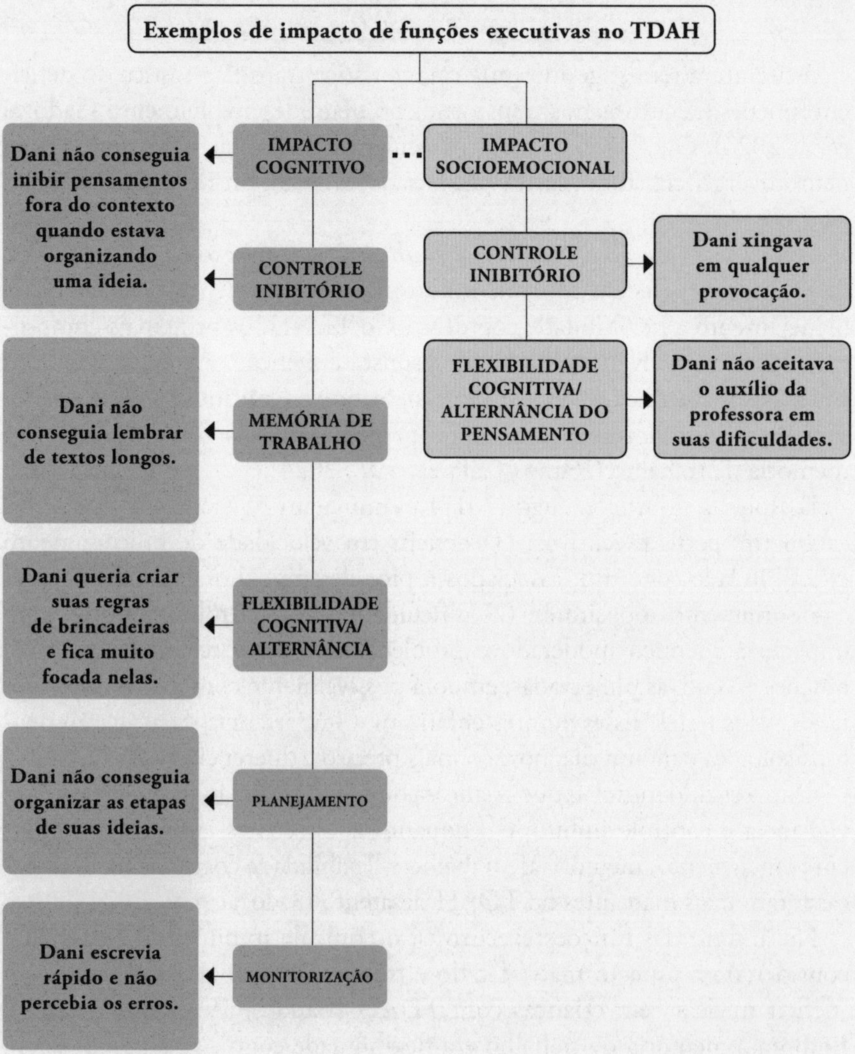

Figura 1: exemplos de déficits em funções executivas e comportamentos do dia a dia. Fonte: elaborada pelas autoras.

Estratégias e desafios de avaliação de funções executivas e socioemocionais quando há suspeita de TDAH

A avaliação neuropsicológica é um instrumento fundamental no diagnóstico do TDAH. Inclui medidas objetivas e análise clínica do desenvolvimento e contexto familiar. Testes cognitivos abrangem inteligência, atenção, memória, funções executivas, praxia e habilidades escolares.

No campo das funções executivas, é necessário o uso de testagens que envolvem diferentes paradigmas (Batista; Barros Filho & Rocha, 2023). Além disso, é importante entender que nem sempre um teste de uma função, como a de controle inibitório, por exemplo, está avaliando toda sua complexidade.

Os paradigmas do controle inibitório avaliam diferentes aspectos. O modelo Go/No-Go mede a inibição motora, exigindo que a criança reaja ou se abstenha de responder, sendo sensível à impulsividade no TDAH (Fernandes, 2019; Raud *et al.*, 2020). O paradigma Stroop testa a inibição de respostas automáticas, exigindo que o indivíduo ignore a leitura de uma palavra e foque na cor da tinta (Martins *et al.*, 2023; Oliveira *et al.*, 2016). Já tarefas clínicas avaliam a capacidade de esperar por recompensas, como aguardar por um doce (Diamond, 2013).

O paradigma de alternância de tarefas, usado no teste de trilhas, avalia a flexibilidade cognitiva ao exigir mudanças de ação conforme novas demandas (Pereira *et al.*, 2020). Quando presentes em testes computadorizados, como o CPT, podem incluir medidas de velocidade de processamento para avaliar a rapidez de resposta (Peterson *et al.*, 2024). A memória operacional é medida por sequências verbais ou visuoespaciais, como testes de dígitos do WISC-IV e cubos de Corsi (Ramos-Galarza *et al.*, 2024) Já o planejamento é analisado por resolução de problemas, destacando a estratégia inicial de ação (Navarro & Salimo, 2024; Sadozai *et al.*, 2024).

As escalas comportamentais também devem fazer parte da estratégia de avaliação neuropsicológica, especialmente em casos de suspeita de TDAH. Essas ferramentas permitem coletar informações por meio do heterorrelato de familiares, educadores e outros profissionais que acompanham o indivíduo (Peterson *et al.*, 2024). Os resultados das escalas comportamentais podem diferir dos testes padronizados por vários motivos: diferenças na percepção dos respondentes, variação do comportamento conforme o contexto, influência do ambiente clínico ou estratégias compensatórias que mascaram déficits leves (Toplak; West & Stanovich, 2013).

Para lidar com essas discrepâncias, a avaliação qualitativa foca na qualidade da performance, captando aspectos não identificados pelos testes formais (Navarro & Salimo, 2024). Reações como impaciência, frustração ou ansiedade durante tarefas prolongadas podem indicar dificuldades no gerenciamento da atividade e na tolerância à frustração (Winograd; de Jesus & Uehara, 2012).

Voltando à história de Dani, observá-la na avaliação pode revelar informações valiosas. Durante uma tarefa de atenção prolongada, ela pode se mexer na cadeira, indicando dificuldade no **controle inibitório motor**. Queixas como "isso é chato" ou "está difícil" podem sugerir **baixa**

resiliência ou ansiedade (flexibilidade), afetando a concentração. Sinais de desinteresse, como brincar com objetos, podem indicar falta de motivação **(adiamento de recompensa)** ou esquiva diante do desafio cognitivo. Dani pode pedir para repetir instruções **(memória de trabalho)** antes de executar ou ter dificuldade em organizar uma brincadeira em sessão livre **(planejamento)**.

Considerações finais

A avaliação neuropsicológica é essencial para entender o impacto dos déficits em funções executivas no TDAH, abrangendo aspectos cognitivos e socioemocionais. A combinação de testes, análise da performance e escalas comportamentais permite uma avaliação mais precisa e contextualizada.

Referências

BADDELEY, A. *Exploring working memory*: selected works of Alan Baddeley. Londres: Routledge, 2018.

BARKLEY, R. A. (ed.). *Attention-deficit hyperactivity disorder:* a handbook for diagnosis and treatment. Nova Iorque: Guilford Publications, 2015.

BARKLEY, R. A. *TDAH:* transtorno do déficit de atenção com hiperatividade. Porto Alegre: Artmed, 2020.

BARKLEY, R. A. *ADHD and the nature of self-control.* Nova Iorque: Guilford Press, 1997.

BATISTA, I. T. B.; BARROS FILHO, E. M. de; ROCHA, A. S. Instrumentos de avaliação cognitiva em crianças com TDAH: revisão integrativa de literatura. *Revista Enfermagem Atual In Derme*, v. 97, n. 1, p. e023013, 25 jan. 2023.

CHEN, Y.-Y.; YIM, H.; LEE, T.-H. Negative impact of daily screen use on inhibitory control network in preadolescence: a two-year follow-up study. *Developmental Cognitive Neuroscience*, v. 60, p. 101218, abr. 2023.

DIAMOND, A. Executive functions. *Annual Review of Psychology*, v. 64, n. 1, p. 135-168, 2013.

DIAS, N. M. *et al.* Executive functions beyond the "Holy Trinity": a scoping review. *Neuropsychology*, v. 38, n. 2, p. 107-125, fev. 2024.

FERNANDES, C. S. *Desenvolvimento e evidências de validade de uma bateria infanto juvenil de avaliação de teoria da mente.* Tese (Doutorado em Psicologia) – Programa de pós-graduação em Psicologia, da Pontifícia Universidade Católica do Rio de Janeiro. Rio de Janeiro, p. 186, 2019.

LIU, C. *et al.* Executive function in ADHD and ASD: a scoping review. *Review Journal of Autism and Developmental Disorders*, 2024.

MARTINS, M. E. de O. *et al.* O paradigma de stroop nos estudos brasileiros: uma revisão de escopo. *Psicologia – Teoria e Prática*, v. 25, n. 2, 2023.

NAVARRO, R. M.; SALIMO, Z. M. Avaliação neuropsicológica do transtorno do déficit de atenção/ hiperatividade. *Revista Ibero-Americana de Humanidades, Ciências e Educação*, v. 10, n. 8, p. 3452–3499, 27 ago. 2024.

OLIVEIRA, R. M. *et al.* Normative data and evidence of validity for the Rey Auditory Verbal Learning Test, Verbal Fluency Test, and Stroop Test with Brazilian children. *Psychology & Neuroscience*, v. 9, n. 1, p. 54-67, 2016.

PEREIRA, E. E. L. D. *et al.* Executive functions in children with ADHD and/or reading difficulty. *Psicologia: Teoria e Pesquisa*, v. 36, 2020.

PETERSON, B. S. *et al.* Tools for the diagnosis of ADHD in children and adolescents: a systematic review. *Pediatrics*, v. 153, n. 4, 1 abr. 2024.

RAMOS-GALARZA, C. *et al.* Systematic review of executive function stimulation methods in the ADHD population. *Journal of Clinical Medicine*, v. 13, n. 14, p. 4208, 19 jul. 2024.

RAUD, L. *et al.* Differences in unity: the go/no-go and stop signal tasks rely on different mechanisms. *NeuroImage*, v. 210, p. 116582, abr. 2020.

ROBERTS, B. A.; MARTEL, M. M.; NIGG, J. T. Are there executive dysfunction subtypes within ADHD? *Journal of Attention Disorders*, v. 21, n. 4, p. 284-293, fev. 2017.

SADOZAI, A. K. *et al.* Executive function in children with neurodevelopmental conditions: a systematic review and meta-analysis. *Nature Human Behaviour*, v. 8, n. 12, p. 2357-2366, 18 out. 2024.

SALEHINEJAD, M. A. *et al.* Hot and cold executive functions in the brain: a prefrontal-cingular network. *Brain and neuroscience advances*, v. 23, n. 5, 2021.

SIQI-LIU, A.; EGNER, T. Contextual adaptation of cognitive flexibility is driven by task – and item – level learning. *Cognitive, Affective, & Behavioral Neuroscience*, v. 20, n. 4, p. 757-782, 3 ago. 2020.

SJÖWALL, D. et al. Multiple deficits in ADHD: executive dysfunction, delay aversion, reaction time variability, and emotional deficits. *Journal of Child Psychology and Psychiatry, and allied disciplines*, v. 54, n. 6, 2013.

TOPLAK, M. E.; WEST, R. F.; STANOVICH, K. E. Practitioner review: do performance-based measures and ratings of executive function assess the same construct? *Journal of Child Psychology and Psychiatry*, v. 54, n. 2, p. 131-143, fev. 2013.

WINOGRAD, M.; DE JESUS, M.; UEHARA, E. Aspectos qualitativos na prática da avaliação neuropsicológica. *Ciências & Cognição*, v. 17, n. 2, 2012.

ZELAZO, P. D. *et al.* Hot executive function: emotion and the development of cognitive control. *In*: BELL, M. A. (ed.). *Child development at the intersection of emotion and cognition*, 2. ed. Washington: American Psychological Association, 2024, p. 51-73.

CAPÍTULO 07

Escalas de rastreio para identificação do TDAH utilizadas pelos profissionais da psicopedagogia clínica

A psicopedagogia investiga os processos de aprendizagem e dificuldades no contexto escolar, avalia e intervém em sintomas como hiperatividade, impulsividade e déficit de atenção, comuns no transtorno do déficit de atenção com hiperatividade (TDAH). O objetivo deste texto é apresentar instrumentos de rastreio que os profissionais da psicopedagogia podem e devem utilizar nas suas avaliações e intervenções. O diagnóstico é clínico, realizado por um médico especialista e deve ser feito com instrumentos, escalas com evidência científica e na colaboração com a família, professores e outros profissionais da equipe multidisciplinar.

Kedna Karla Ferreira da Silva Macau

KEDNA KARLA FERREIRA DA SILVA MACAU

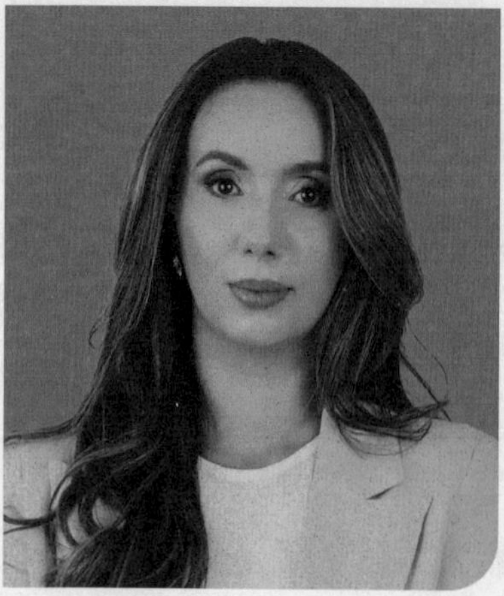

Professora universitária há 15 anos. Pedagoga, psicopedagoga clínica e hospitalar. Mestra e Doutora em Educação pela Universidade Federal da Paraíba (UFPB); tem formação em Transtornos do Neurodesenvolvimento (TND II e III) – mentorada por Thiago Castro –, áreas que me permitem atuar na psicopedagogia clínica com foco em neurodesenvolvimento da aprendizagem, e intervir nos desafios das crianças no contexto escolar. Parecerista da *Revista Interdisciplinar Práticas Educativas, Memórias e Oralidades – Rev.Pemo* (UECE).

Contatos: kednaferreiramacau@gmail.com
Instagram: @dra.kedna.macau
85 99842 1420

Nosso foco neste artigo é apresentar instrumentos, mais especificamente duas escalas de rastreio que os profissionais da psicopedagogia clínica podem utilizar para identificar sintomas, características e impactos do transtorno do déficit de atenção com hiperatividade (TDAH) em crianças e adolescentes no contexto da aprendizagem escolar. Pouco adianta o profissional ter acesso às escalas, instrumentos de rastreio, se ele não tiver domínio do assunto.

Para isso, o primeiro passo é o conhecimento com base em evidências científicas para uma avaliação assertiva e intervenção eficaz. O diagnóstico deve ser feito por um profissional da área da saúde: médicos, psicólogos, entre outros – com conhecimento científico e técnico para o diagnóstico e tratamento destes pacientes/aprendizes.

Os profissionais de equipe multidisciplinar, a exemplo da psicopedagogia, têm um papel essencial na identificação e no rastreio, devendo, posteriormente, fazer um encaminhamento para um médico especializado avaliar e concluir o diagnóstico. A seguir, serão feitas uma breve apresentação e uma discussão sobre dois instrumentos: a *Escala de Autoavaliação do TDAH, versão para crianças e adolescentes* (ETDAH-CriAd); e a *Escala de TDAH em contexto escolar* (ETDAH-II).

As escalas servem como caminhos para a identificação de um possível TDAH, mediante queixas de baixo desempenho escolar, dificuldade/descontinuidades, procrastinação no desenvolvimento das Atividades de Vida Diária (AVDs), hiperatividade/impulsividade, entre outros sintomas. Com isso, esperamos ajudar famílias e profissionais da educação, em especial os professores, nos desafios com crianças e adolescentes com TDAH.

O TDAH: características e descrição

O transtorno do déficit de atenção com hiperatividade (TDAH), segundo o *Manual diagnóstico e estatístico de transtornos mentais: DSM-5-TR*, é classificado como um transtorno do neurodesenvolvimento. Portanto, faz parte de um grupo de condições que geralmente se manifestam na infância, sendo seus déficits responsáveis por prejuízos causados no contexto de suas atividades de vida diária, em suas relações pessoais, interpessoais, acadêmicas e/ou profissional (APA, 2023).

Maria, desde cedo, demonstrava ser uma criança muito desatenta, com pouco interesse pelas atividades escolares, sempre chegava com atraso em seus compromissos, até mesmo nas festas de aniversário de seus amigos. Com o passar do tempo, os sintomas de desatenção e procrastinação só aumentavam. Aqueles sinais de baixo interesse pelas atividades escolares ganharam mais complexidade e, gradativamente, Maria passou a ter baixo rendimento escolar, o que levou a prejuízos na sua vida acadêmica. Segundo seus professores, parecia sempre estar no "mundo da lua", mas ela estava mesmo no "mundo do transtorno do déficit de atenção com hiperatividade".

No contexto da sala de aula, Maria sempre se esforçava para prestar atenção nas explicações da professora, mas seu foco e seus pensamentos frequentemente estavam longe dali. Essa mesma dificuldade de manter atenção também podia ser observada em casa, com a mãe dizendo:

— Ô Maria, olha por onde anda, está sempre esbarrando em algo ou alguém, vive derrubando e perdendo as coisas. Olha seu quarto, que bagunça! Quanta desorganização, sempre deixando para fazer amanhã o que pode ser feito hoje. É assim com as atividades escolares! Em tudo que faz, ou melhor, que diz que vai fazer, pois sempre começa e não termina, deixa tudo inacabado. E, por falar nisto, percebi que teve mais um livro que começou a ler e não terminou! Não gostou da leitura, Maria?

E ela então respondia:

— Mamãe, no início até gostei, mas não sei o que acontece comigo: começo a ler com um certo entusiasmo, mas, logo depois, vou perdendo o interesse, a leitura vai ficando enfadonha, daí deixo para depois.

Nesse caso, diante de dificuldades apresentadas nos processos de leitura, de escrita e/ou em matemática, é necessário avaliar até que ponto se trata de uma dificuldade primária (de percurso), comum nos processos de aprendizagem, ou se são dificuldades secundárias, consequências de um transtorno específico da aprendizagem com prejuízos na leitura (dislexia), na escrita (disgrafia) ou na matemática (discalculia). Essa compreensão é fundamental para que os sintomas e características destes transtornos não sejam confundidos com o TDAH.

Esse exemplo de Maria (pseudônimo), com esta descrição, não teve a pretensão de abranger todas as características, tampouco os sintomas de pessoas com TDAH, mas sim evidenciar algumas possíveis características e sintomas de crianças com TDAH, pois o caso apresentado trata-se de um padrão persistente de desatenção, que, uma vez não tratado, se intensifica, evoluindo para fase da adolescência e vida adulta, podendo causar prejuízos mais graves no contexto funcional pessoal, acadêmico e profissional.

ETDAH-CriAd

A *Escala de Autoavaliação do TDAH (ETDAH-CriAd)* tem como objetivo:

> [...] Trazer o entendimento da própria criança e do adolescente a respeito dos possíveis prejuízos de atenção, hiperatividade/impulsividade, bem como a intensidade do prejuízo (moderado ou grave). A partir dos resultados obtidos, pode-se elaborar um plano de intervenção psicológica, neuropsicológica, médica, escolar, social, psicopedagógica e psicoeducativa. Pretende também servir como medida de acompanhamento, ou seja, de monitoramento dos benefícios alcançados pós-intervenção, verificando-se a necessidade de um redirecionamento do plano interventivo (Benczik, 2018, p. 4).

Esta escala é aplicada com o público-alvo de crianças e adolescentes na faixa etária entre 6 e 15 anos. Muito utilizado nos atendimentos psicopedagógicos, trata-se de um questionário prático, autoavaliativo, com 22 perguntas que englobam "dois subdomínios que são comuns entre crianças e adolescentes com TDAH: 1) hiperatividade e impulsividade; e 2) déficit de atenção" (Benczik, 2018, p. 5). Apesar dos indicadores de seus resultados demonstrarem sua eficácia e confiabilidade enquanto recurso para ser utilizado por profissionais da saúde e da educação, destacamos que:

> [...] As escalas não fazem diagnóstico; elas nos servem de rastreamento da identificação de comportamentos-alvo, mas não devem ser utilizadas como instrumentos isolados, substituindo, por exemplo, uma avaliação mais completa e abrangente, tal como a psicológica, psicopedagógica, neuropsicológica e/ou médica (Benczik, 2018, p. 6).

Nessa perspectiva, ressaltamos, ainda, que esse entendimento e concepção precisa ser adotado por todos os profissionais da saúde e da educação nos contextos de suas práticas clínicas e/ou psicoeducativas. Mais especificamente, a escala *ETDAH-CriAd* deve ser compreendida e explorada como um instrumento complementar, e os resultados devem ser avaliados num processo de correlação com outros instrumentos com possíveis escalas de rastreio, como a anamnese – que tem como foco a história clínica do paciente e/ou aprendiz –, entre outros recursos.

Portanto, os resultados devem ser considerados numa abordagem multidisciplinar. Assim, os pais, familiares, cuidadores, professores e demais profissionais da saúde – médicos, psicólogos, neuropsicólogos, entre outros especialistas da equipe multidisciplinar – têm muito a colaborar nesse processo por meio de observações clínicas, instrumentos e escalas de rastreio dentro de suas respectivas áreas de atuação profissional, sendo o diagnóstico uma soma de múltiplos fatores clínicos, comportamentais, e que não deve ser feito mediante apenas um instrumento ou uma escala isolada.

ETDAH-II

A *ETDAH-II* é uma escala do TDAH em contexto escolar, em uma versão para professores, portanto:

> [...] Esta escala não é um teste psicológico, como os de personalidade ou de inteligência, pelo contrário, a *ETDAH-II* é um instrumento que visa rastrear e levantar os possíveis sintomas de TDAH, dificuldades de aprendizagem e funcionamento social do estudante no ambiente escolar, segundo a percepção do professor (Benczik, 2021, p. 10).

Essa escala permite que os profissionais da psicopedagogia compreendam melhor as dificuldades nos processos da aprendizagem que englobam relações estabelecidas entre alunos e professores, alunos em seus processos de desenvolvimento cognitivo e nas suas avaliações escolares, bem como nas suas relações interpessoais, que acontecem diariamente nas instituições escolares. Portanto, esse olhar é essencial para somar com o que observamos, avaliamos e investigamos nos contextos de avaliação e intervenção na psicopedagogia clínica.

Compartilhamos do cuidado verificado dessa autora, quando nos chama atenção nesta escala *ETDAH-II* e na *ETDAH – CriAd*, que também é de sua autoria, ao ressaltar que "embora a *ETDAH-II* faça parte de um processo maior de investigação, ela não deve ser utilizada isoladamente para realizar diagnósticos" (Benczik, 2021, p. 10).

Desse modo, é importante frisar que os instrumentos e escalas aqui apresentados para identificação do TDAH, os quais são utilizados na psicopedagogia clínica não devem assumir o caráter de diagnóstico.

Então, os resultados alcançados através deles devem ser descritos em relatório de avaliação e/ou intervenção e encaminhados para um profissional médico, ou para um profissional da psicologia, ficando sob suas competências fechar ou não um possível diagnóstico.

Considerações finais

As escalas diagnósticas são instrumentos fundamentais para o trabalho de avaliação e investigação realizado nas sessões da prática clínica psicopedagógica. Tratam-se, então, de recursos que podem alcançar informações que vão além do que pode ser observado nos atendimentos com crianças e adolescentes.

Os resultados dessas escalas também devem ser analisados e refletidos mediante as informações da história clínica e do quadro comportamental apresentados em uma linha do tempo, atentando para os prejuízos, a predominância e frequência dos sintomas apresentados segundo os critérios diagnósticos do *Manual diagnóstico e estatístico de transtornos mentais: DSM-5-TR*.

Os profissionais da saúde ou da educação, aptos nos processos de avaliação e intervenção para o tratamento do transtorno do déficit de atenção com hiperatividade, precisam compartilhar da concepção de ser humano integral em seus domínios biopsicossocial, desenvolvendo uma escuta clínica, respeitosa e criteriosa diante da narrativa dos fatos, experiências e singularidades de cada um.

Nesse processo, os profissionais da psicopedagogia clínica, e também os professores, exercem um papel fundamental e complementar para o processo diagnóstico, emitido pelos profissionais da medicina e da psicologia, ao fornecerem dados com evidências científicas, identificados por meio das escalas supracitadas – a *ETDAH-CriAd* e a *ETDAH-II*.

Ressaltamos, ainda, que é preciso ter conhecimento sólido e domínio no manejo das escalas, assumindo uma conduta ética durante a aplicação, correção, análise e interpretação dos resultados obtidos. Desse modo, é imprescindível um conhecimento amplo e profundo acerca dos demais transtornos do neurodesenvolvimento e dos transtornos específicos da aprendizagem com prejuízos causados na leitura, na escrita e na matemática para evitar conclusões equivocadas.

Referências

AMERICAN PSYCHIATRIC ASSOCIATION (APA). *Manual diagnóstico e estatístico de transtornos mentais:* DSM-5-TR. Porto Alegre: Artmed, 2023.

BENCZIK, E. B. P. *Escala de autoavaliação do transtorno do déficit de atenção/hiperatividade – versão para crianças e adolescentes*: ETDAH-CriAd. São Paulo: Memmon, 2018.

BENCZIK, E. B. P. *Escala do transtorno de déficit de atenção/hiperatividade em contexto escolar – ETDAH-II*: versão para professores. 3. ed. São Paulo: Pearson, 2021.

CAPÍTULO 08

Meu filho recebeu o diagnóstico de TDAH

E agora?

Descobrir que um filho tem TDAH pode ser um turbilhão de emoções: alívio, medo, dúvidas... Mas e se, em vez de enxergar isso como um obstáculo, você visse como um novo caminho para transformar a vida dele? Neste capítulo, você encontrará respostas claras, estratégias eficazes e, acima de tudo, a certeza de que há muito a ser feito. Aceitar o diagnóstico é o primeiro passo, mas compreender, agir e se tornar o maior aliado dessa jornada fará toda a diferença. Vamos juntos nessa missão?

Marcone de Souza Oliveira

MARCONE DE SOUZA OLIVEIRA

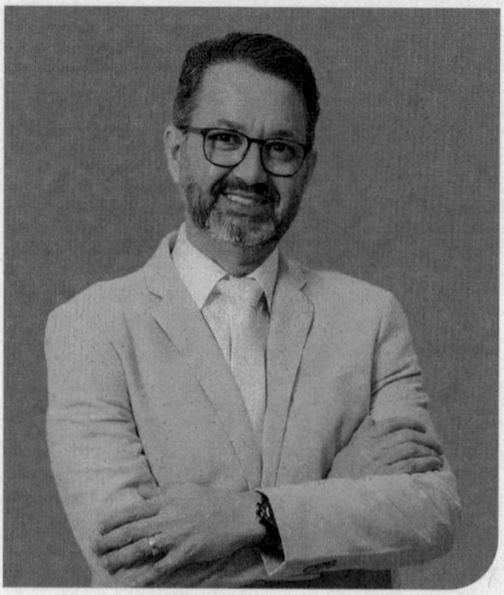

Neurologista infantil, é referência no atendimento de crianças com autismo, transtornos de aprendizado, TDAH e epilepsia. Formado pela UFPR, possui título de especialista em Pediatria pela SBP/AMB e mestrado em Ciências Fonoaudiológicas pela UFMG. Atua como Diretor Clínico da Proevoluir Clínica Integrada, liderando uma equipe dedicada ao desenvolvimento infantil. É membro ativo da Sociedade Brasileira de Pediatria, educador parental e influenciador digital, compartilhando conhecimento com milhares de famílias e profissionais da saúde. Autor do best-seller *O papai é neuro*, com mais de 15 mil exemplares vendidos, une ciência e empatia para ajudar pais a compreenderem melhor o universo do neurodesenvolvimento. Como pai de Augusto e Olga, traz não apenas a visão médica, mas também a vivência de quem entende os desafios e alegrias da paternidade.

Contatos: www.drmarcone.com.br
marconefarma@hotmail.com
Redes sociais: @doutormarcone
31 3821 8210

No dia em que descobri que meu filho tinha TDAH, senti alívio e felicidade. Antes, eu percebia que ele era diferente, mas não sabia exatamente o motivo. Algo parecia errado, pois, apesar de todo o seu esforço, ele não conseguia aprender. Hoje, sei como ajudá-lo.

Essas foram as palavras de Alice, uma mãe que atendi em meu consultório, após a confirmação do diagnóstico de seu filho. Aos nove anos, ele já havia passado por três escolas e, em todas, recebia rótulos pejorativos como "burro", "mal-educado", "malcriado" e "preguiçoso".

Receber o diagnóstico de transtorno do déficit de atenção com hiperatividade (TDAH) pode ser um momento repleto de incertezas e preocupações. No entanto, compreender as implicações desse transtorno e conhecer as intervenções baseadas em evidências é fundamental para oferecer o melhor suporte possível à criança. Este capítulo apresenta uma visão detalhada e embasada sobre os passos a serem seguidos após o diagnóstico, auxiliando profissionais, pais, professores e responsáveis nessa jornada.

Primeiros passos após o diagnóstico

Seria natural afirmar que o primeiro passo ao receber um diagnóstico é buscar conhecimento sobre a condição. No entanto, ao longo de minha trajetória como médico, educador e orientador de famílias, percebi que há algo ainda mais essencial nesse primeiro momento: a aceitação.

Se os pais, familiares ou até mesmo o próprio indivíduo não aceitam o diagnóstico, todo o processo de cuidado e desenvolvimento fica comprometido. Quero enfatizar algo que talvez passe despercebido, mas que precisa ser dito com clareza: **Não aceitar o diagnóstico não é um direito seu**.

Essa afirmação pode soar dura, mas é a verdade. Quando se nega a existência do transtorno e se recusam as medidas adequadas, quem mais sofre é a criança ou o adolescente diagnosticado. O pai que não aceita o diagnóstico está prejudicando o próprio filho. O avô que ignora a condição está negligenciando o bem-estar do neto. E, se for você o diagnosticado, não aceitar a realidade significa limitar suas próprias possibilidades de crescimento e adaptação.

Poderia conduzir essa discussão para um campo mais formal, mencionando dispositivos legais como o Estatuto da Criança e do Adolescente (ECA) (Brasil, 1990) ou até mesmo a Constituição Federal (Brasil, 1988), que asseguram o direito à saúde, educação e desenvolvimento pleno. No entanto, se você está lendo este livro, isso significa que já ultrapassou essa fase. A partir de agora, você assume um novo compromisso: ajudar uma pessoa com TDAH a ter a melhor qualidade de vida possível.

Compreendendo o TDAH

Agora que você aceitou o diagnóstico e assumiu o compromisso de melhorar a qualidade de vida de uma pessoa com TDAH, podemos avançar para o próximo passo: compreender verdadeiramente esse transtorno e desmistificar os inúmeros mitos e fake news que frequentemente circulam sobre o tema.

Como buscar conhecimento de forma confiável?

A melhor maneira de adquirir conhecimento sobre o TDAH é por meio de fontes confiáveis baseadas em evidências científicas. Isso inclui protocolos e diretrizes clínicas elaboradas por instituições de referência e publicadas em periódicos científicos. Alguns exemplos notáveis são o protocolo *Canadian ADHD Resource Alliance* (CADDRA) (CADDRA, 2020) e as diretrizes do *National Institute for Health and Care Excellence* (NICE) (NICE, 2018). No entanto, vale destacar que esses documentos são voltados para profissionais da saúde, apresentam uma linguagem técnica robusta e estão, geralmente, disponíveis apenas em inglês, o que pode dificultar a compreensão para o público geral.

Uma alternativa viável é recorrer a livros especializados, artigos científicos e conteúdos produzidos por profissionais de saúde qualificados. No entanto, é essencial ter um olhar crítico: quem está transmitindo essa informação? Qual é a qualificação desse profissional ou autor? Nem toda publicação sobre TDAH tem embasamento científico, e muitas revistas populares carecem de compromisso com a precisão dos fatos.

Para facilitar sua jornada na busca por informações de qualidade, abaixo estão algumas fontes confiáveis que oferecem conteúdos embasados sobre o TDAH.

Fontes confiáveis para aprender mais sobre TDAH

1. Associação Brasileira do Déficit de Atenção (ABDA): www.tdah.org.br
2. *Canadian ADHD Resource Alliance* (CADDRA): www.caddra.ca
3. *Children and Adults with Attention-Deficit/Hyperactivity Disorder* (CHADD): www.chadd.org
4. *Centers for Disease Control and Prevention – EUA* (CDC): www.cdc.gov/adhd
5. *National Institute for Health and Care Excellence* – Reino Unido (NICE): www.nice.org.uk/guidance/ng87
6. Revistas científicas de referência, como:
   - *Journal of Attention Disorders.*
   - *ADHD Attention Deficit and Hyperactivity Disorders.*
   - *JAMA Psychiatry.*

Ao buscar informações sobre TDAH, lembre-se sempre de priorizar fontes confiáveis e baseadas em ciência. Quanto mais conhecimento você adquirir, melhor poderá auxiliar e compreender alguém com esse transtorno.

Entenda as opções de tratamento

Se o primeiro passo é aceitar o diagnóstico e o segundo é compreender o TDAH, o terceiro passo é escolher as melhores opções de tratamento. Essa decisão deve levar em conta não apenas a perspectiva médica, mas também os aspectos sociais e culturais envolvidos – seja para o seu filho, seu paciente ou até mesmo para você. E, a partir disso, é hora de agir! Iniciar as intervenções é fundamental.

Em 2024, o Brasil sediou o congresso do *International Association for Child and Adolescent Psychiatry and Allied Professions* (IACAPAP), um evento internacional e transdisciplinar que abordou diversos aspectos do desenvolvimento infantil. O que mais me chamou a atenção em várias mesas científicas foi a ênfase no papel da família, especialmente dos pais, como peça central no tratamento dos filhos. Sim, estou falando da "Paiterapia" – um conceito que coloca os pais como protagonistas no processo terapêutico. Esse modelo de intervenção tem mostrado alta eficácia e um custo reduzido. Ou seja, não perca tempo: você é o primeiro terapeuta do seu filho!

Além desse envolvimento essencial dos pais, muitas vezes será necessário buscar o apoio de um profissional de psicologia, especialmente aquele que trabalha com terapia cognitivo-comportamental (TCC) (SBB, 1993). Cito essa abordagem porque ela tem forte respaldo científico no tratamento do TDAH. Por isso, é importante escolher um bom profissional. Uma dica é pedir indicação ao médico que acompanha o caso.

E mais um conselho: aproveite os momentos de terapia para aprender! Sempre que possível, participe das sessões em vez de apenas esperar na recepção. Essa atitude pode enriquecer seu entendimento e tornar o tratamento ainda mais eficaz.

Além do terapeuta cognitivo-comportamental, alguns casos exigem a atuação de outros profissionais, como psicopedagogo (sobre o qual tratarei especificamente), fonoaudiólogo, terapeuta ocupacional, psicomotricista, entre outros. As informações mencionadas para o profissional de psicologia também se aplicam a essas áreas.

E se o médico passar o remédio?

Essa é uma dúvida muito comum entre os pais. E eu, como pai, entendo bem como esse momento pode ser difícil. Posso até compartilhar uma experiência pessoal: certa vez, minha filha teve febre e, ao examiná-la, identifiquei uma amigdalite. Decidi que iniciaria um antibiótico, mas, mesmo sendo médico, me vi cheio de dúvidas sobre qual medicamento escolher. Diante dessa incerteza, fiz o que considerei mais sensato: liguei para um amigo pediatra e pedi que ele a examinasse.

Adivinha o que ele prescreveu? O mesmo antibiótico que eu já havia pensado em dar.

O problema foi que, naquele momento, quem examinou minha filha não foi o médico, mas o pai – e isso, de fato, pode atrapalhar nossas decisões. Você há de concordar comigo: já tratei mais de mil casos de amigdalite em crianças, mas não consegui tratar minha própria filha. No entanto, fiz a melhor escolha possível: confiar no médico dela. Espero que você também possa fazer isso.

Agora, voltamos a outra questão importante: o remédio vicia? Causa dependência?

Essa é uma preocupação comum, e quero esclarecer algo que você levará para o resto da vida. Dependência medicamentosa ocorre quando o uso contínuo de uma substância leva à necessidade compulsiva de consumi-la, mesmo quando seus efeitos negativos superam os benefícios. A confusão surge quando se mistura necessidade contínua com dependência.

Vou dar um exemplo prático: eu uso óculos. Preciso deles todos os dias para enxergar melhor. Se ficar sem, terei dificuldades. Mas isso não significa que sou dependente de óculos – significa apenas que necessito deles para ter uma melhor qualidade de vida. O mesmo pode acontecer com o seu filho em relação ao medicamento.

Compreender essa diferença é um dos primeiros passos para o tratamento do TDAH.

Conto ou não conto? Eis a questão!

Uma das principais dúvidas dos pais após o diagnóstico do filho é se devem ou não compartilhar essa informação com terceiros. Esse é um tema que precisa ser abordado logo nos primeiros passos do tratamento, pois essa decisão pode trazer tanto benefícios quanto prejuízos.

Talvez você esteja se perguntando: "Doutor, há vantagens em contar para as pessoas que meu filho tem um diagnóstico neurodivergente?" Ou ainda: "Doutor, há riscos em compartilhar essa informação?"

A resposta para ambas as perguntas é sim.

Para explicar melhor, vou compartilhar mais uma história aqui de casa – e, mais uma vez, envolvendo minha querida filha. Olga teve alergia à proteína do leite de vaca (APLV), uma condição que melhorou com o tempo, mas, hoje, ela tem intolerância à lactose. Se tomar leite de vaca, logo sente algum desconforto.

Todos os anos recebemos a visita de um tio que mora longe. Ele liga de vez em quando e, no Natal, faz questão de levar as crianças ao shopping para tomar sorvete, brincar e se divertir ao máximo nas suas poucas horas do ano juntos. Ele não sabe que Olga tem intolerância à lactose. Então, antes de abrir a porta para recebê-lo, eu dou a ela um comprimido de lactase e digo: "Filha, vai ser feliz no mundo com seu tio!".

Agora, deixe-me contar outra parte dessa história. Minha sogra mora no mesmo prédio que eu, no terceiro andar. Como toda avó, ela adora receber a neta em casa e, claro, sempre tem quitutes preparados com muito carinho – e, muitas vezes, cheios de leite e leite condensado. Mas, diferentemente do meu cunhado, ela foi informada sobre a intolerância da Olga.

E por quê?

Porque saber dessa condição permite que minha sogra ajude. Com essa informação, ela pode preparar alimentos adequados e garantir que Olga não passe mal. No caso do meu cunhado, essa necessidade não se aplica.

Agora você já sabe quando e para quem deve contar sobre o diagnóstico do seu filho: para aqueles que, ao saberem, poderão ajudá-lo a enfrentar esse desafio da melhor forma.

Busque apoio na escola

Um dos maiores medos dos pais é a relação da criança com TDAH e a escola. Mas esse deve ser um dos primeiros pilares a serem fortalecidos no tratamento.

Se uma criança com TDAH se coloca em risco, ela também estará em risco na escola. Se tem baixa autoestima, essa dificuldade pode ser ainda mais evidente no ambiente escolar. Se enfrenta desafios para aprender, a escola será justamente o lugar onde essas dificuldades podem se acentuar.

Por isso, a escola precisa ser uma aliada no tratamento. Converse com professores e coordenadores sobre o diagnóstico, alinhando estratégias que facilitem o aprendizado. O TDAH pode garantir adaptações no ensino e avaliações, como tempo extra em provas, menos cobranças de multitarefas, um local adequado para se sentar e até a criação de um Plano de Desenvolvimento Individualizado (PDI). Talvez você pense: "Doutor, fiquei sabendo que uma colega, da colega, da prima do meu vizinho contou para a escola que a filha tinha TDAH e foi um desastre! A escola não ajudou, pelo contrário, dificultou a situação, forçando a família a mudar a criança de escola. Mesmo assim, devo buscar apoio na escola?". A resposta é sim.

Mas antes de falar sobre esse tipo de situação, quero destacar algo fundamental: na imensa maioria dos casos, os professores são as pessoas que mais podem ajudar nossos filhos.

Depois de nós, pais, eles são a base essencial nessa jornada. Acredite: a grande maioria dos professores quer o melhor para seus alunos e deseja vê-los crescer e se desenvolver. Mais do que isso, quando os professores percebem que têm o apoio da família, eles se empenham ainda mais. Eles não apenas seguem protocolos – eles se superam e fazem o possível para extrair o melhor de cada aluno.

Mas para que isso aconteça, eles precisam de algo muito simples: Precisam sentir que os pais confiam neles.

Quando percebem que os pais também estão fazendo sua parte, que estão tratando a criança com todas as medidas necessárias – incluindo o uso de medicamentos quando indicado –, os professores se tornam aliados poderosos no desenvolvimento do aluno.

E essa parceria faz toda a diferença!

Considerações finais

Pensei em concluir este capítulo falando sobre estratégias de conduta domiciliar com a criança. Depois, cogitei abordar a importância de os pais se cuidarem, pois isso também faz parte dos primeiros passos no tratamento do filho.

Mas, sinceramente, nenhuma conclusão me pareceu tão significativa quanto aquela que já está escrita em Êxodo 4:11: "Disse-lhe o Senhor: 'Quem deu boca ao homem? Quem o fez surdo ou mudo? Quem lhe concede vista ou o torna cego? Não sou eu, o Senhor?'".

Referências

BRASIL. *Estatuto da Criança e do Adolescente (ECA) (Lei n. 8.069)*. 13 jul. 1990. Disponível em: https://www.planalto.gov.br/ccivil_03/leis/l8069.htm. Acesso em: 31 mar. 2025.

BRASIL. *Constituição da República Federativa do Brasil de 1988*. 5 out. 1988. Disponível em: https://www.planalto.gov.br/ccivil_03/constituicao/constituicao.htm. Acesso em: 31 mar. 2025.

CANADIAN ADHD RESOURCE ALLIANCE (CADDRA). *Canadian ADHD Practice Guidelines*. 4.1 ed. Toronto: CADDRA, 2020.

NATIONAL INSTITUTE FOR HEALTH AND CARE EXCELLENCE (NICE). *Attention deficit hyperactivity disorder: diagnosis and management*. 14 mar. 2018. Disponível em: https://www.nice.org.uk/guidance/ng87. Acesso em: 31 mar. 2025.

INTERNATIONAL ASSOCIATION FOR CHILD AND ADOLESCENT PSYCHIATRY AND ALLIED PROFESSIONS (IACAPAP). *IACAPAP Congress 2024 [Congresso]*. Rio de Janeiro, Brasil, 2024. Disponível em: https://iacapap2024.org. Acesso em: 31 mar. 2025.

SOCIEDADE BÍBLICA DO BRASIL (SBB). *Bíblia Sagrada: Almeida Revista e Atualizada*. 2. ed. São Paulo: Sociedade Bíblica do Brasil, 1993.

CAPÍTULO 09

|O que não é TDAH?

Quando a desatenção tem outras causas

A rotina intensa desafia nossa atenção a todo momento. Este capítulo busca esclarecer como diversos transtornos, além do TDAH, podem causar desatenção. Diferenciar o TDAH de outras condições, oferece uma compreensão mais profunda do tema. Convidamos você a embarcar nesta jornada de autodescoberta e conhecimento, ampliando a percepção sobre a desatenção e suas múltiplas origens.

Aline Pereira Santos
e Guilherme Gonçais Lopes Almeida

ALINE PEREIRA SANTOS

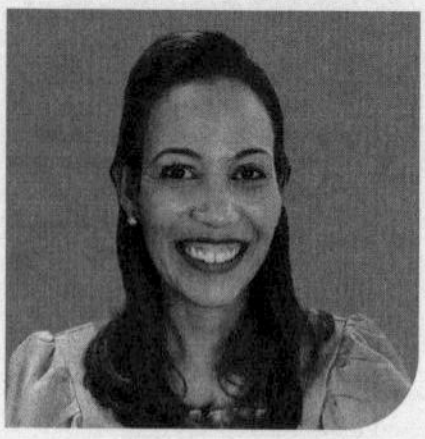

Psiquiatra com especialização em psiquiatria geriátrica pelo Instituto de Psiquiatria da Universidade Federal do Rio de Janeiro (IPUB).

Contatos: www.psiqalinesantos.com
alinesantos.psiq@gmail.com
21 98410 5327

GUILHERME GONÇAIS LOPES ALMEIDA

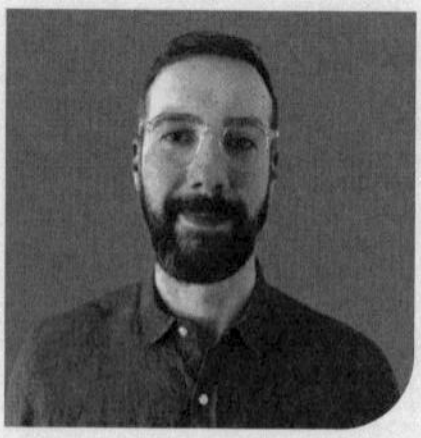

Psiquiatra com especialização em psiquiatria da infância e adolescência. Professor do departamento de psiquiatria e saúde mental da Faculdade de Medicina da Universidade Federal Fluminense (UFF). Preceptor da residência médica do ano opcional em psiquiatria da infância e adolescência do Hospital Universitário Antônio Pedro – UFF.

Contatos: www.guilhermegoncais.com
guilhermegoncais@gmail.com
21 98216 8254

O transtorno do déficit de atenção com hiperatividade (TDAH) é amplamente reconhecido como um transtorno do neurodesenvolvimento. Os sintomas iniciam-se antes dos 12 anos e, em muitos casos, persistem na vida adulta. Contudo, a identificação de sintomas em adultos pode ser um desafio complexo, especialmente porque esses sintomas frequentemente se sobrepõem aos de outras condições psiquiátricas e médicas. Estudos recentes indicam que entre 30% e 60% dos indivíduos diagnosticados com TDAH na infância continuam a apresentar sintomas na vida adulta, com impacto significativo na qualidade de vida e funcionalidade (Anbarasan; Kitchin & Adler, 2020).

Neste capítulo, pretendemos discutir como o nosso estilo de vida e outros transtornos mentais podem influenciar a nossa atenção. Nesses casos, a desatenção passa a ser um problema central na rotina de muitas pessoas. Essa dificuldade isolada, no entanto, não é suficiente para termos o diagnóstico de TDAH.

Estilo de vida e os seus impactos sobre a atenção

No ensaio *Sociedade do cansaço*, o filósofo sul-coreano Byung-Chul Han (2017) nos apresenta alguns aspectos problemáticos da contemporaneidade. Estamos constantemente sob um ritmo acelerado. Nossa cultura valoriza o sucesso a todo momento, o que nos oprime de diversas maneiras.

Nas redes sociais, que se transformaram em nossas companheiras diárias, somos massificados com a ideia de que pessoas têm vidas perfeitas, e que a solução de nossos problemas está sempre ao alcance de nossas mãos. Nessa fantasia, perdemos horas preciosas de nossos dias, observando, sem atenção, os intermináveis feeds de vídeos curtos. Segundo o filósofo, a vida, assim como os vídeos, passou a ser transitória, o que nos vem trazendo a dificuldade de atrair e reter a nossa atenção.

Quem nunca pensou que estava passando tempo demais no celular? Com a pandemia do Covid-19, observamos o aumento exponencial do uso das mídias sociais. Passamos a ficar mais tempo consumindo qualquer tipo de conteúdo, até aqueles que nos adoecem. Passamos a ser influenciados pela vida de pessoas que não conhecemos, mas percebemos como íntimas. Deixamos que os algoritmos façam nossas escolhas. Temos cada vez mais informações, mas será que todos esses conteúdos merecem a nossa atenção? Em meio a tanta demanda por atenção, como é possível se concentrar em alguma coisa? (Hartnett & Cummings, 2024).

Passamos muito tempo em frente às telas, em especial, no período da noite. Esse hábito atrapalha não só a nossa atenção, mas também o nosso sono. Adultos e adolescentes têm dormido cada vez mais tarde, reduzindo o tempo total de horas de descanso. Consequentemente, queixas de cansaço e sonolência diurnas têm sido cada vez mais frequentes.

Há uma clara relação entre horas de sono e capacidade de concentração. Despertamos cansados, desatentos e, assim, pouco preparados para enfrentarmos a rotina (Brautsch *et al.*, 2023). Dessa maneira, produzir em uma sociedade em que a demanda de produção é tão grande, torna-se um desafio. O trabalho exige atenção, e isso temos cada vez menos.

Transtornos mentais que os prejuízos à atenção são característicos

O diagnóstico de TDAH em adultos depende que sintomas estejam presentes antes dos 12 anos, como definido pelo *DSM-5-TR* (APA, 2023). No entanto, muitos adultos apresentam dificuldade em relatar seus sintomas de infância ou carecem de informantes confiáveis (Hutt Vater *et al.*, 2024). Estudos indicam que o viés de memória pode levar a uma taxa significativa de diagnósticos imprecisos. Isso reforça a importância da experiência do profissional e uma boa avaliação clínica na hora de se fazer o diagnóstico (Breda *et al.*, 2020).

Transtornos ansiosos

A ansiedade é uma sintomatologia prevalente em boa parte da população. Todos já sentimos ansiedade e nem sempre este fenômeno está ligado a uma doença. A ansiedade antes de uma reunião importante no trabalho ou durante uma partida de futebol pode ser perfeitamente normal. Nos transtornos de ansiedade, esse fenômeno ocupa um papel central na vida do indivíduo e pode vir acompanhado dos mais diversos sintomas físicos.

Nesta seção, destacamos o transtorno de ansiedade generalizada (TAG). Pessoas com esse diagnóstico passam por preocupações excessivas constantes com as mais diversas temáticas, o que pode vir acompanhado de problemas em conciliar o sono e tensão muscular (Alves *et al.*, 2023). É compreensível que a atividade mental exacerbada, causada pela ansiedade, possa ser erroneamente atribuída ao TDAH. O TAG é um dos principais diagnósticos diferenciais do TDAH em pacientes adultos.

Transtornos de humor

A Organização Mundial da Saúde (OMS) estima que aproximadamente 300 milhões de pessoas no mundo sofrem de depressão. Esta é a principal causa de incapacidade para o trabalho em todo o mundo. Estima-se que até 2030 esta será a doença mais comum do mundo (Opas, [*s.d.*]).

Transtorno depressivo maior

Tristeza e falta de interesse por desempenhar suas atividades cotidianas são os sintomas fundamentais para o diagnóstico de transtorno depressivo maior. Obviamente, a gravidade desse transtorno nos faz entender que diversas partes da vida dessas pessoas estão comprometidas. Quando observamos os critérios diagnósticos, problemas relacionados ao sono, apetite, redução da energia, ideias de culpa excessiva e até de suicídio podem fazer parte dos sintomas observados.

Pessoas deprimidas recorrentemente queixam-se de dificuldade de concentração. É comum que tenham dificuldade para ler um livro até o fim ou acompanhar uma série. Os problemas de concentração também podem estar relacionados à piora no desempenho de atividades de trabalho ou acadêmicas (Kim *et al.*, 2024).

Transtorno bipolar

Transtorno marcado pela ciclicidade de sintomas depressivos e de mania. Esta última é definida como uma condição de aumento de energia, redução da necessidade de sono, aceleração dos pensamentos e, em algumas vezes, até fenômenos delirantes e alucinatórios.

Assim, podemos perceber que quando os indivíduos estão na fase maníaca do transtorno há uma desorganização, que atinge diversas áreas da vida dessas pessoas. A agitação pode chegar a níveis extremos, e intervenções de medicação são frequentemente necessárias. Pela gravidade deste quadro, pode-se imaginar que problemas de concentração sejam comuns nesses pacientes (Klassen; Katzman & Chokka, 2010).

Transtornos do aprendizado

Os principais transtornos que compõem esse grupo de problemas são: dislexia, discalculia e o distúrbio específico de linguagem. Esses transtornos do neurodesenvolvimento são caracterizados por uma série de deficiências cognitivas em áreas de processamento sensorial, reconhecimento de letras, números e imagens (Maw; Beattie & Burns, 2024), além de problemas na compreensão da linguagem verbal e não verbal, por exemplo, gestos e expressões faciais. Também podem vir acompanhados de problemas relacionados à psicomotricidade, como da coordenação motora grosseira e fina.

Pela diversidade de sintomas desses transtornos, avaliações multiprofissionais (psiquiatras, neurologistas, terapeutas ocupacionais, psicólogos, pedagogos e fonoaudiólogos) são as mais recomendadas. Avaliações neuropsicológicas também se mostram importantes ferramentas de avaliação e acompanhamento desses indivíduos.

Últimas considerações

Ao concluirmos este capítulo, é fundamental reconhecer que a desatenção pode ter origens diversas além do TDAH. Fatores como estilo de vida contemporâneo, marcado pelo uso excessivo de telas e padrões de sono inadequados, bem como a presença de transtornos mentais como ansiedade, transtornos de humor e transtornos de aprendizagem podem influenciar significativamente nossa capacidade de concentração. Compreender essas variáveis é essencial para evitar diagnósticos precipitados.

Diante desse cenário, é imprescindível que profissionais de saúde realizem avaliações clínicas minuciosas, considerando a multiplicidade de fatores que podem influenciar a atenção. Somente por meio de um diagnóstico preciso e fundamentado cientificamente será possível estabelecer intervenções eficazes, direcionadas às reais necessidades de cada indivíduo.

Portanto, a compreensão aprofundada das diversas causas da desatenção permitirá abordagens terapêuticas mais assertivas, promovendo uma melhoria significativa na qualidade de vida dos pacientes.

Referências

ALVES, J. de O. *et al.* Aspectos clínicos, diagnóstico diferencial e tratamento de jovens com transtorno do déficit de atenção com hiperatividade (TDAH). *Research, Society and Development*, v. 12, n. 2, e0112239941, 2023.

AMERICAN PSYCHIATRIC ASSOCIATION (APA). *Manual diagnóstico e estatístico de transtornos mentais:* DSM-5-TR. Porto Alegre: Artmed, 2023.

ANBARASAN, D.; KITCHIN, M.; ADLER, L. A. Screening for adult ADHD. *Current Psychiatry Reports*, v. 22, n. 12, 2020.

BRAUTSCH, L. A. *et al.* Digital media use and sleep in late adolescence and young adulthood: a systematic review. *Sleep Medicine Reviews*, v. 68, 2023.

BREDA, V. *et al.* Revisiting ADHD age-of-onset in adults: to what extent should we rely on the recall of childhood symptoms? *Psychological Medicine*, v. 50, n. 5, p. 857-866, 2020.

HAN, B-C. *A sociedade do cansaço*. 2. ed. Petrópolis: Vozes, 2017.

HARTNETT, Y.; CUMMINGS, E. Social media and ADHD: implications for clinical assessment and treatment. *Irish Journal of Psychological Medicine*, v. 41, n. 1, p. 132-136, 2024.

HUTT VATER, C. *et al.* ADHD in adults: does age at diagnosis matter? *Journal of Attention Disorders*, v. 28, n. 5, p. 614-624, 2024.

KIM, S. *et al.* Attention-deficit/hyperactivity disorder and subsequent diagnoses of major psychiatric disorders: a nationwide population-based study. *European Child and Adolescent Psychiatry*, p. 1-12, 2024.

KLASSEN, L. J.; KATZMAN, M. A.; CHOKKA, P. Adult ADHD and its comorbidities, with a focus on bipolar disorder. *Journal of Affective Disorders*, v. 124, n. 1-2, p. 1-8, 2010.

MAW, K. J.; BEATTIE, G.; BURNS, E. J. Cognitive strengths in neurodevelopmental disorders, conditions and differences: a critical review. *Neuropsychologia*, v. 197, 2024.

ORGANIZAÇÃO PAN-AMERICANA DA SAÚDE (OPAS). Depressão. *OPAS*, [*s.d.*]. Disponível em: https://www.paho.org/pt/topicos/depressao. Acesso em: 11 jan. 2025.

SEÇÃO 03

TDAH E CONTEXTOS ESPECÍFICOS

CAPÍTULO 10

Inteligência emocional no TDAH

Este capítulo abordará os aspectos emocionais relacionados ao transtorno do déficit de atenção com hiperatividade (TDAH), incluindo a compreensão dos fatores da regulação emocional, destacando também o papel do sistema de recompensa cerebral em relação a esse transtorno.

Juliana Russano

JULIANA RUSSANO

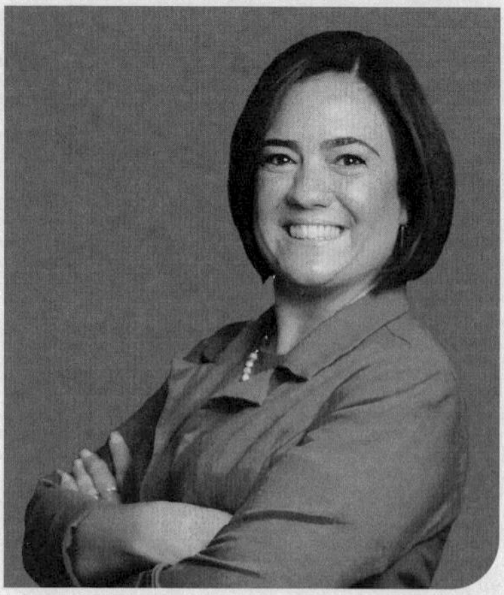

É psicóloga organizacional, com mais de 15 anos de experiência em treinamento e desenvolvimento de pessoas, gestores, líderes, e equipes de trabalho. Empreendedora e escritora, é proprietária da Clínica Terapia Criativa em Alfenas-MG. Também é neuropsicóloga infantojuvenil especializada em diagnóstico infantil, inteligência emocional e saúde mental para crianças, pré-adolescentes e adolescentes. Pós-graduada na área da educação, com capacitação avançada em neurociência, análise do comportamento e terapia cognitivo-comportamental, além de desenvolver projetos voltados para a educação, inclusão e saúde mental. Ministra diversos cursos e palestras especializadas para o público jovem, pais, professores, equipes de trabalho e empreendedores.

Contatos: julianarussano.com.br
Instagram: @neurointeligencia
35 99718 1754

Todas as emoções desempenham um papel fundamental em nossa sobrevivência: o medo nos protege, a raiva nos impulsiona à ação, a tristeza nos ajuda a processar situações desconfortáveis e a ansiedade nos prepara para enfrentar possíveis ameaças. Os prejuízos não estão na experiência da emoção em si, mas na intensidade e frequência com que se manifestam.

A emoção se torna disfuncional e pode comprometer a qualidade de vida quando: o medo nos paralisa e impede de realizar algo importante, a raiva nos leva a agir impulsivamente, a tristeza se prolonga e evolui para depressão, ou a ansiedade gera sintomas físicos intensos.

No caso do TDAH, a ansiedade pode surgir como reflexo dos desafios que o transtorno impõe, tais como dificuldade de concentração, atrasos frequentes, perda de prazos, dificuldade em relaxar, procrastinação e problemas na socialização. Esses fatores impactam a vida escolar, social, familiar e profissional, podendo contribuir para o desenvolvimento de um transtorno de ansiedade generalizada (TAG).

Além disso, a ansiedade pode intensificar a impulsividade. Quando alguém está ansioso, pode ter mais dificuldade em controlar seus impulsos, buscando alívio imediato para o desconforto emocional por meio de comportamentos precipitados.

A impulsividade no TDAH é frequentemente confundida com agressividade, mas são conceitos distintos, embora possam se relacionar em alguns contextos. A agressividade, seja verbal ou física, envolve comportamentos intencionalmente prejudiciais ou destrutivos, geralmente motivados por raiva ou frustração. Já a impulsividade refere-se a agir sem considerar as consequências, de maneira rápida e sem planejamento. Diferente da agressividade, a impulsividade é uma dificuldade em exercer autocontrole, sem que haja, necessariamente, a intenção de prejudicar alguém ou causar algum dano. Em ambos os casos, a regulação emocional é essencial para permitir escolhas mais conscientes e saudáveis.

A regulação emocional no TDAH

A regulação emocional é a capacidade de observar, avaliar e ajustar as próprias emoções em resposta a diferentes situações e desafios; é o gerenciamento do estado emocional quando ele se manifesta. Esse processo é fundamental para reduzir emoções que causam sofrimento e impactos negativos, prevenindo a ativação emocional indesejada e a impulsividade. No TDAH, em que pensamentos, sentimentos, ações e emoções são vivenciados com grande intensidade, é essencial compreender esse processo cerebral, especialmente quando a emoção deixa de trazer benefícios e começa a gerar dificuldades e prejuízos.

A regulação emocional no TDAH é frequentemente desafiadora porque as funções executivas do cérebro, localizadas no córtex pré-frontal e responsáveis pelo controle de emoções, impulsos e reações, são menos eficientes, tornando as emoções mais intensas, súbitas e difíceis de gerenciar.

No TDAH, a pessoa também está sujeita a demorar mais para voltar ao equilíbrio após sentir raiva, tristeza ou frustração. Da mesma forma, muitos indivíduos com TDAH apresentam a chamada disforia sensível à rejeição (DSR), sentindo-se magoados ou frustrados com facilidade diante da interpretação de rejeição, de crítica (mesmo que construtiva) ou de fracassos.

Pesquisas comprovam que a pessoa com TDAH apresenta uma grande dificuldade em processar sensações desagradáveis e em regular as emoções para controlar ou lidar com a dor, apresentando também uma grande sensibilidade ao feedback social. Isso pode desencadear explosões emocionais repentinas após críticas, rejeições reais ou percebidas, tristeza profunda, ansiedade, autocrítica, baixo humor e baixa autoestima, causando afastamento de situações sociais.

O TDAH afeta o equilíbrio dos neurotransmissores **dopamina** e **noradrenalina**, dificultando o funcionamento adequado das redes neurais envolvidas na regulação emocional. Isso significa que, além da dificuldade em controlar a atenção e a impulsividade, a pessoa pode sentir emoções de maneira mais intensa e ter dificuldades para estabilizá-las.

A inteligência emocional nos ensina a lidar com nossas emoções de forma equilibrada. Para que esse autocontrole aconteça, contamos com uma estrutura fundamental do sistema emocional do cérebro, chamada de amígdala cerebral. Sua principal função é processar e regular emoções, além de auxiliar na formação, organização e armazenamento de memórias.

Para que a amígdala cerebral seja ativada de forma adequada e o processo de regulação emocional aconteça – como diminuir uma raiva intensa, por exemplo – é necessário estimular o processamento cerebral da seguinte forma: analisamos a situação, ressignificamos a experiência e reduzimos a intensidade da emoção antes de enviá-la ao sistema nervoso. Esse mecanismo permite construir uma resposta mais adequada, reduzindo a impulsividade e promovendo um comportamento mais apropriado.

Desenvolver a capacidade de racionalizar as emoções é fundamental nesse processo. Essa capacidade é adquirida por meio de treinos cerebrais, como: avaliar se a raiva é excessiva ou justa, expressá-la adequadamente de acordo com essa avaliação (tornando-se assertivo, e não agressivo), ressignificar quando a emoção estiver disfuncional e utilizar técnicas de relaxamento para diminuir a intensidade da emoção antes de manifestar um comportamento.

O TDAH também afeta o controle inibitório, habilidade do córtex pré-frontal essencial para o autocontrole, como conter as emoções, esperar a vez de falar e seguir regras. Essa região do cérebro regula a atividade da amígdala, ajudando a inibir respostas emocionais impulsivas e permitindo uma tomada de decisão mais racional. No TDAH, essa comunicação entre a amígdala e o córtex pré-frontal pode estar comprometida, resultando em dificuldades na regulação emocional, impulsividade e reações exageradas a estímulos emocionais, explicando as dificuldades em controlar impulsos e lidar com frustrações de maneira adaptativa.

Para estimular o funcionamento cerebral saudável, precisamos de estratégias de inteligência emocional que nos permitam conhecer as emoções, aceitá-las e equilibrá-las de maneira funcional. Essas estratégias são especialmente importantes para pessoas com TDAH – sejam crianças, adolescentes ou adultos – pois oferecem uma forma prática e segura de exercitar o cérebro diante de situações instáveis que provocam ansiedade e impulsividade.

No consultório, ajudo crianças e adolescentes a escolherem ferramentas que agem como reguladores emocionais, facilitando a pausa necessária para que a amígdala seja ativada e o processo cerebral de regulação possa acontecer. Como exemplo, podemos citar: brinquedos de pelúcia, respiração diafragmática (comprovadamente eficaz na regulação emocional pela neurociência), músicas, abraços, pensamentos saudáveis ou pulseiras coloridas; é necessário escolher métodos individuais para cada um, respeitando a sua subjetividade.

Fico imensamente satisfeita quando pacientes, mesmo muito jovens, conseguem diminuir a raiva ou a ansiedade realizando uma respiração relaxante ou substituindo pensamentos de ansiedade por uma música alegre. Esse aprendizado de se autorregular, quando aprendido na infância, permanece por toda a vida.

É importante compreender que o cérebro não aprende a se autorregular sozinho. Quando a regulação emocional não é um hábito, ela precisa ser aprendida e repetida diversas vezes, pois o cérebro aprende por repetição. Sempre que adquirimos um novo comportamento, o cérebro precisa de esforço para evitar respostas automáticas, como reagir agressivamente diante de algo irritante ou gritar e arremessar objetos ao sentir frustração. No entanto, com a prática, a regulação emocional saudável se torna um processo automático e exige menos esforço. Quanto mais exercícios de autorregulação, mais fácil eu consigo adquirir autocontrole.

O sistema de recompensa do cérebro do TDAH

O sistema de recompensa do cérebro é um conjunto de estruturas responsáveis por gerar sensações de prazer e motivação. Quando realizamos algo que o cérebro considera positivo ou gratificante, como saborear uma comida deliciosa, receber um elogio ou alcançar uma meta, esse sistema é ativado, liberando substâncias químicas como a dopamina. Essas substâncias geram a sensação de bem-estar, prazer e satisfação, o que nos motiva a repetir o comportamento no futuro.

Em termos simples, o sistema de recompensa age como um mecanismo de incentivo do cérebro, impulsionando-nos a buscar experiências e comportamentos que são vistos como agradáveis ou benéficos. A partir dessas experiências, o cérebro cria memórias de recompensa, ajudando a planejar ações futuras para conquistar essas recompensas novamente.

Pesquisas recentes na neurociência, com base em neuroimagens e ressonância magnética funcional durante tarefas cognitivas e emocionais, revelaram que o sistema de recompensa funciona de maneira diferente em pessoas com TDAH. Nesses indivíduos, o cérebro apresenta conexões distintas e dificuldades para regular o estímulo de recompensa, frequentemente buscando gratificação mais rápida e intensa. O estudo mostrou que algumas atividades cerebrais são interrompidas, enquanto outras são hiperativadas, fazendo com que a busca por recompensas se torne quase compulsiva.

Assim, o cérebro de uma pessoa com TDAH está constantemente em busca de recompensas imediatas, o que a torna mais vulnerável a desenvolver vícios e sintomas de ansiedade, já que obter essa recompensa imediata pode ser desafiador. Esse mecanismo, aliado à dificuldade do sistema nervoso em se regular adequadamente, dificulta a realização de atividades que não oferecem recompensas rápidas, como estudar ou fazer tarefas escolares, por exemplo.

No caso das crianças com TDAH, é essencial compreender que elas têm um processo de conectividade cerebral distinto, que dificulta o controle dos impulsos. Muitas vezes, exigimos delas comportamentos que elas não conseguem atingir sozinhas, como se controlar em situações nas quais não estão sendo recompensadas. É crucial ensiná-las em como gerenciar esses comportamentos, para evitar o desenvolvimento de ansiedade no futuro.

Pesquisas indicam que jovens com TDAH têm maior propensão a desenvolver depressão, além de estarem mais sujeitos a tentativas contra a própria vida. Um estudo recente concluiu que pessoas com TDAH têm 30% mais chance de tentar suicídio e 9% mais chance de desenvolver depressão grave. Quando esses indivíduos já enfrentam a depressão, há 42% mais probabilidade de tentarem suicídio. A impulsividade, característica central do TDAH, está diretamente associada ao comportamento suicida.

O estudo também observou que a convivência com o TDAH está ligada a uma chance 18% maior de desenvolver transtorno de estresse pós-traumático (TEPT) após passar por um trauma. Além disso, se a pessoa com TDAH também possui depressão, o risco de desenvolver TEPT aumenta para 67%.

Fatores como sintomas de culpa, autocrítica e dificuldade em controlar as emoções, comuns na adolescência, também contribuem para agravar comorbidades nessa fase. Quando há uma regulação emocional adequada, a depressão tende a diminuir, mas, no cérebro com TDAH, esse processo exige mais esforço. Identificar essas dificuldades desde a infância pode ajudar a prevenir o desenvolvimento de depressão na adolescência e na vida adulta.

Conclusão

Em resumo, os prejuízos emocionais associados ao transtorno do déficit de atenção com hiperatividade (TDAH) vão além das dificuldades cognitivas e comportamentais frequentemente discutidas. A incapacidade de regular as emoções adequadamente, aliada ao impacto de um sistema de recompensa que funciona de maneira diferente, pode resultar em desafios emocionais significativos, levando a sentimentos intensos de frustração e baixa autoestima.

Assim, compreender a profundidade desses prejuízos é essencial para proporcionar intervenções mais eficazes e abrangentes, que não só abordem os sintomas tradicionais do TDAH, mas também o bem-estar emocional dos indivíduos, promovendo uma melhoria geral na qualidade de vida das pessoas com o transtorno.

Referências

BABINSKI, D. E. *et al.* Sensitivity to peer feedback in young adolescents with symptoms of ADHD: Examination of neurophysiological and self-report measures. *Journal of abnormal child psychology*, v. 47, n. 4, p. 605-617, 2019.

KIELING, C. *et al.* Worldwide prevalence and disability from mental disorders across childhood and adolescence: Evidence from the Global Burden of Disease study. *JAMA psychiatry* (Chicago, Ill.), v. 81, n. 4, p. 347, 2024.

MEISINGER, C.; FREUER, D. Understanding the causal relationships of attention--deficit/hyperactivity disorder with mental disorders and suicide attempt: a network Mendelian randomisation study. *BMJ Mental Health*, v. 26, n. 1, p. e300642, 2023.

RUBIA, K. Cognitive neuroscience of attention deficit hyperactivity disorder (ADHD) and its clinical translation. *Frontiers in human neuroscience*, v. 12, 2018.

CAPÍTULO 11

Cognição e aprendizagem

Como o TDAH afeta o processamento de informações

O TDAH é um transtorno do neurodesenvolvimento com bases neurobiológicas bem-estabelecidas, caracterizado por alterações estruturais e funcionais no cérebro, incluindo redução do volume do córtex pré-frontal, disfunção nos gânglios da base e menor disponibilidade de dopamina no sistema de recompensa. Essas mudanças resultam em dificuldades significativas na atenção, no controle da impulsividade e na regulação emocional. Além das bases genéticas e neurobiológicas, fatores ambientais como privação socioeconômica e exposição a estresses precoces podem intensificar os déficits cognitivos e comportamentais, tornando o tratamento do TDAH um desafio que exige abordagens multidisciplinares. O avanço na compreensão do TDAH exige uma abordagem cada vez mais personalizada, combinando medicação, terapias comportamentais, suporte ambiental e estratégias inovadoras que possam melhorar a qualidade de vida dos indivíduos com esse transtorno.

Marjorie Jasper

MARJORIE JASPER

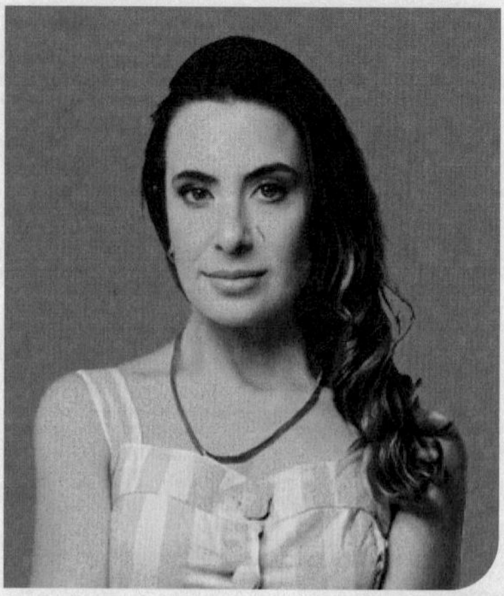

É psicóloga e neuropsicóloga, com ampla experiência em avaliação neuropsicológica e especializações em Terapia Cognitivo-Comportamental (TCC), ABA, Altas Habilidades e Superdotação, Acupuntura e Medicina Tradicional Chinesa (MTC). Como criadora do Método Jasper, seu trabalho é voltado ao desenvolvimento infantil, promovendo o fortalecimento de habilidades sociais, vínculos afetivos e o manejo emocional. Atua como Diretora Técnica da Clínica Humannity, em Santa Catarina, onde lidera equipes especializadas no diagnóstico e na intervenção para crianças com TEA, TDAH e transtornos de aprendizagem. Além da atuação clínica, é autora e coordenadora editorial de obras sobre neurodesenvolvimento pela editora Literare Books International e ministra formação continuada em Neurociências por meio do Neurociência Método Jasper. Sua missão é contribuir para o avanço do conhecimento e das práticas terapêuticas, oferecendo suporte a profissionais e famílias no cuidado e desenvolvimento de crianças.

Contatos: saudementalhumannity@gmail.com
Instagram: @marjorie_jasper
49 3224 5065

Introdução ao TDAH e à cognição

O transtorno do déficit de atenção com hiperatividade (TDAH) é uma condição neurobiológica complexa que afeta milhões de pessoas em todo o mundo. Caracterizado por padrões persistentes de desatenção, hiperatividade e impulsividade, o transtorno impacta diversos aspectos da vida do indivíduo. Embora muitas vezes seja associado apenas ao contexto acadêmico, os efeitos do TDAH vão além das dificuldades escolares, influenciando significativamente o desenvolvimento cognitivo, a regulação emocional e a qualidade das relações interpessoais (APA, 2023).

Estudos avançados em Neurociência demonstram que o TDAH está relacionado a um desequilíbrio nos sistemas dopaminérgico e noradrenérgico, afetando áreas do cérebro responsáveis pela atenção, pelo controle inibitório e pelo processamento de recompensas. O córtex pré-frontal, uma das estruturas mais impactadas, é essencial para a regulação das funções executivas, como planejamento, organização e autorregulação emocional. Quando há um déficit na atividade dessa região, observa-se uma dificuldade em manter a atenção por períodos prolongados, em resistir a distrações e em controlar impulsos, o que pode levar a comportamentos desorganizados e a dificuldades na tomada de decisões (Castellanos & Tannock, 2002; Barkley, 2015).

Além disso, os circuitos de recompensa no cérebro de indivíduos com TDAH apresentam um funcionamento alterado. A dopamina, neurotransmissor essencial para a sensação de prazer e motivação, não é liberada ou utilizada de maneira eficiente. Isso faz com que pessoas com TDAH tenham dificuldade em persistir em atividades que não proporcionam uma gratificação imediata. Como resultado, tarefas repetitivas ou de longo prazo são frequentemente abandonadas antes da conclusão, o que pode gerar frustrações tanto para o indivíduo quanto para aqueles ao seu redor.

Diante dessas dificuldades, o entendimento do impacto do TDAH no processamento cognitivo é essencial para o desenvolvimento de abordagens terapêuticas eficazes. Além do uso de estratégias tradicionais, como treinamento cognitivo e técnicas comportamentais, novas abordagens vêm sendo exploradas. A acupuntura aplicada ao neurodesenvolvimento, por exemplo, tem sido investigada como uma alternativa para estimular a neuroplasticidade e modular os circuitos cerebrais envolvidos no controle da impulsividade e da atenção. Estudos em medicinas integrativas sugerem que a neuroacupuntura pode auxiliar na regulação da atividade cerebral, promovendo melhorias na capacidade de foco e no equilíbrio emocional de indivíduos com TDAH.

Assim, ao aprofundar a compreensão sobre o funcionamento cognitivo no TDAH, torna-se possível desenvolver estratégias mais personalizadas e eficazes para melhorar a qualidade de vida desses indivíduos.

Bases neurobiológicas do TDAH e impacto na cognição

A neurociência moderna tem demonstrado, por meio de avanços em neuroimagem e estudos longitudinais, que o TDAH não pode ser reduzido a um mero transtorno comportamental. Ele é, na realidade, um transtorno do neurodesenvolvimento, com alterações estruturais e funcionais evidentes que impactam diretamente as funções executivas, o controle inibitório e a regulação da atenção. Essas alterações, muitas vezes observadas desde a infância, persistem ao longo da vida, influenciando o desempenho acadêmico e profissional, e também as relações interpessoais e o bem-estar emocional do indivíduo.

Alterações estruturais e funcionais no cérebro de indivíduos com TDAH

Os estudos em neuroimagem estrutural e funcional permitiram mapear uma série de diferenças cerebrais em indivíduos com TDAH quando comparados a controles neurotípicos. Entre os achados mais relevantes, destacam-se:

- **Redução do volume do córtex pré-frontal**: essa área é crucial para o controle da atenção, a inibição de respostas impulsivas e a capacidade de planejamento. Pesquisas de Shaw *et al.* (2007) demonstram que crianças e adultos com TDAH apresentam uma redução significativa do volume cortical, especialmente no córtex pré-frontal dorsolateral e ventromedial. Essa redução compromete diretamente a regulação da atenção sustentada, o planejamento de tarefas e a resistência a distrações externas.

- **Hipoatividade nos gânglios da base e no estriado**: essas estruturas subcorticais desempenham um papel central na modulação do comportamento e no processamento de recompensas. Segundo Castellanos e Proal (2012), indivíduos com TDAH apresentam uma atividade reduzida nessas regiões, o que pode explicar a dificuldade em manter a motivação para tarefas de longo prazo e o aumento da impulsividade, uma vez que há um menor controle inibitório sobre ações impulsivas.
- **Menor disponibilidade de dopamina no núcleo accumbens**: a dopamina é um neurotransmissor essencial para a motivação, o aprendizado e a regulação do comportamento. Estudos conduzidos por Volkow *et al.* (2009) indicam que indivíduos com TDAH possuem uma menor disponibilidade desse neurotransmissor no núcleo accumbens, uma região fundamental do sistema de recompensa do cérebro. Isso leva a uma busca incessante por estímulos imediatos, pois o cérebro deles não experimenta a mesma sensação de satisfação ao concluir uma tarefa de longo prazo, tornando atividades repetitivas ou menos estimulantes extremamente desafiadoras.

Essas alterações estruturais e químicas explicam muitos dos sintomas observados no TDAH, desde a dificuldade em manter a atenção até o comportamento impulsivo e a necessidade de estímulos constantes.

Fatores ambientais e o impacto no desenvolvimento cognitivo

Contudo, embora as bases neurobiológicas do TDAH sejam amplamente reconhecidas, há um consenso crescente sobre o papel dos fatores ambientais na modulação da gravidade do transtorno. Estudos conduzidos no Brasil por Couto, Melo-Junior e Gomes (2010) e Rohde e Halpern (2004) destacam que variáveis como privação socioeconômica, exposição ao estresse precoce, ambiente familiar desorganizado e negligência parental podem exacerbar déficits cognitivos e emocionais em crianças e adolescentes com TDAH.

Por exemplo, crianças expostas a ambientes com alta carga de estresse tendem a desenvolver um sistema de alerta constante, levando a uma maior reatividade emocional e a dificuldades na autorregulação. Além disso, a insegurança alimentar, a falta de acesso a estímulos educacionais adequados e a ausência de suporte emocional podem potencializar os déficits na memória de trabalho e no controle da impulsividade, agravando o quadro clínico do TDAH.

Esse cenário reforça a importância de uma abordagem multifatorial no tratamento do TDAH, para além da medicação e da terapia convencional, incluindo estratégias voltadas para o suporte socioemocional e o fortalecimento das funções cognitivas por meio de intervenções educacionais e comportamentais.

Funções executivas e processamento de informações no TDAH

As funções executivas, um conjunto de habilidades cognitivas complexas mediadas pelo córtex pré-frontal, são fundamentais para organização, planejamento, memória de trabalho, controle inibitório e tomada de decisões (Diamond, 2013). Essas funções são essenciais para a regulação do comportamento e o gerenciamento de tarefas do dia a dia. Em indivíduos com TDAH, há um comprometimento significativo nessas habilidades, impactando diretamente seu desempenho acadêmico, social e profissional.

A literatura científica demonstra que déficits nas funções executivas são um dos principais marcadores neuropsicológicos do TDAH. Estudos neurocientíficos apontam para alterações estruturais e funcionais no córtex pré-frontal e em suas conexões com outras regiões cerebrais, resultando em dificuldades em regular a atenção, modular impulsos e lidar com desafios cognitivos complexos.

Entre as principais manifestações desses déficits, destacam-se:

- **Dificuldade em manter a atenção e concentração em tarefas prolongadas**: indivíduos com TDAH frequentemente apresentam dificuldades em sustentar o foco em tarefas que exigem esforço cognitivo contínuo, especialmente se não forem imediatamente recompensadoras. Segundo Barkley (2012), essa dificuldade não está apenas na capacidade de prestar atenção, mas na autorregulação da atenção, ou seja, na habilidade de inibir distrações internas e externas e manter a concentração de forma voluntária. Esse comprometimento pode prejudicar o desempenho acadêmico e profissional, dificultando o cumprimento de prazos e a realização de atividades que demandam planejamento e persistência.
- **Impulsividade elevada, levando a respostas precipitadas e erros frequentes**: a impulsividade é uma das características mais marcantes do TDAH, levando indivíduos a agir antes de pensar, interromper conversas, tomar decisões sem avaliar as consequências e cometer erros frequentes em tarefas que exigem precisão (Nigg, 2017). Esse comportamento impulsivo pode prejudicar as relações interpessoais e aumentar a vulnerabilidade a situações de risco. Em crianças, essa

impulsividade muitas vezes se manifesta por meio de dificuldades em seguir regras e respeitar turnos, enquanto em adultos pode levar a problemas financeiros, dificuldades no ambiente de trabalho e maior propensão a comportamentos impulsivos, como compras excessivas ou envolvimento em atividades perigosas.

- **Desafios na regulação emocional, dificultando a adaptação às mudanças**: embora o transtorno da desregulação emocional não seja um critério diagnóstico central para o TDAH, estudos como o de Shaw *et al.* (2014) apontam que muitos indivíduos com o transtorno apresentam dificuldades significativas nesse aspecto. A dificuldade em modular emoções pode levar a reações desproporcionais a frustrações e mudanças inesperadas, contribuindo para quadros de irritabilidade, ansiedade e instabilidade emocional. Isso impacta diretamente a qualidade das relações interpessoais e pode aumentar a vulnerabilidade a transtornos emocionais, como ansiedade e depressão.

Impacto do TDAH no processamento de informações e na alternância de foco

No Brasil, pesquisas realizadas por Andrade e Flores-Mendoza (2010) destacam que crianças com TDAH apresentam menor velocidade de processamento de informações, o que significa que precisam de mais tempo para compreender e responder a estímulos do ambiente. Essa característica pode gerar dificuldades em situações que exigem raciocínio rápido, como testes escolares cronometrados ou interações sociais dinâmicas.

Além disso, há uma dificuldade significativa na alternância do foco de atenção entre diferentes estímulos. O cérebro de um indivíduo com TDAH tem dificuldade em gerenciar múltiplas fontes de informação ao mesmo tempo, o que pode comprometer atividades do cotidiano, como seguir instruções detalhadas, resolver problemas que exigem mudança de estratégia ou lidar com ambientes de trabalho dinâmicos. Em contextos acadêmicos, por exemplo, essa dificuldade pode ser observada quando a criança precisa alternar entre escutar o professor, anotar informações e acompanhar a leitura de um texto.

Os desafios no processamento de informações também afetam a memória de trabalho, que é responsável por armazenar e manipular informações temporárias para a realização de tarefas complexas. A baixa eficiência nesse sistema pode levar a dificuldades na resolução de problemas matemáticos, na construção de textos escritos e na organização de ideias em tarefas que exigem planejamento.

Implicações práticas e estratégias de intervenção

Compreender como os déficits nas funções executivas impactam o dia a dia dos indivíduos com TDAH é essencial para o desenvolvimento de estratégias eficazes de intervenção. Algumas abordagens que podem auxiliar na mitigação dessas dificuldades incluem:

- **Uso de ferramentas visuais para organização**: agendas, *planners*, checklists e aplicativos de gerenciamento de tempo podem ajudar na organização de tarefas e no cumprimento de prazos.
- **Divisão de tarefas em pequenas etapas**: reduzir tarefas complexas em partes menores e definir metas intermediárias facilita a concentração e reduz a sobrecarga cognitiva.
- **Técnicas de reforço positivo**: recompensas imediatas para a conclusão de tarefas podem ajudar a manter a motivação e reduzir a busca por estímulos externos.
- **Exercícios de regulação emocional**: estratégias como mindfulness, respiração diafragmática e reestruturação cognitiva podem auxiliar na modulação emocional e no controle da impulsividade.
- **Apoio psicopedagógico e adaptações no ambiente escolar e de trabalho**: modificações, como tempo adicional para provas e um ambiente com menos estímulos distrativos, podem contribuir para um melhor desempenho acadêmico e profissional.

As funções executivas desempenham um papel central na regulação do comportamento e no processamento cognitivo, e seus déficits são um dos principais desafios enfrentados por indivíduos com TDAH. A dificuldade em sustentar a atenção, controlar impulsos, regular emoções e alternar o foco entre estímulos impacta diretamente o desempenho acadêmico, profissional e social, tornando essencial o desenvolvimento de estratégias de suporte e intervenção personalizadas.

Estudos brasileiros e internacionais reforçam a necessidade de abordagens que combinem terapia cognitivo-comportamental, intervenções neuropsicológicas e adaptações ambientais para minimizar os impactos das disfunções executivas e proporcionar uma melhor qualidade de vida para indivíduos com TDAH.

TDAH e dificuldades específicas de aprendizagem

Embora o TDAH não seja classificado como um transtorno específico de aprendizagem, sua influência no desempenho acadêmico é amplamente documentada. Os desafios enfrentados por indivíduos com TDAH não se limitam à capacidade de atenção sustentada, mas envolvem dificuldades em processamento cognitivo, organização da informação e regulação emocional, fatores que afetam diretamente habilidades fundamentais como leitura, escrita e matemática.

Estudos indicam que estudantes com TDAH apresentam maior probabilidade de desenvolver déficits acadêmicos devido à inconstância no desempenho, dificuldades de planejamento e maior suscetibilidade a distrações. O impacto dessas dificuldades se reflete na baixa retenção do conteúdo, problemas na execução de tarefas complexas e na necessidade de maior suporte pedagógico.

Os principais déficits cognitivos e seu impacto acadêmico são:

1. Déficits de leitura e compreensão de textos

A leitura envolve uma interação complexa entre atenção, memória de trabalho e processamento da linguagem. Indivíduos com TDAH frequentemente apresentam dificuldades na manutenção da atenção ao longo de textos extensos, o que prejudica a compreensão global do material. Segundo Branum-Martin, Fletcher e Stuebing (2013), essas dificuldades ocorrem porque a atenção dividida e a memória operacional reduzida dificultam a retenção de informações e a conexão entre diferentes partes do texto.

Além disso, a tendência a pular palavras ou frases, bem como a dificuldade em organizar as ideias de forma hierárquica, compromete a interpretação de conceitos mais complexos. Isso pode levar a um baixo desempenho em provas dissertativas, dificuldades na resolução de questões interpretativas e maior tempo para concluir leituras exigidas no currículo escolar.

2. Dificuldades na escrita

A escrita é uma habilidade multifacetada que demanda a integração de diversas funções executivas, como planejamento, sequenciamento, revisão e controle inibitório. Em indivíduos com TDAH, a escrita tende a ser desorganizada, fragmentada e com maior número de erros gramaticais e ortográficos.

Segundo Berninger *et al.* (2017), essas dificuldades decorrem da incapacidade de revisar e estruturar adequadamente as informações, além da impulsividade na escrita, que resulta em textos pouco coesos e repletos de inconsistências. Além disso, a dificuldade em manter o foco ao longo da produção textual pode fazer com que o estudante se perca no desenvolvimento das ideias, omitindo informações relevantes ou repetindo conteúdos.

Esse déficit pode afetar a produção de redações, a formulação de respostas discursivas e até mesmo a organização de anotações durante as aulas, impactando significativamente a retenção do conteúdo e o desempenho acadêmico.

3. Déficits na matemática

A matemática exige raciocínio lógico, memória de trabalho eficiente e a capacidade de acompanhar sequências de passos, habilidades que frequentemente estão comprometidas em indivíduos com TDAH. Segundo Konold *et al.* (2017), crianças e adolescentes com TDAH tendem a apresentar dificuldades na resolução de problemas matemáticos, especialmente os que exigem atenção a múltiplas informações simultaneamente. Outros déficits mais comuns incluem:

- Dificuldade em manter o foco em operações sequenciais, levando a erros de cálculo por distração.
- Comprometimento da memória de trabalho, dificultando a retenção de etapas intermediárias em problemas mais longos.
- Maior dificuldade na compreensão de problemas matemáticos contextualizados, devido à desatenção aos detalhes e à impulsividade na resposta.

Como resultado, estudantes com TDAH podem desenvolver aversão à matemática devido às dificuldades acumuladas, o que pode comprometer o aprendizado progressivo dessa disciplina.

Estratégias pedagógicas baseadas na neurociência

Diante dessas dificuldades, intervenções pedagógicas fundamentadas em princípios neurocientíficos têm se mostrado altamente eficazes para minimizar os impactos do TDAH no desempenho acadêmico. Algumas das abordagens mais recomendadas incluem:

- **Ensino multimodal**: estudos indicam que o uso de diferentes canais sensoriais (visual, auditivo e cinestésico) favorece a aprendizagem de indivíduos com TDAH. Segundo Gathercole e Alloway (2008), estratégias como o uso de mapas mentais, vídeos educativos e exercícios práticos ajudam a compensar déficits na memória de trabalho e promovem maior engajamento na aprendizagem.
- **Uso de tecnologia assistiva**: ferramentas, como softwares de leitura de textos, aplicativos organizacionais e calculadoras interativas, podem auxiliar no gerenciamento das dificuldades acadêmicas, permitindo que o estudante foque no conteúdo sem ser prejudicado por déficits de atenção ou organização.

- **Adaptação do ambiente escolar**: algumas estratégias, como redução de estímulos distrativos na sala de aula, tempo extra para provas e avaliações diferenciadas, podem proporcionar um ambiente mais adequado para o aprendizado do aluno com TDAH.
- **Técnicas de reforço positivo e autogerenciamento**: incentivar metas curtas e recompensas imediatas pode ajudar a manter a motivação dos alunos com TDAH, facilitando a conclusão de tarefas mais longas. Além disso, o treinamento da autorregulação emocional e cognitiva pode ajudar os alunos a desenvolver estratégias próprias para superar desafios acadêmicos.

Embora o TDAH não seja um transtorno de aprendizagem em si, ele impacta significativamente habilidades fundamentais para o desempenho acadêmico. A desatenção, a impulsividade e as dificuldades nas funções executivas dificultam a organização das informações e a retenção do conhecimento, levando a desafios persistentes no ambiente escolar.

No entanto, a implementação de estratégias pedagógicas baseadas na neurociência pode mitigar esses impactos, proporcionando um ambiente de aprendizagem mais acessível e eficaz para esses alunos. O uso de abordagens multimodais, tecnologia assistiva e adaptações metodológicas tem se mostrado eficaz para potencializar o aprendizado e reduzir as dificuldades acadêmicas em indivíduos com TDAH.

A chave para o sucesso educacional de estudantes com TDAH reside em uma abordagem personalizada, flexível e baseada em evidências científicas, garantindo que os alunos possam desenvolver plenamente suas habilidades e alcançar seu potencial acadêmico e profissional.

Estratégias para melhorar o processamento de informações no TDAH

O Método Jasper Brasil representa uma abordagem inovadora fundamentada na neuroplasticidade e na adaptação ambiental para a promoção do desempenho cognitivo. A proposta se baseia na organização de rotinas estruturadas, uso de estratégias visuais, modulação sensorial, otimização do ambiente de estudo e treinamento cognitivo, visando potencializar a autorregulação, a atenção sustentada e o desenvolvimento das funções executivas.

1. Rotinas estruturadas e flexíveis: o equilíbrio entre previsibilidade e adaptação

Manter uma rotina estruturada, mas ao mesmo tempo flexível, contribui significativamente para a redução do estresse e da sobrecarga sensorial, fatores que impactam diretamente a cognição e o desempenho diário. A previsibilidade proporciona segurança, ajudando na organização interna e na estabilidade emocional.

O registro diário de emoções pelo Método Jasper, por exemplo, é uma estratégia que auxilia na autorregulação emocional, permitindo que a pessoa identifique padrões emocionais recorrentes e desenvolva formas adaptativas de lidar com desafios. Além disso, cronogramas visuais, timers e alarmes são ferramentas essenciais para garantir transições suaves entre atividades, minimizando frustrações e melhorando a produtividade.

2. Uso de estratégias visuais para facilitar o aprendizado e a organização

Materiais visuais desempenham um papel crucial na retenção de informações e na estruturação do pensamento. Indivíduos com dificuldades de planejamento e memória de trabalho se beneficiam de recursos como checklists, organizadores gráficos, quadros de rotina e fluxogramas, que tornam conceitos abstratos mais concretos e de fácil compreensão.

Por exemplo, mapas mentais auxiliam na organização de ideias, agendas ilustradas proporcionam uma visão clara das atividades diárias e pictogramas facilitam a execução de tarefas sequenciais. Essas ferramentas reforçam a autonomia e reduzem a sobrecarga cognitiva, tornando o processo de aprendizagem mais intuitivo.

3. Modulação sensorial e estímulos motores para regulação cognitiva

A modulação sensorial é essencial para promover o equilíbrio neurofisiológico e a regulação emocional. O Método Jasper incorpora práticas que estimulam diferentes vias sensoriais, favorecendo o desenvolvimento cognitivo e motor.

Atividades como trilhas sensoriais, caixas táteis, brincadeiras com massinhas terapêuticas e pintura com os pés e as mãos ajudam a modular os estímulos sensoriais e a desenvolver a percepção corporal. Além disso, o uso de balanços, trampolins e redes suspensas contribui para a regulação do sistema vestibular, enquanto práticas ao ar livre, como jardinagem e caminhadas em terrenos variados, estimulam a propriocepção e fortalecem a conexão entre corpo e mente.

4. Organização do ambiente de estudo para maximizar a concentração

A forma como o ambiente de estudo é estruturado exerce um impacto direto na capacidade de foco e na eficiência cognitiva. Para evitar distrações e promover um ambiente favorável à aprendizagem, o Método Jasper enfatiza estratégias como:

- Iluminação adequada para evitar fadiga ocular e melhorar a percepção visual.
- Minimização de ruídos externos, com o auxílio de fones com ruído branco ou isolamento acústico.
- Disposição ergonômica dos materiais de estudo, garantindo uma postura confortável e favorecendo a permanência na atividade.
- Separação de áreas de estudo, distinguindo espaços para leitura, escrita e resolução de problemas, criando associações espaciais com diferentes tipos de tarefas.
- Pausas programadas para evitar fadiga cognitiva e permitir a reorganização mental antes de iniciar uma nova tarefa.

5. Treinamento cognitivo baseado em jogos interativos

Os jogos desempenham um papel essencial no desenvolvimento das funções executivas, pois estimulam a memória de trabalho, o raciocínio lógico, a flexibilidade cognitiva e o controle inibitório. O Método Jasper propõe o uso de atividades lúdicas para aprimorar habilidades cognitivas de forma envolvente e prazerosa.

Entre os recursos utilizados, destacam-se:

- Jogos de tabuleiro estratégicos, que exigem planejamento e resolução de problemas.
- Aplicativos de estimulação cognitiva, que trabalham a memória operacional e a velocidade de processamento.
- Quebra-cabeças e desafios matemáticos, que estimulam a organização do pensamento e a lógica sequencial.
- Jogos de atenção seletiva e exercícios de planejamento por etapas, que auxiliam na autorregulação e na organização mental.

Ao integrar esses elementos, o Método Jasper Brasil fortalece a cognição, melhora o desempenho acadêmico e favorece o desenvolvimento emocional e comportamental, proporcionando maior autonomia e qualidade de vida para os indivíduos.

Neuroplasticidade e TDAH: oportunidades para intervenção

A neuroplasticidade, capacidade do cérebro de modificar suas conexões e reorganizar circuitos neurais ao longo da vida, tem sido um dos grandes focos de estudo no tratamento do TDAH. A compreensão de que o cérebro pode ser treinado e estimulado para melhorar funções cognitivas abre espaço para abordagens inovadoras e integrativas.

Entre as estratégias baseadas na neuroplasticidade, destaca-se o Método Jasper Brasil, uma abordagem interdisciplinar que integra técnicas de estimulação cognitiva, autorregulação emocional e adaptação ambiental para promover melhorias na atenção, memória de trabalho e controle inibitório. Propõem estratégias personalizadas, adaptadas às necessidades individuais de cada paciente, permitindo que o manejo do TDAH vá além dos medicamentos e envolva intervenções ambientais, terapias comportamentais e técnicas de modulação neurofisiológica.

TDAH e autorregulação emocional: desafios e estratégias

A autorregulação emocional é uma das maiores dificuldades enfrentadas por indivíduos com TDAH. A dificuldade em modular emoções pode levar a reações intensas e desproporcionais a pequenas frustrações, além de impulsividade em tomadas de decisão. Tal falta de controle emocional pode comprometer relações sociais, desempenho acadêmico e profissional, além de aumentar o risco para transtornos psiquiátricos associados, como ansiedade e depressão.

Estudos indicam que técnicas voltadas para a modulação da resposta emocional, como o uso de registros de emoções, exercícios de mindfulness e treinamento em habilidades sociais, são eficazes na redução da reatividade emocional e no fortalecimento da flexibilidade cognitiva.

A implementação de estratégias de regulação emocional pode incluir:

- Diários de emoções, para identificar padrões comportamentais e gatilhos emocionais.
- Técnicas de respiração e relaxamento, auxiliando no controle da impulsividade emocional.
- Treinamento em habilidades sociais, promovendo interações mais assertivas e adaptativas.
- Modelos de reforço positivo, incentivando respostas emocionais mais equilibradas.

Com um suporte interdisciplinar adequado, essas técnicas podem ajudar a desenvolver maior resiliência emocional e melhorar a qualidade de vida dos indivíduos com TDAH.

Adaptação social e TDAH: como minimizar os desafios

A adaptação social também pode ser desafiadora para indivíduos com TDAH, uma vez que dificuldades no controle da atenção e impulsividade podem afetar as relações interpessoais. Muitas crianças e adolescentes com TDAH relatam dificuldades em compreender normas sociais, manter amizades e lidar com regras em ambientes estruturados. Na vida adulta, o impacto pode se estender para o ambiente profissional, pois a desorganização e a dificuldade em cumprir prazos podem levar a desafios na progressão de carreira.

A criação de rotinas estruturadas, o uso de checklists e organizadores visuais, além da introdução de pausas programadas para evitar sobrecarga cognitiva, são estratégias que podem auxiliar na adaptação ao ambiente acadêmico e profissional. No contexto social, a prática de habilidades de escuta ativa, treinamento de empatia e controle da impulsividade verbal são essenciais para favorecer uma interação mais fluida e positiva com outras pessoas.

A evolução da ciência e novas perspectivas para o TDAH

A ciência continua a evoluir e, com ela, novas oportunidades surgem para transformar a forma como compreendemos e tratamos o TDAH. O avanço dos estudos sobre estimulação cerebral, neurofeedback e inteligência artificial aplicada à cognição abre portas para terapias ainda mais eficazes e personalizadas.

Com o aumento da compreensão sobre os mecanismos neurobiológicos do transtorno, as estratégias de intervenção tornam-se mais precisas, permitindo uma abordagem que respeita a singularidade de cada indivíduo.

O futuro do tratamento do TDAH está na integração de múltiplas abordagens, combinando o conhecimento neurocientífico com práticas terapêuticas inovadoras e suporte ambiental adequado. Dessa forma, é possível proporcionar mais autonomia, qualidade de vida e melhores oportunidades de desenvolvimento para os indivíduos afetados pelo transtorno.

Considerações finais

O transtorno do déficit de atenção com hiperatividade (TDAH) afeta não apenas a cognição e a aprendizagem, mas também a autorregulação emocional e a adaptação social, tornando-se um dos transtornos do neurodesenvolvimento mais estudados na atualidade. A neurociência tem avançado significativamente no entendimento dos mecanismos cerebrais subjacentes ao TDAH, permitindo a criação de intervenções eficazes que vão além da farmacoterapia convencional e buscam por estratégias adaptativas para minimizar os impactos do transtorno no dia a dia.

Indivíduos com TDAH enfrentam desafios que vão muito além da simples dificuldade em manter a atenção. A impulsividade emocional, a dificuldade em lidar com frustrações e a tendência à desorganização são características que impactam não apenas a vida acadêmica e profissional, mas também os relacionamentos interpessoais. Esses fatores tornam essencial o desenvolvimento de abordagens neurocientíficas personalizadas que auxiliem na modulação cognitiva e emocional.

Referências

AMERICAN PSYCHIATRIC ASSOCIATION (APA). *Manual diagnóstico e estatístico de transtornos mentais*: DSM-5-TR. Porto Alegre: Artmed, 2023.

ANDRADE, A. C.; FLORES-MENDOZA, C. Transtorno do déficit de atenção/hiperatividade: o que nos informa a investigação dimensional? *Estudos de Psicologia*, v. 15, n. 1, p. 17–24, 2010. DOI: 10.1590/S1413-294X2010000100003

BARKLEY, R. A. *Executive functions*: what they are, how they work, and why they evolved. Nova Iorque, Nova Iorque: Guilford Press, 2012.

BARKLEY, R. A. *Attention-deficit hyperactivity disorder*: a handbook for diagnosis and treatment. 4. ed. Nova Iorque: Guilford Press, 2015.

BERNINGER, V. *et al.* Relationships of attention and executive functions to oral language, reading, and writing skills and systems in middle childhood and early adolescence. *Journal of Learning Disabilities*, Austin, v. 50, n. 4, p. 434 - 449, jul. de 2017. DOI: 10.1177/0022219415617167.

BRANUM-MARTIN, L; FLETCHER, J; STUEBING, K. Classification and identification of reading and math disabilities: the special case of comorbidity. *Journal of Learning Disabilities*, v. 46, n. 6, p. 490 - 499, dec. de 2013. DOI: 10.1177/0022219412468767.

BROWN, T. E. *A new understanding of ADHD in children and adults*: executive function impairments. Nova Iorque: Routledge, 2013.

CASTELLANOS, F. X.; PROAL, E. *Sistemas cerebrais em larga escala no TDAH*: além do modelo pré-frontal-estriatal. *Trends in Cognitive Sciences*, v. 16, n. 1, p. 17-26, 2012.

CASTELLANOS, F. X.; TANNOCK, R. *Neuroscience of attention-deficit/hyperactivity disorder*: the search for endophenotypes. *Nature Reviews Neuroscience*, v. 3, n. 8, p. 617-628, 2002.

COUTO, T; MELO-JUNIOR, M; GOMES, C. Aspectos neurobiológicos do transtorno do déficit de atenção e hiperatividade (TDAH): uma revisão. *Ciências & Cognição*, v. 15, n. 1, p. 241-251, abr. de 2010.

DIAMOND, A. Executive functions. *Annual Review of Psychology*, v. 64, p. 135-168, 2013.

DU PAUL, G. J.; STONER, G. *ADHD in the schools*: assessment and intervention strategies. 3. ed. Nova Iorque: Guilford Press, 2014.

GATHERCOLE, S; ALLOWAY, T. *Working memory and learning*: a practical guide for teachers. 1. ed. California: SAGE Publications Ltd, 2008.

KONOLD, T. R. *et al.* Desempenho em matemática em crianças com TDAH: perspectivas cognitivas e neuropsicológicas. *Journal of Educational Psychology*, v. 109, n. 5, p. 745-760, 2017.

NIGG, J. T. *Getting ahead of ADHD*: what the next-generation science says about treatment that work-and how you can make them work for your child. Nova Iorque: Guilford Press, 2017.

ROHDE, L. A.; HALPERN, R. Transtorno de déficit de atenção/hiperatividade: atualização. *Jornal de Pediatria*, v. 80, n. 2, 2004. DOI: 10.1590/S0021-75572004000300009.

SHAW, P. *et al.* Attention-deficit/hyperactivity disorder is characterized by a delay in cortical maturation. *Proceedings of the National Academy of Sciences*, v. 104, n. 49, p. 19649-19654, 2007.

SHAW, P. *et al.* Emotion dysregulation in attention deficit hyperactivity disorder. *American Journal of Psychiatry*, v. 171, n. 3, p. 276-293, 2014.

VOLKOW, N. D. *et al.* Evaluating dopamine reward pathway in ADHD: clinical implications. *JAMA*, v. 302, n. 10, p. 1084-1091, 2009.

CAPÍTULO 12

TDAH e Análise do Comportamento Aplicada

Relacionando tríade sintomática com inflexibilidades

Indivíduos com transtorno do déficit de atenção com hiperatividade (TDAH) apresentam importantes déficits em comportamentos diversos, dentre eles, a dificuldade em se automonitorar e traçar soluções para problemas. Considerando os prejuízos socioemocionais para essa população, como níveis exacerbados de ansiedade e comportamentos compulsivos e repetitivos, surge a necessidade de programar o ensino de repertório de flexibilidade.

Bruna Scolforo Bernardo

BRUNA SCOLFORO BERNARDO

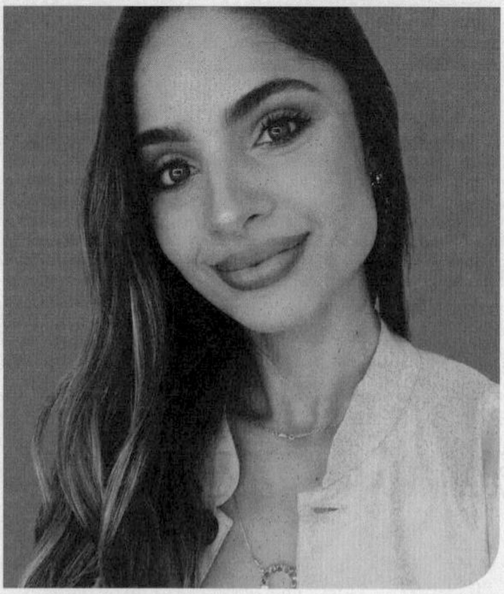

Graduada em Psicologia, pós-graduada em Análise Aplicada do Comportamento e mestranda em Intervenção Psicológica no Desenvolvimento Infantil e na Educação. Psicóloga clínica, é supervisora de psicólogos(as) e orientadora parental. Guiada pela compaixão e o assentimento na prática profissional, atua com práticas baseadas em evidências científicas na busca por qualidade de vida e autonomia dos indivíduos neurodivergentes.

Contatos: brunascolforo@gmail.com
Instagram: @brunascolforo.psi
WhatsApp: 28 99969 3233

Ninguém caminha sem aprender a caminhar, sem aprender a fazer o caminho caminhando, refazendo e retocando o sonho pelo qual se pôs a caminhar.

Freire, 1997, p. 79

Transtorno do déficit de atenção com hiperatividade

O transtorno do déficit de atenção com hiperatividade (TDAH) é um transtorno do desenvolvimento infantil, caracterizado, principalmente, pela tríade sintomática: **desatenção, hiperatividade** e **impulsividade**, manifestando-se de forma combinada ou não nos indivíduos afetados. É de base neurobiológica, com causas genéticas, aparecendo na infância e acompanhando o indivíduo por toda a sua vida (Barkley, 2002), com surgimento dos sintomas antes dos 12 anos, segundo o *DSM-5-TR* (APA, 2023).

O quadro clínico pode variar conforme apresentação do transtorno. Indivíduos com predominância de desatenção têm dificuldade de se ater a detalhes e acompanhar longas instruções. O rendimento escolar costuma ser prejudicado. Organização e planejamento, que requerem concentração, acabam afetados. Já no caso de predominância da hiperatividade, a criança pode falar em excesso, demonstrar inquietude com mãos e pés, andar muito de um lado para outro e não conseguir esperar a sua vez.

Importante ressaltar que TDAH não está necessariamente associado a menor capacidade cognitiva. Ou seja, a criança pode apresentar um desempenho baixo na escola, mas não por limitações em sua capacidade de compressão das coisas, e sim pela combinação de inquietude e desatenção.

Para além dos sintomas popularmente conhecidos, **o TDAH afeta diretamente as funções executivas**, subproduzindo déficits nas áreas de autocontrole, problemas com a manutenção da atenção, controle do impulso e nível de atividade física e mental (Barkley, 2002).

Mota (2014) traz outros pontos – relacionados com a tríade sintomática – que diminuem a qualidade de vida de indivíduos diagnosticados com TDAH, sendo: 1) hiperatividade motora (incapacidade de relaxar, dificuldade para realizar atividades sedentárias por muito tempo); 2) déficit de atenção (incapacidade para se concentrar em uma conversa ou leitura, distraibilidade, constante perda de objetos); 3) labilidade emocional (variação de humor); 4) dificuldades com relações afetivas instáveis; 5) desorganização, incapacidade de completar tarefas, de cumprir o que promete e estabelecer metas; 6) impulsividade (tendência a atuar impulsivamente, como falar antes de pensar, interromper a conversa dos outros, iniciar e terminar relacionamentos, manter comportamentos de risco, como direção imprudente).

Garcia e Rêgo (2020) discorrem que a função executiva é um conjunto de habilidades que permitem a antecipação e o estabelecimento de metas, o esboço de planos e programas, o início das atividades e das operações mentais, a autorregulação e o monitoramento das tarefas, a seleção precisa dos comportamentos e as condutas, a flexibilidade cognitiva e sua organização no tempo e espaço, para se obter resultados eficientes na resolução de problemas.

Travella (2001) apresenta algumas alterações nas funções executivas que se vinculam ao TDAH: 1) focalização e sustentação da atenção; 2) utilização e evocação da memória de trabalho (o indivíduo apresenta dificuldade para se lembrar de responsabilidades e objetivos pessoais); 3) manejo da frustração e modulação do afeto (o indivíduo apresenta baixa autoestima, baixa tolerância à frustração, irritabilidade e hipersensibilidade a críticas); 4) alerta e velocidade de processamento (o indivíduo apresenta sonolência excessiva, cansaço contínuo, falta de motivação); 5) organização, hierarquização e ativação da informação (o indivíduo tem dificuldade para estabelecer prioridades e para se manter em determinadas atividades, trocando-as continuamente, e necessita de maior motivação para iniciar e cumprir atividades no tempo determinado).

Comumente, as alterações do comportamento de indivíduos com TDAH têm seu prejuízo socioemocional diminuído pelos pares ao redor, ocasionando o emprego de termos pejorativos para caracterizar algumas ações, podendo causar no indivíduo com TDAH sofrimento emocional e, consequentemente, "estratégias" para operar no ambiente.

Inflexibilidade'S

De acordo com Yaari e Dissanayake (2021), a inflexibilidade se refere a uma dificuldade em adaptar-se a novas situações ou em mudar de pensamento, ou comportamento, em resposta a mudanças em determinadas circunstâncias, é transdiagnóstica e pode estar associada a vários transtornos, como: TAG, TOC, TEA, TDAH.

São frequentes as colocações errôneas a fim de igualar flexibilidade cognitiva, flexibilidade comportamental e flexibilidade psicológica. Nesta seção, haverá a distinção breve das "flexibilidades", baseada em Yaari e Dissanayake (2021).

- **Flexibilidade cognitiva**: conjunto de processos de comportamentos relacionados à meta e à capacidade de modificar pensamentos e modos de agir frente a demandas contextuais; tem como componente a mudança, não sendo um comportamento, e sim um mecanismo inexplícito.
- **Flexibilidade comportamental**: está associada a contextos governados por regras; componente da mudança; flexibilidade do repertório verbal e linguístico, que muda de acordo com o contexto, primordial para trabalhar a flexibilidade cognitiva, pois é um mecanismo explícito.
- **Flexibilidade psicológica**: mais complexa, não envolve apenas o comportamento explícito ou uma meta específica, é um modo de funcionamento que visa organizar o repertório de habilidades comportamentais e emocionais para diminuir o sofrimento. É definida como a aceitação sem julgamento de todos os eventos psicológicos, mesmo que desconfortáveis, em contato com o momento presente e envolvimento contínuo em comportamentos significativos.

TDAH e inflexibilidades

De acordo com Garcia e Rêgo (2020), o indivíduo com TDAH pode apresentar dificuldade nos

> [...] processos de controle que envolvem a capacidade inibitória, demora no tempo de resposta que possibilite o indivíduo a iniciar, manter, deter e trocar seus processos mentais para o qual deve estabelecer prioridades, organizar-se e pôr em prática uma estratégia. (p. 8)

A partir disso, surgem esquemas comportamentais, nem sempre funcionais, com o intuito de operar no ambiente, o que dificulta sua vivência no dia a dia, inferindo déficits nas habilidades de flexibilidades cognitiva, comportamental e psicológica.

Segundo Petrolini, Jorba e Vicente (2023), comumente, as inflexibilidades apresentam-se em facetas, com o objetivo de: 1) regulação à excitação e atenção; 2) regulação sensorial; 3) regulação emocional; 4) proporcionar sensação de segurança e lidar com mudanças inesperadas; e 5) gerenciar a comunicação e interação social.

Nesta seção, iremos relacionar as facetas das inflexibilidades com a tríade sintomática do TDAH de acordo com Petrolini, Jorba e Vicente (2023). Observa-se que esses indivíduos adotam estratégias comportamentais a fim de suprir as habilidades de flexibilidade, objetivando incluir-se no ambiente, evitando colocações pejorativas e fracassos:

- **Desatenção**: comumente, observamos em contexto clínico indivíduos que emitem comportamentos repetitivos, como esfregar superfícies ou manipular objetos, como ações de apoio às atividades que requerem atenção, como aprender, ler, trabalhar no computador ou lidar com situações sociais (regulação à excitação e atenção).
- **Hiperatividade**: em casos de hiper ou hiporresponsividade sensorial, o objetivo do comportamento repetitivo seria bloquear estímulos, diminuir sua intensidade ou evitá-los (regulação sensorial e gerenciamento da interação social).
- **Impulsividade**: movimentos repetitivos foram frequentemente descritos como uma forma de autoajuda, aliviando a tensão em situações que causam estresse ou superexcitação (regulação emocional e busca por proporcionar uma sensação de segurança).

ABA e intervenções possíveis – TDAH e inflexibilidades

Como apontado por Szabo (2019), as intervenções em análise do comportamento são mais efetivas e capazes de produzir resultados generalizáveis na inflexibilidade apresentada por pessoas, incluindo: melhora na adesão ao tratamento; autopercepção das suas dificuldades e potencialidades; autoestima; uso de estratégias de enfrentamento; e psicoeducação diagnóstica.

Por exemplo, programa de psicoeducação com passos (salienta-se que os passos precisam ser adaptados conforme habilidades e idade do indivíduo):

- **Passo 1**: ensinar o que é inflexibilidade e a relação com o diagnóstico.
- **Passo 2**: discriminar situações de rigidez e de flexibilidade.

- **Passo 3**: discriminar os próprios comportamentos e classificar como rígido e flexível (não colocar como certo ou errado).
- **Passo 4**: avaliar o ajuste entre o comportamento alvo, o ambiente (ou seja, social e físico) e a ocupação (ou seja, as demandas da ocupação, papéis e objetivos pessoais).
- **Passo 5**: ensinar as estratégias de regulação emocional.

Em concordância com Szabo (2019), estudos sobre a aplicação da análise do comportamento aplicada (ABA) no ensino de repertório de flexibilidade têm mostrado eficácia na qualidade de vida de indivíduos com quadro de rigidez, implicando diretamente em um desenvolvimento com menores déficits na interação social, maior qualidade de vida e autonomia.

Em suma, o capítulo teve como objetivo elucidar a contribuição da ABA para a aquisição de flexibilidade no TDAH.

Referências

AMERICAN PSYCHIATRIC ASSOCIATION (APA). *Manual diagnóstico e estatístico de transtornos mentais*: DSM-5-TR. Porto Alegre: Artmed, 2023.

BARKLEY, R. A. *Transtorno de déficit de atenção/hiperatividade (TDAH)*: guia completo para pais, professores e profissionais da saúde. Trad.: L. S. Roizman. Porto Alegre: Artmed, 2002.

COOPER, J. O.; HERON, T. E.; HEWARD, W. L. *Applied behavior analysis*. 3. ed. Londres: Pearson UK, 2020.

FREIRE, P. *Pedagogia da esperança*. Rio de Janeiro: Paz e Terra, 1997.

GARCIA, D. F.; RÊGO, G. G. As funções executivas em alunos com transtorno do TDAH na educação básica. *Revista Científica Multidisciplinar Núcleo do Conhecimento*, ano 5, v. 10, n. 1, p. 24-56, jan. 2020.

MOTA, A. H. Transtorno de déficit de atenção e hiperatividade (TDAH) na vida adulta e funções executivas: uma revisão teórica. *Revista Interfaces da Saúde*, ano 1, n. 1, p. 39-50, jun. 2014.

PETROLINI, V.; JORBA, M.; VICENTE, A. What does it take to be rigid? Reflections on the notion of rigidity in autism. *Frontiers in Psychiatry*, v. 14, 2023.

SZABO, T. G. Acceptance and commitment training for reducing inflexible behaviors in children with autism. *Journal of Contextual Behavioral Science*, v. 12, p. 178-188, 2019.

TRAVELLA, J. Síndrome de atención dispersa, hiperactividad e impulsividad en pacientes adultos (ADHD). *ADHD | Trastorno por déficit de la atención e hiperquinesia*, c2010. Disponível em: https://www.adhd.com.ar/publicaciones4.htm. Acesso em: 24 jun. 2025.

YAARI, M.; DISSANAYAKE, C. Early intervention and restricted, repetitive behaviours and interests. *In*: GAL, E.; YIRMIYA, N. (ed.). *Repetitive and restricted behaviors and interests in autism spectrum disorders*: from neurobiology to behavior, Cham: Springer Nature, 2021, p. 215-233.

CAPÍTULO 13

Conexões interdisciplinares

Psicologia e fonoaudiologia nos desafios da linguagem, aprendizagem e funções executivas no TDAH

O que acontece quando o cérebro tem dificuldades para planejar, organizar e manter o foco? Para quem tem TDAH, esses desafios vão além da atenção, afetando também a linguagem, a regulação emocional e o comportamento. Dificuldades na organização do discurso, na compreensão social e no controle das emoções podem impactar a aprendizagem e as interações diárias. Neste capítulo, exploramos como a interface entre fonoaudiologia e psicologia pode promover estratégias eficazes para o desenvolvimento da comunicação, do autocontrole e da adaptação social, transformando desafios em possibilidades.

Bruna Scolforo Bernardo e Tamiris Akbart

BRUNA SCOLFORO BERNARDO

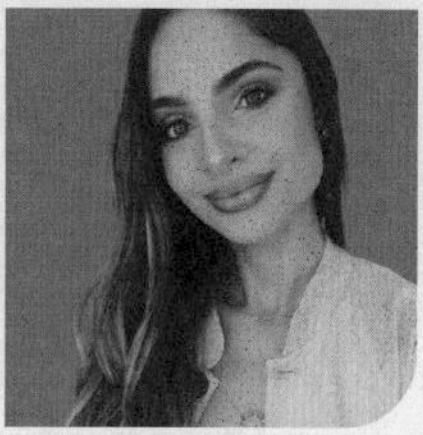

Graduada em Psicologia, pós-graduada em Análise Aplicada do Comportamento e mestranda em Intervenção Psicológica no Desenvolvimento Infantil e na Educação. Psicóloga clínica, é supervisora de psicólogos(as) e orientadora parental. Guiada pela compaixão e o assentimento na prática profissional, atua com práticas baseadas em evidências científicas na busca por qualidade de vida e autonomia dos indivíduos neurodivergentes.

Contatos: brunascolforo@gmail.com
Instagram: @brunascolforo.psi
WhatsApp: 28 99969 3233

TAMIRIS AKBART

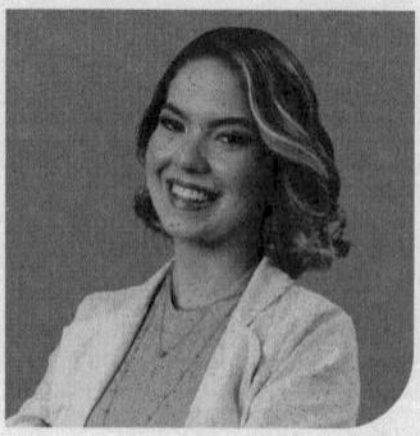

Fonoaudióloga. Mestre em Linguística. Especialista em Linguagem. Pós-graduada em Desenvolvimento Infantil e TEA. Aprimoramento em Apraxia de Fala na Infância – ABRAPRAXIA. Coautora dos livros *Simplificando o autismo* e *Espectro autista feminino*. Certificações internacionais: Método Prompt nível II, DTTC, ResT, Scerts, Jasper Model, ESDM Denver, ImpACT, Teacch, Floortime, CAA (PODD avançado, Core Words, PECS, LAMP). Diretora da Clínica Brincar – Desenvolvimento Infantil (Vitória-ES). Supervisora e orientadora de profissionais e famílias, on-line e presencial.

Contatos: tamirisakbart@gmail.com
Instagram: @fonotamirisakbart
@brincarterapias
WhatsApp: 27 99247 3219

O transtorno do déficit de atenção com hiperatividade (TDAH) se caracteriza pela tríade sintomática: desatenção, hiperatividade e impulsividade, que podem ser observadas já no início da infância. O TDAH afeta diretamente as funções executivas (FE), responsáveis pela regulação de comportamentos sociais e habilidades neurocognitivas, entre elas a linguagem.

Como habilidade cognitiva complexa, a linguagem depende da memória de trabalho, do controle inibitório e da atenção sustentada para ser processada e utilizada de forma eficiente. Assim, déficits nessas funções comprometem desde a aquisição inicial da fala até a organização do discurso, a compreensão textual e a adequação da linguagem a diferentes contextos.

Dificuldades no processamento fonológico impactam a leitura e a escrita, enquanto déficits pragmáticos interferem na comunicação social. Dessa forma, a inter-relação entre disfunções executivas e linguagem no TDAH exige um olhar interdisciplinar para promover intervenções eficazes.

[...] Ou isto ou aquilo: ou isto ou aquilo...
e vivo escolhendo o dia inteiro!

Não sei se brinco, não sei se estudo,
se saio correndo ou fico tranquilo.

Mas não consegui entender ainda

qual é melhor: se é isto ou aquilo.

***Ou isto ou aquilo*, Cecília Meireles, 2002**

Segundo Fuentes *et al.* (2007), as funções executivas envolvem, principalmente: memória operacional, planejamento, solução de problemas, tomada de decisão, controle inibitório, fluência, flexibilidade cognitiva e categorização; habilidades extremamente importantes para o desenvolvimento humano.

Observa-se em indivíduos com quadro de disfunção executiva, dificuldades no processo de tomada de decisão, de modo que passam a tentar solucionar problemas pelo método de tentativa e erro, por exemplo. Apresentam também dificuldades em controlar os impulsos e tornam-se distraídos.

As funções executivas têm papel fundamental na vida do indivíduo à medida que amadurece e passa a lhe ser exigida autonomia para tomar decisões e resolver problemas. Essas funções capacitam o indivíduo para o desempenho de suas ações do dia a dia de forma autônoma, auto-organizada e orientada para objetivos diários, acadêmicos e ocupacionais.

De acordo com Costa *et al.* (2015), nem todos os indivíduos diagnosticados com TDAH vão apresentar as mesmas características no que tange às disfunções executivas: até 70% dos pacientes com TDAH irão apresentar pelo menos uma função executiva com algum nível de prejuízo, e cerca de 30% dos casos apresentam prejuízos em mais de um domínio.

O TDAH é considerado uma questão de saúde pública, de acordo com a *American Psychiatric Association* (APA, 2023), necessitando de atenção de muitas esferas sociais, por ser caracterizado: 1) pela **desatenção**, isto é, pela dificuldade em prestar e manter a atenção por um determinado tempo, em responder corretamente quando algo lhe for solicitado, não conseguir seguir regras impostas, seja pelos pais ou professores, dificuldade em concluir tarefas diárias e de se organizar em determinado assunto ou contexto; 2) pela **hiperatividade** que se caracteriza por movimentos motores repetitivos, como agitação das mãos e pés, não conseguir permanecer em um mesmo local por muito tempo; e 3) pela **impulsividade**, ou seja, a criança oferece respostas precipitadas e tem dificuldade em esperar sua vez.

As características do TDAH podem resultar em uma série de manifestações disfuncionais, impactando diversas áreas do desenvolvimento. Indivíduos com TDAH frequentemente apresentam déficits significativos na linguagem expressiva, na organização do discurso e na adequação social da linguagem (pragmática).

Além disso, podem apresentar falhas em habilidades metafonológicas, como memória operacional fonológica, acesso lexical e consciência fonológica. Esses desafios contribuem para um menor desempenho escolar, maior propensão à rejeição social e altos níveis de conflitos interpessoais. Como consequência, podem enfrentar dificuldades na aquisição de habilidades acadêmicas, baixa autoestima e maior risco de desenvolver transtornos psiquiátricos, aumentando sua vulnerabilidade socioemocional.

Considerando que as funções executivas controlam ações, planejamento, raciocínio flexível, atenção concentrada, inibição comportamental e regulação emocional, implicando na regulação de comportamentos sociais, na capacidade de regular as emoções e estão diretamente ligadas às habilidades cognitivas, indivíduos com TDAH podem apresentar prejuízos nos processos de: 1) inibir uma resposta preponente, ou dominante, a um evento; 2) parar uma resposta em andamento, o que permite o adiamento na decisão; e 3) proteger esse adiamento de eventos externos e respostas concorrentes.

Além disso, observa-se: 1) o déficit de inibição da resposta não permite que os demais processos cognitivos sejam executados; e 2) a dependência a gratificações imediatas e a aversão a longos períodos de espera para obtenção de resposta aumentariam os comportamentos impulsivos, na tentativa de reduzir intervalos de espera entre emissão de resposta e obtenção de gratificação.

O TDAH compromete tanto as funções executivas quanto o processamento da linguagem, impactando múltiplos níveis linguísticos, aumentando o risco da associação diagnóstica de transtorno do desenvolvimento da linguagem (TDL), transtorno do desenvolvimento da coordenação (TDC) e transtornos específicos de leitura e escrita, como, por exemplo, a dislexia, a disortografia e a discalculia.

Estudos indicam que cerca de 35% das crianças com TDAH enfrentam dificuldades pragmáticas, como manter contato visual e compreender pistas sociais (Zambrano-Sánchez *et al.*, 2023). Além disso, aproximadamente 40% apresentam déficits no processamento fonológico, prejudicando a consciência fonológica e, consequentemente, a alfabetização (McGrath *et al.*, 2011).

Essas dificuldades se estendem à morfossintaxe, com a preferência por frases simples e omissão de elementos gramaticais, e à semântica, refletindo-se em vocabulário reduzido e dificuldades na aprendizagem de novas palavras (Pennington & Bishop, 2009). Destacamos que, no âmbito narrativo, crianças com TDAH demonstram dificuldades na organização do discurso e na coerência ao contar histórias, o que afeta tanto a interação social quanto o desempenho acadêmico (Katsarou *et al.*, 2024).

Além disso, déficits na memória operacional fonológica, na atenção sustentada e no controle inibitório impactam a formulação e a compreensão de textos, comprometendo a comunicação e a aprendizagem. E a maturação tardia da linguagem interna (metalinguagem – refletir sobre a própria linguagem em relação a diferentes contextos) nessas crianças prejudica a autorregulação emocional e cognitiva, dificultando a modulação das emoções e a adaptação a diferentes contextos sociais (Barkley, 2004).

Caminhos possíveis: psicologia e fonoaudiologia

Sohlberg e Mateer (1987) elucidam a importância de que o bom funcionamento das funções executivas faz com que uma pessoa lide melhor com o ambiente, tenha melhores habilidades emocionais, morais, sociais e consiga lidar melhor com ambientes em constantes mudanças. Ou seja, ao ajudar as crianças com TDAH a melhorar suas funções executivas e habilidades de linguagem, vários benefícios para a vida são alcançados, pois estas permitem um melhor direcionamento comportamental no alcance de metas, na resolução de problemas imediatos, na inibição de comportamentos inadequados frente a algumas situações, regulação da impulsividade e organização da linguagem.

A inter-relação entre linguagem e funções executivas no TDAH destaca a necessidade de intervenções integradas. Estratégias como o treinamento de habilidades socioemocionais para aprimorar o uso pragmático da linguagem e habilidades de autorregulação, oficinas de contação de histórias para fortalecer a organização narrativa, abordagens focadas no desenvolvimento da consciência fonológica e treinamento parental têm demonstrado eficácia na melhoria das competências linguísticas, emocionais e acadêmicas dessas crianças (Pennington & Bishop, 2009). Assim, uma abordagem interdisciplinar, envolvendo fonoaudiólogos e psicólogos, é essencial para minimizar os impactos das dificuldades linguísticas e executivas e promover um desenvolvimento mais equilibrado.

Quando pensamos em nosso atual sistema de ensino, é necessário que os indivíduos tenham um objetivo, visando alcançar um resultado e realizar mais de uma tarefa ao mesmo tempo. A disfunção executiva, inerente ao TDAH, afeta as atividades com raciocínio flexível, atenção concentrada, inibição comportamental e planejamento, o que já se coloca como um enorme desafio no desenvolvimento dos indivíduos com TDAH.

A literatura aponta que intervenções multidisciplinares, como as propostas por Katsarou *et al.* (2024), podem impactar positivamente crianças com TDAH, promovendo melhor desempenho acadêmico, integração social, regulação emocional e autoestima. Isso ocorre porque a melhora das funções executivas e da linguagem resulta em um direcionamento comportamental mais eficiente, auxiliando na resolução de problemas, inibição de comportamentos inadequados, regulação da impulsividade e organização da linguagem, favorecendo uma comunicação mais eficaz, contribuindo para uma comunicação e interação social mais eficaz melhorando a qualidade de vida dessas crianças ao longo da vida.

O TDAH é um tema amplamente debatido na atualidade, especialmente devido aos seus impactos no contexto educacional. Quando seus sinais e sintomas não são identificados precocemente e de forma adequada, a criança pode enfrentar desafios significativos, incluindo dificuldades no desempenho cognitivo e emocional, além de sofrer preconceitos que afetam sua vivência escolar, familiar e social.

A colaboração entre terapeutas, educadores, médicos e familiares é essencial para estabelecer um suporte contínuo, favorecendo não apenas o sucesso acadêmico, mas também o bem-estar emocional e social da criança. Dessa forma, ao adotar uma abordagem interdisciplinar e holística, é possível promover um impacto positivo e duradouro na qualidade de vida desses indivíduos.

Referências

AMERICAN PSYCHIATRIC ASSOCIATION (APA). *Manual diagnóstico e estatístico de transtornos mentais*: DSM-5-TR. Porto Alegre: Artmed, 2023.

BARKLEY, R. A. *et al.* Young adult follow-up of hyperactive children: antisocial activities and drug use. *Journal of Child Psychology and Psychiatry*, v. 45, n. 2, p. 195-211, 2004.

COSTA, D. S. *et al.* Neuropsicologia do transtorno de déficit de atenção/hiperatividade. *In*: NARDI, A. E.; QUEVEDO, J.; SILVA, A. G. (Org.). *Transtorno do déficit de atenção e hiperatividade*: teoria e clínica. Porto Alegre: Artmed, 2015.

FUENTES, D. *et al. Neuropsicologia*: teoria e prática. Porto Alegre: Artmed, 2007.

KATSAROU, D. V. *et al.* Identifying language development in children with ADHD: differential challenges, interventions, and collaborative strategies. *Children*, v. 11, n. 7, 2024.

MCGRATH, L. M. *et al.* A multiple deficit model of reading disability and attention-deficit/hyperactivity disorder: searching for shared cognitive deficits. *Journal of child psychology and psychiatry, and allied disciplines*, v. 52, n. 5, p. 547-557, 2011. DOI: 10.1111/j.1469-7610.2010.02346.x

MEIRELES, C. *Ou isto ou aquilo*. Ilustrações de Thais Linhares. 6. ed. Rio de Janeiro: Nova Fronteira, 2002.

PENNINGTON, B. F.; BISHOP, D. V. M. Relations among speech, language, and reading disorders. *Annual Review of Psychology*, v. 60, p. 283-306, 2009.

SOHLBERG, M. M.; MATEER, C. A. Effectiveness of an attention-training program. *Journal of Clinical and Experimental Neuropsychology*, v. 9, n. 2, p. 117-130, 1987.

ZAMBRANO-SÁNCHEZ, E. *et al.* Linguistic alterations in children with and without ADHD by clinical subtype evaluated with the BLOC-S-R test. *Investigación en Discapacidad*, v. 9, n. 3, 2023.

para um esquema [illegible] vida [illegible] daquilo que [illegible] de vida.

[illegible] IDAH é um [illegible] [illegible] de [illegible] [illegible] [illegible] [illegible] de [illegible].

[illegible] estudos e intervenções [illegible].

[illegible]

Dessa forma [illegible] [illegible] respeito [illegible] qualidade de vida [illegible].

[illegible]

CAPÍTULO 14

| Telas e TDAH

Neste capítulo serão abordadas as mais modernas teorias da relação entre telas e TDAH e pesquisas com variantes genéticas (SNPs), para identificar as crianças que efetivamente estão expostas a esse risco. Muito mais do que encontrar problemas, novos estudos buscam soluções, e a recente revisão sistemática quantitativa por pesquisadores de Johns Hopkins mostra efeitos positivos na terapia com jogos na intervenção comportamental do TDAH e da depressão.

Everton Souza

EVERTON SOUZA

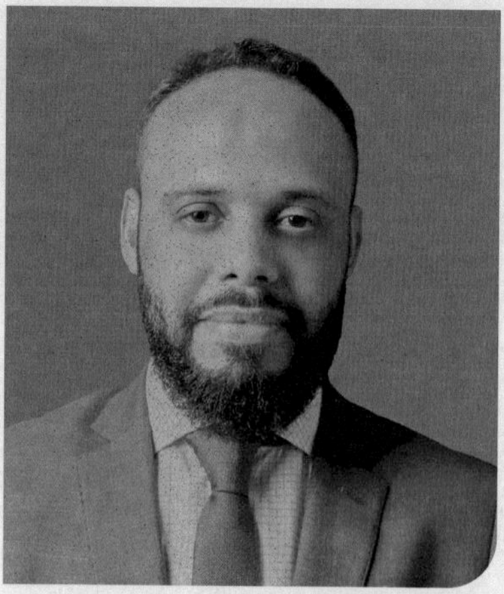

Mediatra, especialista em Tecnologias na Infância. Médico pela Universidade Federal de Juiz de Fora, pesquisa neurociência/neurodesenvolvimento – Publicação Qualis A1. Especialista em neurodesenvolvimento e seus transtornos. Atua como mentor na Certificação Thiago Castro e na Formação TND. Escritor em formação. Intensivista pediátrico no HC-FMUSP. Pai da Valentina.

Contatos: everton.ufjf.med@gmail.com
Instagram: @dr.evertonsouza

Quanto posso deixar minha criança nas telas?

Já nos primeiros dois anos, as crianças ficam mais de 1h por dia nas telas.

Mann *et al.*, 2025

Os prejuízos do uso de telas compõem condição própria denominada *Problematic Interactive Media Use (*PIMU). A codificação no CID existe nos transtornos de jogos eletrônicos (CID 11 6C50.0). Segundo relatório do Common Sense Media (2025), entre os pré-adolescentes o uso de games perfaz 43% a 47% (Mann *et al.*, 2025).

Apesar de crescerem as pesquisas sobre Inteligência Artificial (IA), o debate sobre o assunto será melhor desenvolvido nos capítulos 45 e 46.

Em 2025, meu grupo de pesquisa em neurociência publicou uma revisão crítica sobre as mais recentes evidências no uso de telas na infância – os dois lados da moeda (Souza *et al.*, 2025). Para a Academia Americana de Pediatria (AAP), abaixo de 18 meses de vida, a recomendação é zero telas (AAP, 2023). Acima de 5 anos de idade não existe mais recomendação quanto ao "limite de tempo de telas". Nessa complexa relação, o objetivo é propor o "bem-estar digital".

Qual é a relação entre telas e TDAH?

Telas e atenção

Na atenção os resultados em curto e longo prazo são mistos, além de haver relação bilateral.

Jourdren; Bucaille & Ropars, 2023

Uma interessante revisão sistemática recém-publicada avaliou quase 2 mil crianças entre 2 a 7 anos de idade quanto ao prejuízo mediado pela dinâmica acelerada ("*pacing*") e conteúdo fantasioso dos programas de TV, identificando prejuízos no processamento "*bottom-up*" da atenção (Namazi & Sadeghi, 2024). Outro estudo com pré-escolares de 5 anos de idade avaliou mais de 2,3 mil crianças canadenses, ao aplicar a escala CBCL àquelas que ficaram mais de 2 horas/dia em jogos e celular. O risco de problemas de desatenção aumentou em seis vezes no uso de telas (Tamana *et al.*, 2019).

Telas e impulsividade

As redes sociais pioram a impulsividade no TDAH por até 3 anos. Um a cada quatro usuários de apostas on-line são adolescentes.

Wardle *et al.*, 2024

Em outubro de 2024, a *The Lancet* publicou o levantamento global, mostrando que a maioria dos usuários das plataformas de apostas on-line são adolescentes, quase o dobro em relação aos adultos (Wardle *et al.*, 2024).

Pesquisadores canadenses acompanharam durante cinco anos uma coorte de quase 4 mil estudantes do ensino médio com TDAH para analisar as manifestações centrais no uso de quatro tipos de mídias diferentes: redes sociais, TV, videogames e computadores. Na associação indireta, o uso das redes sociais se relacionou com as manifestações do TDAH mediadas pela impulsividade, tanto a nível interpessoal como intrapessoal (na mesma pessoa), bem como a nível tardio intrapessoal – o que se traduz em efeito ao longo de 3 anos (Wallace *et al.*, 2023).

Telas e funções executivas

O padrão elétrico do cérebro desorganizado precocemente pode predizer prejuízo executivo aos 9 anos.

Law *et al.*, 2023

Pesquisadores encontraram pior desempenho no funcionamento executivo quando crianças entre dois e sete anos de idade foram expostas a conteúdos fantasiosos, seja no controle inibitório, regulação das emoções e tarefas de ordens superiores, ou planejamento e solução de problemas, resiliência e perseverança em determinadas atividades (Namazi & Sadeghi, 2024).

Aos nove anos de idade, cada hora aumentada nas telas foi associada à redução de 0,30 a 0,56 na pontuação de tarefas como inibição, mudança, e memória de trabalho pelo NEPSY-II. Nos correlatos neurais, os marcadores no EEG aos 18 meses se correlacionaram ao tempo de telas aos 12 meses e o desfecho nas funções executivas aos 9 anos de idade. Explica-se ainda dois a cada cinco (39.5%) dos efeitos totais (Law *et al.*, 2023).

A correlação no uso de telas para acalmar as crianças com a reatividade emocional e prejuízo executivo pelas escalas BRIEF-P e CBCL-P foi avaliada entre os três e quatro anos de idade. As crianças com **temperamento de surgência** aumentaram igualmente o uso de telas e a desregulação emocional ao final dos seis meses do estudo (Radesky *et al.*, 2023). No caso dos tablets, a cada hora aumentada de uso piorava 22% dos comportamentos de raiva e frustração. Por outro lado, no segundo ano de avaliação, cada aumento semelhante da piora comportamental com raiva e frustração (22%) se correlacionou com aumento de mais de 15 minutos no uso dos tablets (Fitzpatrick *et al.*, 2024). Fato que demonstra o efeito looping em determinados temperamentos das crianças já na fase pré-escolar.

Fritando o cérebro

A revisão sistemática com metanálise avaliou alteração da substância cinzenta do cérebro (córtex) em estudos de ressonância magnética. Houve redução significativa em três regiões: córtex pré-frontal dorsolateral (DLPFC); córtex cingulado anterior (ACC) e área motora suplementar (SMA), sendo elas implicadas nos mecanismos de recompensa e controle inibitório *top-down* do córtex para regiões subcorticais, como amígdala e gânglios da base. Para Solly *et al.* (2022), essa seria a neurobiologia do uso problemático da internet (PUI) – ou *brain rot*.

Na avaliação das redes neurais em adolescentes com uso excessivo de conteúdo na internet na alteração nos circuitos da rede de modo padrão (DMN), os resultados foram mistos, com aumento/redução da conectividade funcional. Já na rede de controle executivo, os resultados foram todos com redução na conectividade. Nas redes neurais de saliência (atenção e definição de prioridades no ambiente) e de recompensa, os resultados foram não muito claros na conectividade funcional (Chang & Lee, 2024).

Na integridade da microestrutura da substância branca do cérebro, as principais alterações foram no trato fronto-estriatal inferior (IFS), fascículo fronto-occipital inferior (IFO), fascículo longitudinal superior (SLF) e corpo caloso. Alterações no circuito fronto-estriatal prejudicam o controle inibitório e funções executivas (Yang *et al.*, 2022).

O fio genético

> *Uso de telas se associou mais a variantes genéticas do que ter problemas de desatenção.*
>
> **Zhang *et al.*, 2023**

Na mudança de paradigma do "qual" para "quem", um estudo longitudinal com 4,2 mil adolescentes analisou mais de 6 milhões de variantes genéticas (PRS). Os fatores genéticos foram responsáveis por grande parte da associação observada entre o tempo de telas e a saúde mental (Zhang, *et al.*, 2023). Em outras palavras, não seria o uso excessivo de telas que causaria o TDAH, e sim o risco genético para o TDAH que causaria o excesso de telas. Em análise de risco poligênico para TDAH-PRS em coorte japonesa no uso excessivo de telas, houve quase o dobro de desfecho (OR = 1,88) para o risco de TDAH (Takahashi *et al.* 2023).

Na causalidade entre uso de telas, cognição e comportamento, realizaram análise a partir de randomização mendeliana (MR), com inferências por variantes genéticas. No estudo por Li *et al.* (2024), houve relação de causalidade apenas no uso de TV/filmes, no vocabulário de gravuras e no reconhecimento de leitura oral. Nos videogames, houve relação de causalidade na depressão e em problemas sociais.

Limitar o tempo ou colocar limites?

Atualmente se busca o "bem-estar digital":

> O estado positivo de saúde mental, física e socioemocional alcançado no uso intencional, autêntico e equilibrado das tecnologias e mídias interativas. (Rich, 2024)

Novas pesquisas têm apontado o uso de mídias digitais para saúde mental (*digital mental health interventions* – DMHIs). Em revisão sistemática quantitativa, pesquisadores compararam a eficácia das intervenções digitais com jogos para condições como depressão, ansiedade e TDAH. Encontraram efeito significativo, porém com tamanho de efeito pequeno, no uso de terapia com jogos para o TDAH e depressão (g. 0,28). O efeito mais que dobrava quando a terapia com games acontecia em computadores, com predominância no sexo masculino e com tempo limite predefinido no TDAH (Bryant; Sisk & McGuire, 2024).

Na visão mais atual, o eixo da pergunta se modifica do "qual" para "quem" com o advento de escores genéticos entre telas e transtornos do neurodesenvolvimento ou biomarcadores, como exames de neuroimagem e neurofisiologia. Em algum instante, poderemos definir preventivamente qual criança apresentará problemas com as telas e assim tornar as mídias de tecnologia a mais nova oportunidade para aumentar o vínculo na complexa relação pais/cuidadores e filhos.

Referências

AMERICAN ACADEMY OF PEDIATRICS. Screen time guidelines. American Academy of Pediatrics, 2025. Disponível em: https://www.aap.org/en/patient-care/media-and-children/center-of-excellence-on-social-media-and-youth-mental-health/qa-portal/qa-portal-library/qa-portal-library-questions/screen-time-guidelines. Acesso em: 24 jun. 2025.

BRYANT, B. R.; SISK, M. R.; MCGUIRE, J. F. Efficacy of gamified digital mental health interventions for pediatric mental health conditions: a systematic review and meta-analysis. *JAMA pediatrics*, v. 178, n. 11, p. 1136-1146, 2024.

CHANG, M. L. Y.; LEE, I. O. Functional connectivity changes in the brain of adolescents with internet addiction: a systematic literature review of imaging studies. *PLOS Mental Health*, v. 1, n. 1, p. e0000022, 2024.

FITZPATRICK, C. *et al.* Early-childhood tablet use and outbursts of anger. *JAMA pediatrics*, v. 178, n. 10, p. 1035-1040, 2024.

JOURDREN, M.; BUCAILLE, A. ROPARS, J. The impact of screen exposure on attention abilities in young children: a systematic review. *Pediatric Neurology*, v. 142, p. 76-88, 2023.

LAW, E. C. *et al.* Associations between infant screen use, electroencephalography markers, and cognitive outcomes. *JAMA pediatrics*, v. 177, n. 3, p. 311-318, 2023.

LI, M. *et al.* Causal relationships between screen use, reading, and brain development in early adolescents. *Advanced science (Weinheim, Baden-Wurttemberg, Germany)*, v. 11, n. 11, p. e2307540, 2024.

MANN, S. *et al. The common sense census*: media use by kids zero to eight. São Francisco: Common Sense Media, 2025.

NAMAZI, S. A.; SADEGHI, S. The immediate impacts of TV programs on preschoolers' executive functions and attention: a systematic review. *BMC Psychology*, v. 12, n. 1, p. 226, 2024.

RADESKY, J. S. *et al.* Longitudinal associations between use of mobile devices for calming and emotional reactivity and executive functioning in children aged 3 to 5 years. *JAMA Pediatrics*, v. 177, n. 1, p. 62-70, 2023.

RICH, M. *The mediatrician's guide*: a joyful approach to raising healthy, smart, kind kids in a screen-saturated world. Nova Iorque: Harper Horizon, 2024.

SOLLY, J. E. *et al.* Structural gray matter differences in problematic usage of the internet: a systematic review and meta-analysis. *Molecular psychiatry*, v. 27, p. 1000-1009, 2022.

SOUZA, E. F. de *et al.* Screen use in children - two sides of the coin: a critical narrative review. *Dementia & neuropsychologia*, v. 19, p. e20240173, 2025.

TAMANA, S. K. *et al.* Screen-time is associated with inattention problems in preschoolers: results from the CHILD birth cohort study. *PloS One,* v. 14, n. 4, p. e0213995, 2019.

TAKAHASHI, N. *et al.* The association between screen time and genetic risks for neurodevelopmental disorders in children. *Psychiatry Research,* v. 327, n. 115395, p. 115395, 2023.

WALLACE, J. *et al.* Screen time, impulsivity, neuropsychological functions and their relationship to growth in adolescent attention-deficit/hyperactivity disorder symptoms. *Scientific Reports,* v. 13, p. 18108, 2023.

WARDLE, H. *et al.* The Lancet Public Health Commission on gambling. *The Lancet. Public health*, v. 9, n. 11, p. e950-e994, 2024.

YANG, A. *et al.* Longer screen time utilization is associated with the polygenic risk for attention-deficit/hyperactivity disorder with mediation by brain white matter microstructure. *EBioMedicine*, v. 80, n. 104039, p. 104039, 2022.

ZHANG, Y. *et al.* Shared genetic risk in the association of screen time with psychiatric problems in children. *JAMA Network Open*, v. 6, n. 11, e2341502, 2023.

CAPÍTULO 15

TDAH na mulher é diferente?

O TDAH afeta ambos os sexos, mas tem, historicamente, sido mais associado ao sexo masculino, levando ao subdiagnóstico/diagnóstico tardio em mulheres. Neste capítulo, serão abordadas as especificidades do transtorno no sexo feminino.

Ludmila Aguiar

LUDMILA AGUIAR

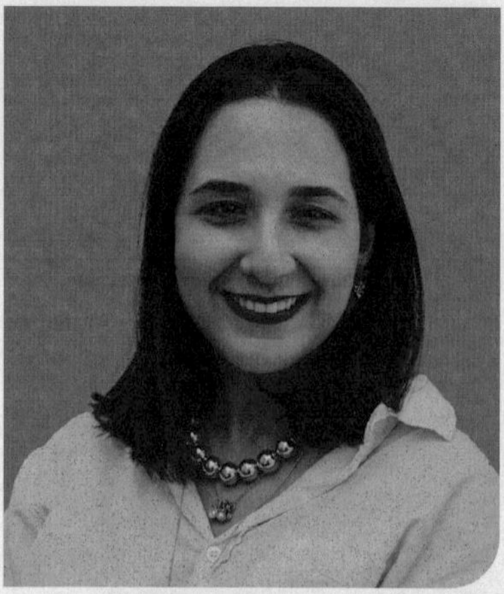

Médica com especialização em Psiquiatria pela Pontifícia Universidade Católica (PUC-Rio). Atua na área há dez anos, com foco no cuidado em saúde mental da mulher. É membro da Associação Brasileira de Psiquiatria (ABP) e da Associação Psiquiátrica do Estado do Rio de Janeiro (APERJ). Servidora pública pela Fundação Municipal de Saúde de Niterói (FMS), já atuou em serviços públicos e privados, sendo preceptora de estudantes de Psiquiatria da Universidade Federal Fluminense (UFF) e do Instituto de Psiquiatria da UFRJ (IPUB). Mãe de duas meninas, Cora e Lara. O interesse em atender ao público feminino surgiu durante a sua gestação, quando se deparou atravessada com questões subjetivas e práticas sobre o feminino e pela carência de um olhar mais profundo, acolhedor e especializado.

Contatos: www.draludmilaaguiar.com.br/
consultoriodraludmilaaguiar@gmail.com
Instagram: @dra.ludmila.aguiar

Quando incluímos a neurodiversidade e a capacitação de mulheres com TDAH, criamos uma sociedade mais inclusiva que reconhece, apoia e cuida.

Aimy Johnson, 2023

Introdução

A proposta deste capítulo é discutir como o TDAH incide no sexo feminino, incluindo especificidades, diferenças entre os gêneros, impactos no diagnóstico tardio, tratamentos e estratégias de enfrentamento voltadas para o público feminino.

Um diagnóstico correto pode ajudar a paciente a entender seu passado e os motivos pelos quais ela se comporta de certas maneiras, além de aliviar algumas angústias. Um diagnóstico assertivo pode oferecer à paciente um modelo com o qual ela pode se comparar e ajudá-la a formar sua identidade (Quinn & Madhoo, 2014; Dorani *et al.* 2021; Johnson, 2023).

Perspectivas históricas e viés de gênero

O TDAH é caracterizado por dificuldades na atenção e hiperatividade-impulsividade, mas sua compreensão evoluiu ao longo do tempo. Inicialmente, as pesquisas médicas focavam em homens, resultando em um viés de gênero que afetou o diagnóstico e tratamento de mulheres.

Cabe ressaltar que a medicina já foi um campo majoritariamente masculino e que, portanto, grande parte das pesquisas foram conduzidas por homens e seus pacientes foram também, em sua maioria, homens. Isso revela um aspecto que influencia diretamente as mudanças conceituais: o viés de gênero (termo gênero entendido como o significado atribuído ao sexo biológico).

O viés de gênero na medicina se refere ao tratamento diferenciado com base no gênero, influenciando pesquisas, diagnósticos e tratamentos. No caso do TDAH, as expectativas sociais de que meninas sejam calmas e organizadas podem mascarar seus sintomas, levando a subdiagnósticos ou interpretações incorretas.

Um exemplo é que no passado esse viés de gênero fez com que mulheres que sofriam de ansiedade ou depressão fossem rotuladas como "histéricas", criando uma barreira para o diagnóstico adequado e um tratamento digno.

As mudanças conceituais sobre o TDAH são também influenciadas por fatores históricos, culturais, políticos e sociais. A inclusão de mulheres e populações minoritárias em pesquisas médicas permitiu uma melhor compreensão dessas classes.

A apresentação do TDAH em mulheres

O TDAH tem os mesmos critérios diagnósticos para ambos os sexos, mas se manifesta de maneira distinta em mulheres, com sintomas que podem ser mais sutis e menos reconhecidos em comparação aos homens.

Estudos indicam que mulheres com TDAH apresentam geralmente o subtipo desatento, com maior dificuldade de concentração e sintomas internalizantes, como dificuldades na organização de tarefas, gerenciamento do tempo e atenção. Em contraste, homens tendem a apresentar hiperatividade e impulsividade mais evidentes. Esses comportamentos internalizantes contribuem para sentimentos crônicos de inadequação, baixa autoestima e incompetência, mesmo com a trajetória de vida se mostrando diferente (Young *et al.*, 2020).

O diagnóstico de TDAH em mulheres pode ser um desafio por diversos motivos:

- **Apresentação dos sintomas**: meninas tendem a apresentar sintomas menos "chamativos", como dificuldade de concentração e desatenção, podendo levar à impressão de que a menina é apenas "distraída" ou "sonhadora". Quando o TDAH ocorre com o transtorno opositor desafiador (TOD), aumenta a probabilidade de receberem um encaminhamento médico – talvez porque seja mais perturbador no ambiente.
- **Comorbidades**: a presença de outros transtornos, como depressão e ansiedade, pode confundir o diagnóstico.
- **Comportamentos adaptativos**: algumas meninas desenvolvem melhores estratégias de enfrentamento para lidarem com as dificuldades do TDAH, o que pode mascarar ou atenuar o impacto dos sintomas, dificultando a identificação do transtorno.

- **Questões de gênero**: meninas são menos propensas a serem encaminhadas para avaliação de TDAH do que meninos, seja por questões culturais ou por uma menor percepção dos sintomas.
- **Tipos de agressão**: meninas com TDAH podem apresentar agressão relacional (exclusão social, fofoca) em vez da agressão física (mais comum em meninos), o que pode ser menos percebido como um problema de comportamento.

Na escola, a desatenção em meninas com TDAH pode passar despercebida pelos professores, pois é menos disruptiva do que a hiperatividade. Contudo, apesar de o trabalho escolar ser concluído, o esforço e a dificuldade são maiores.

A baixa autoestima é mais proeminente em meninas, isso porque elas podem ter uma autoimagem mais distorcida e negativa do que os homens. Além disso, mulheres têm um maior déficit nas funções executivas, podendo passar a vida se sentindo "diferentes", "preguiçosas" e se culpando por seu baixo desempenho, contribuindo para a baixa autoestima.

Os desafios mais comuns enfrentados por mulheres com TDAH são:

- Dificuldades na formação e manutenção de amizades.
- Mudanças intensas de humor com sensibilidade emocional aumentada.
- Dificuldade em regular suas emoções.
- A transição para o ensino superior ou para o ambiente de trabalho pode agravar os desafios, à medida que as demandas por organização independente e gerenciamento do tempo aumentam.

Diagnósticos diferenciais e comorbidades mais frequentes em mulheres

O TDAH em mulheres frequentemente se apresenta com comorbidades e exige um diagnóstico diferencial preciso. Comorbidades são condições coexistentes que podem mascarar ou ser consequência do TDAH, como transtornos de humor (depressão, bipolaridade), ansiedade (generalizada, pânico), alimentares e de personalidade. O diagnóstico diferencial é crucial para evitar erros, atrasos no tratamento e desistência do acompanhamento. Em mulheres, o TDAH pode ser confundido com distimia, transtorno bipolar, ansiedade e depressão, levando a tratamentos inadequados.

Comportamentos de risco, como início precoce da vida sexual e gestações não planejadas, são mais comuns em jovens com TDAH e possivelmente ligados à baixa autoestima. Queixas somáticas, como dores e problemas de sono, também são frequentes, ressaltando a importância de avaliar transtornos psiquiátricos em pacientes com dores recorrentes sem causa física.

Pontos importantes:

- Pacientes com queixa de desatenção, que tendem a relatar baixos níveis de excitação, podem ser diagnosticadas com distimia em vez de TDAH. Já mulheres que apresentam sintomas combinados com alta energia e impulsividade podem ser diagnosticadas erroneamente com transtorno bipolar.
- Transtornos alimentares: alguns estudos sugerem um aumento da alimentação desordenada em meninas e mulheres com TDAH (Appolinario, 2024).
- Transtornos somáticos: mulheres com TDAH tendem a lidar com o estresse de forma mais emocional. Alguns estudos sugerem uma maior prevalência de fibromialgia em mulheres com TDAH comparado à população geral (Attoe & Climie, 2023).
- Transtornos de personalidade: o diagnóstico diferencial entre TDAH e transtornos de personalidade pode ser desafiador devido a características compartilhadas, como desorganização, interação social, desregulação emocional e cognitiva. Para um diagnóstico correto, é preciso distinguir comportamentos impulsivos e inadequados de comportamentos narcisistas, agressivos ou dominadores (Attoe & Climie, 2023).

Influência hormonal no TDAH

As mudanças hormonais ao longo da vida da mulher podem impactar diretamente os sintomas do TDAH (Dorani *et al.* 2021). Os hormônios são substâncias químicas que agem como mensageiros no corpo, regulando vários processos fisiológicos, incluindo a função e o desenvolvimento do cérebro, metabolismo e sexualidade.

Um estudo sugeriu uma prevalência de transtorno disfórico pré-menstrual (TDPM) e depressão pós-parto (DPP) no TDAH em comparação com a população geral (Dorani *et al.* 2021).

Existe já uma relação bem estabelecida para os pesquisadores sobre como o estrogênio afeta o humor e o comportamento na vida das mulheres, e mais recentemente se tem estudado as flutuações hormonais com o TDAH.

O estrogênio é um hormônio sexual feminino que desempenha um papel importante na saúde das mulheres: regulação do ciclo menstrual, desenvolvimento do sistema reprodutor e características sexuais. Já a progesterona, que também regula o ciclo menstrual, influencia as características sexuais femininas e prepara o útero para a gravidez.

As flutuações desses hormônios ao longo dos ciclos menstruais podem estar relacionadas ao agravamento ou atenuação dos sintomas do TDAH. A fase pré-menstrual, caracterizada por baixos níveis desses hormônios, pode estar associada a uma piora dos sintomas do TDAH, incluindo aumento da desregulação emocional, alterações de humor e dificuldades de concentração.

Já na gestação ocorre um aumento da progesterona e estrogênio para apoiar o desenvolvimento fetal. Teoricamente, pode haver uma melhora dos sintomas do TDAH, porém, algumas mulheres não percebem, devido às mudanças de vida, aumento da demanda e ansiedade por conta do período. E no pós-parto acontece uma queda abrupta desses hormônios, sendo um período de ajuste hormonal e mudanças significativas na vida – privação de sono, aumento do estresse e uma nova adaptação para lidar com o recém-nascido –, que acabam contribuindo para a piora dos sintomas.

Já na menopausa ocorre um declínio da produção hormonal e algumas mulheres podem experimentar uma piora dos sintomas de desatenção, mudanças de humor, sono, piora cognitiva (incluindo memória), além das alterações físicas e psicológicas, que podem complicar ainda mais o manejo dos sintomas do TDAH.

Tratamentos focados na mulher

Neste livro terão outros capítulos que abordarão de forma mais ampla o tratamento farmacológico específico para TDAH. Os psicoestimulantes continuam sendo padrão-ouro para o tratamento, e a dose não difere pelo gênero, mas precisamos considerar alguns pontos:

- O tratamento com medicações geralmente não é recomendado durante a gestação ou amamentação. Deve-se ainda ter cautela ao medicar mulheres em idade fértil (incluindo o comportamento sexual de risco como um sintoma frequente). A terapia hormonal é uma possibilidade (Johnson, 2023).
- O monitoramento do tratamento deve incluir pontos além de escalas de classificação e objetivos convencionais. Deve-se considerar metas individuais, principalmente se tratando de mulheres que com frequência têm uma clínica mais subjetiva.
- A revisão e o acompanhamento mais próximo são aconselháveis em períodos de mudanças hormonais mais significativas, como menstruação, gravidez, pós-parto e menopausa.

- Para facilitar a identificação das influências hormonais no transtorno, pode-se ter um diário dos ciclos menstruais e dos sintomas do TDAH para compartilhar com seu médico e terapeuta.
- É recomendável que faça terapia cognitivo-comportamental, incluindo técnicas de gerenciamento de tempo e estratégias de organização.

Estratégias de enfrentamento e autocuidado

- **Ampliar o conhecimento**: disseminar informações precisas sobre os desafios específicos que as mulheres com TDAH enfrentam, desconstruindo estigmas e preconceitos de gênero.
- **Democratizar o acesso ao diagnóstico**: assegurar que todas as mulheres tenham acesso a ferramentas de avaliação adequadas, permitindo um diagnóstico preciso e um plano de tratamento individualizado que considere as necessidades únicas de cada mulher.
- **Estratégias de comportamento**: aplicar técnicas de gerenciamento de tempo e divisão de tarefas em etapas gerenciáveis para aumentar a produtividade e superar os desafios relacionados ao foco e à organização. Ademais, utilizar orientações que simplifiquem seu ambiente e rotinas para reduzir a sobrecarga.
- **Autoconhecimento e cuidado**: desenvolver uma boa compreensão de seus pontos fortes, seus desafios e como o TDAH a afeta. Manter um equilíbrio saudável entre vida profissional e pessoal, sono de qualidade, dieta balanceada e práticas de exercício físico podem contribuir para o bem-estar e o sucesso geral.
- **Rede de apoio**: construir uma rede de apoio é crucial tanto na educação quanto na carreira. Buscar mentores ou colegas que entendam os desafios do TDAH pode fornecer orientação, incentivo e estratégias práticas, assim como participar de comunidades on-line e buscar o apoio de profissionais de saúde.

Por fim, compartilhar histórias de sucesso de mulheres com TDAH é uma ferramenta poderosa para promover o empoderamento e desafiar estigmas. Ao destacar as conquistas de mulheres que prosperaram apesar dos desafios do TDAH, podemos inspirar e motivar outras mulheres que enfrentam dificuldades semelhantes (Johnson, 2023).

Referências

APPOLINARIO, J. C. *et al.* Associations of adult ADHD symptoms with binge eating spectrum conditions, psychiatric and somatic comorbidity, and healthcare utilization. *Revista Brasileira de Psiquiatria*, v. 46, 2024. DOI: 10.47626/1516-4446-2024-3728.

ATTOE, D. E.; CLIMIE, E. A. Miss. Diagnosis: a systematic review of ADHD in adult women. *Journal of Attention Disorders,* v. 27, n. 7, p. 645-657, 2023. DOI: 10.1177/10870547231161533.

DORANI, F. *et al.* Prevalence of hormone-related mood disorder symptoms in women with ADHD. *Journal of Psychiatric Research*, v. 133, p. 10-15, jan. 2021. DOI: 10.1016/j.jpsychires.2020.12.005.

JOHNSON, A. *Desvendando os fios*: decodificando o TDAH em mulheres. Formato E-book Kindle, 2023.

MARTIN, J. Why are females less likely to be diagnosed with ADHD in childhood than males? *The Lancet Psychiatry*, v. 11, n. 4, p. 303-310, 2024. DOI: 10.1016/S2215-0366(24)00010-5.

QUINN, P. O.; MADHOO, M. A review of attention-deficit/hyperactivity disorder in women and girls: uncovering this hidden diagnosis. *Primary Care Companion for CNS Disorders*, v. 16, n. 3, 2014. DOI: 10.4088/PCC.13r01596.

YOUNG, S. *et al.* Females with ADHD: an expert consensus statement taking a lifespan approach providing guidance for the identification and treatment of attention-deficit/hyperactivity disorder in girls and women. *BMC Psychiatry*, v. 20, n. 1, p. 404, 12 ago. 2020. DOI: 10.1186/s12888-020-02707-9.

CAPÍTULO 16

Maternidade com TDAH

O TDAH afeta as mulheres de maneira única, tanto em função dos aspectos hormonais, quanto em função das pressões sociais e culturais na vida feminina. Neste capítulo, veremos como o TDAH interfere na sexualidade e se intensifica em diferentes fases do ciclo menstrual, na gravidez, pós-parto e maternidade. O diagnóstico adequado do TDAH e seu tratamento têm o potencial não só de melhorar a qualidade de vida, mas também de promover melhora no relacionamento com os filhos e no ambiente familiar.

Juliana Parada

JULIANA PARADA

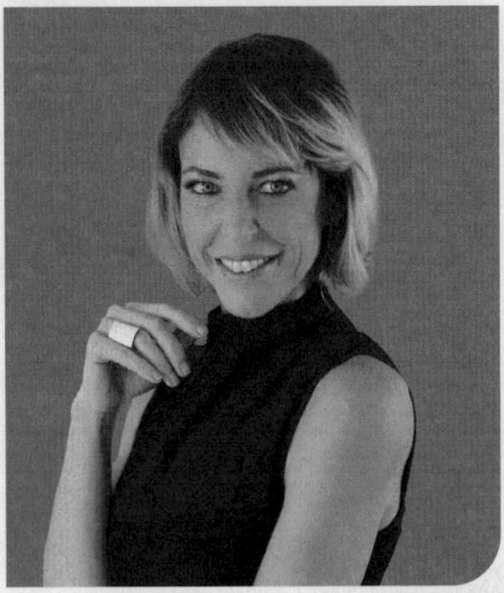

Formada em Medicina (2001) e com residência médica em Psiquiatria (2004) pela Universidade Estadual Paulista Júlio de Mesquita Filho (Unesp). Psiquiatra Forense pelo Instituto Raul Soares (2005). Titulada em Psiquiatria (2007) e Psiquiatria Forense (2009) pela Associação Brasileira de Psiquiatria. Pós-graduada em Dependência Química (2010) e em Terapia Cognitivo-Comportamental (2012) aplicada à Dependência Química pela Universidade Federal de São Paulo (Uniad – Unifesp). Foco clínico em Psiquiatria reprodutiva, perinatal e saúde mental materna desde 2015. Cofundadora, responsável clínica e técnica da clínica Sentir Mulher e Sentir Família em Belo Horizonte – primeira clínica multidisciplinar do Brasil especializada em saúde mental da mulher e saúde mental materna. Palestrante em eventos científicos e coautora de diversos capítulos de livros em temas de sua especialidade.

Contatos: www.doctoralia.com.br/juliana-joni-parada/psiquiatra/belo-horizonte
Instagram: @psiquiatrajulianaparada
Clínica: 31 36430361
WhatsApp: 31 983205381
Telefone: 31 983213069

Estima-se que o TDAH permaneça presente ao longo da vida de 75% das meninas acometidas, afetando cerca de 3% das mulheres adultas (Scoten *et al.*, 2024). Os sintomas podem se exacerbar com mudanças hormonais: nos ciclos menstruais, gravidez, pós-parto e menopausa (Young *et al.*, 2020). Nas mulheres, o quadro pode se tornar evidente apenas mais tardiamente, em períodos de transição educacional ou social (Young *et al.*, 2020), e não raro apenas depois da maternidade.

Ciclos reprodutivos

As oscilações hormonais podem acarretar piora dos sintomas do TDAH e do humor na segunda metade do ciclo menstrual. Nas duas primeiras semanas após a menstruação, o estrogênio desempenha um papel protetor no cérebro e os sintomas são mais tênues. Já após a ovulação, níveis maiores de progesterona contribuem para a piora sintomática, podendo reduzir a eficácia do tratamento do TDAH (Young *et al.*, 2020; Antoniou *et al.*, 2021; De Jong *et al.*, 2023).

Acredita-se que sintomas pré-menstruais sejam mais intensos em mulheres TDAH quando comparadas a neurotípicas (Antoniou *et al.*, 2021). Muitas TDAH descrevem piora significativa na semana pré-menstrual: "névoa mental", menor foco, produtividade, fadiga, piora do humor, irritabilidade, impulsividade, tendência a discussões e compulsão alimentar. As consequências são arrependimento, vergonha e falta de controle sobre as próprias ações. Este padrão se repete mensalmente, dificultando que as mulheres estabeleçam um padrão de equilíbrio (De Jong *et al.*, 2023).

Algumas mulheres observam que o medicamento é menos efetivo na semana pré-menstrual. A hipótese levantada é que, na fase lútea, os níveis de estrogênio caem e a neurotransmissão dopaminérgica fica comprometida, piorando o humor e os sintomas de TDAH, explicando a perda da eficácia do medicamento (De Jong *et al.*, 2023). Embora as evidências formais não recomendem o ajuste do tratamento de acordo com o período do ciclo menstrual, algumas pacientes podem se beneficiar dessa estratégia (Young *et al.*, 2020), percebendo melhor concentração, foco, produtividade e maior habilidade de manejar as emoções (De Jong *et al.*, 2023).

Sexualidade

Adolescentes TDAH iniciam a vida sexual precocemente. Há maior tendência a comportamentos sexuais de risco, devido à maior impulsividade. Assim, TDAHs costumam ter maior número de parceiros e são mais vulneráveis a relacionamentos abusivos, assédio, e coerção sexual (Young *et al.*, 2020).

Também apresentam maior risco de infecções sexualmente transmissíveis (ISTs) (Young *et al.*, 2020). O risco de gravidez precoce (antes dos 20 anos) é duas vezes maior (Antoniou *et al.*, 2021), bem como o risco de gestações não planejadas em adultas TDAH. É importante frisar que o tratamento farmacológico do TDAH na adolescência reduz o risco de ISTs e gestações precoces (Attoe & Climie, 2023).

A educação sexual deve ser precoce e deve ser garantido um método contraceptivo efetivo. Métodos que dependem da regularidade do uso, como contraceptivos orais, ou que dependem da assertividade com o parceiro, como camisinha, serão altamente sujeitos a falhas e, portanto, inadequados.

Ciclo gravídico-puerperal: gestação, pós-parto e amamentação

Do ponto de vista obstétrico, o TDAH não tratado acarreta maior risco de complicações, como: abortos espontâneos (Antoniou *et al.*, 2021), ganho inadequado de peso, tabagismo (Young *et al.*, 2020), prematuridade, maior chance de cesarianas, até 30% maior chance de o recém-nascido necessitar de suporte ventilatório ou ser admitido em UTI, dentre outros (Antoniou *et al.*, 2021).

Durante a gestação, existem evidências de que as funções neurocognitivas e executivas ficam prejudicadas (Antoniou *et al.*, 2021). As dificuldades cognitivas da gravidez são popularmente nomeadas *mommy-brain* e incluem piora da memória, menor orientação, prejuízo da atenção, dificuldades de leitura e menor desempenho. As mulheres TDAH ficam particularmente vulneráveis a essa piora da cognição durante a gravidez (Scoten *et al.*, 2024).

No pós-parto, com a queda abrupta do estrogênio e, consequentemente, da dopamina, muitas mulheres apresentam piora dos sintomas do TDAH e do humor, com sintomas ansiosos e depressivos (Antoniou *et al.*, 2021). Além da questão hormonal, contribuem para a piora clínica a privação de sono e a pressão pelo desempenho de novas funções. A chance de depressão pós-parto é até cinco vezes maior do que a de mulheres sem TDAH (Andersson *et al.*, 2023).

Tratamento farmacológico na gravidez e amamentação

Levantamentos populacionais demonstram um grande aumento do uso de medicamentos para TDAH dentre gestantes nas últimas décadas (Antoniou *et al.*, 2021). Assim, dados acerca da segurança desse tipo de tratamento para a saúde da mãe e da criança são crescentes.

Pesquisas quanto ao potencial teratogênico dos medicamentos para o TDAH não demonstram associações com malformações (Scoten *et al.*, 2024). Uma metanálise de 2019 demonstrou que o tratamento do TDAH na gravidez não se associou ao aumento de efeitos adversos graves nem para a mãe, nem para o bebê (Jiang *et al.*, 2019). Outro grande estudo demonstrou ausência de risco de transtornos do neurodesenvolvimento, transtornos psiquiátricos, prejuízos visuais, auditivos, epilepsia, ou problemas de crescimento (Madsen *et al.*, 2023).

Assim, considera-se que os riscos de tratar o TDAH na gravidez são muito baixos, e que o medicamento não deve ser interrompido se for fundamental para o funcionamento diário da mulher (Scoten *et al.*, 2024). Algumas mulheres, ao interromperem o psicoestimulante na gravidez, passam a apresentar piora do TDAH e piora do humor, com sintomas depressivos importantes (Scoten *et al.*, 2024).

O TDAH, portanto, é uma condição que, por si só, exige o acompanhamento obstétrico cuidadoso, independentemente do uso de medicamentos. Quando estes são utilizados, a atenção deve ser maior para o ganho de peso materno, pressão arterial, sinais de trabalho de parto prematuro e sintomas de desconforto no recém-nascido.

No período do pós-parto e amamentação, os sintomas de TDAH ficam piores, tanto pela privação de sono quanto pelas demandas intensivas do bebê, que interferem no senso de organização e execução de outras tarefas.

O tratamento farmacológico pode ser mantido na lactação de bebês nascidos a termo e saudáveis, devendo-se observar o bebê quanto ao padrão de sono, alimentação e irritabilidade. A transferência do metilfenidato para o leite materno é menor do que a da lisdexanfetamina (Scoten *et al.*, 2024), de modo que sua utilização é preferível nos primeiros meses de aleitamento. Ainda assim, não há contraindicações absolutas ao uso da lisdexanfetamina, que pode ser usada em mulheres que não toleram ou não têm bom resultado com o metilfenidato. Já a atomoxetina é muito pouco estudada na amamentação, de modo que os dados de sua segurança são escassos (Scoten *et al.*, 2024).

Maternidade com TDAH

As expectativas sociais e culturais atribuem às mulheres a responsabilidade pela maior parte das demandas domésticas e parentais. Estas pressões, em combinação com a frequente baixa autoestima nas mulheres com TDAH, podem resultar em altos níveis de ansiedade, crenças negativas disfuncionais, baixa autoconfiança, percepção de fracasso, culpa e inadequação na maternidade.

O desempenho dos múltiplos papéis domésticos e maternos gera grande sobrecarga, sobretudo para mulheres TDAH que não desenvolveram previamente habilidades de organização.

Muitas mulheres recebem o diagnóstico de TDAH apenas depois da maternidade, seja devido à piora da funcionalidade com a sobrecarga de tarefas, seja depois do diagnóstico de um filho com TDAH. A média de idade dos diagnósticos femininos tardios varia entre 36 a 38 anos (Antoniou *et al.*, 2021).

A dificuldade de manejar os próprios sintomas com a complexidade da vida familiar tende a ser amplificada quando o TDAH também acomete um ou mais filhos; e cerca de metade das mulheres ou homens com TDAH tem pelo menos um filho com a mesma condição. Ter um dos pais com TDAH aumenta a gravidade clínica da criança com TDAH, sobretudo quando a mãe é acometida.

Estudos demonstram que o TDAH traz prejuízos nas habilidades parentais. Mães TDAH demonstram menor envolvimento com os filhos, menor monitoramento, mais parentalidade negativa, menos instruções efetivas, inconsistência com disciplina, prejuízos no planejamento, organização, gerenciamento de tempo e na solução de problemas, comportamentos muito rígidos ou muito relaxados, foco nos comportamentos negativos dos filhos, maior número de críticas e comandos, maior reatividade e desregulação emocional, com maior chance de agressões verbais ou físicas (Wang; Mazursky-Horowitz & Chronis-Tuscano, 2014).

Prejuízos na organização e no funcionamento familiar são observados quando pelo menos um dos pais apresenta TDAH, comprometendo o desenvolvimento infantil e impactando negativamente os resultados clínicos de abordagens comportamentais dos filhos com TDAH (Wang; Mazursky-Horowitz & Chronis-Tuscano, 2014).

Interessantemente, estudos têm demonstrado que quando a mãe com TDAH realiza o tratamento de sua condição, com medidas comportamentais e farmacológicas, a dinâmica familiar, os resultados e comportamentos da criança com TDAH também melhoram (Jiang *et al.*, 2019; Madsen *et al.*, 2023).

Mães tratadas com medicamentos observam não só menos sintomas TDAH, mas também melhora da parentalidade, mais engajamento com o filho e responsividade, posturas menos dominadoras, maior consistência disciplinar, mais reconhecimento dos aspectos positivos da criança, mais elogios, menos uso de comandos, verbalizações negativas e punições físicas (Wang; Mazursky-Horowitz & Chronis-Tuscano, 2014; Andersson *et al.*, 2023).

Conclusão

Profissionais de saúde e familiares devem estar atentos a sinais de TDAH em meninas e adolescentes, sobretudo quando um dos pais é TDAH. O tratamento precoce do TDAH em meninas pode prevenir uma série de desfechos negativos, como gestações indesejadas e comorbidades psiquiátricas.

Na gravidez e após o parto, as mulheres TDAH devem receber maior atenção devido ao risco aumentado de complicações obstétricas e comorbidades psiquiátricas, como a depressão. É importante suspeitar e investigar TDAH em mães com maior dificuldade de adaptação às demandas da maternidade. As mães com TDAH podem se beneficiar com treinamento de habilidades, estratégias parentais, orientação e apoio na criação dos filhos.

O diagnóstico do TDAH é importante para a autoestima e senso de identidade das mães, trazendo uma validação externa para suas dificuldades e permitindo que se aceitem e se adaptem de forma mais plena. Então, o tratamento adequado do TDAH em mães pode promover melhoras significativas no desempenho e na experiência da maternidade, nas relações com os filhos e na harmonia familiar.

Referências

ANDERSSON, A. *et al.* Depression and anxiety disorders during the postpartum period in women diagnosed with attention deficit hyperactivity disorder. *Journal of Affective Disorders*, v. 325, p. 817-823, 2023.

ANTONIOU, E. *et al.* ADHD symptoms in females of childhood, adolescent, reproductive and menopause period. *Materia Socio-Medica*, v. 33, n. 2, p. 114-118, 2021.

ATTOE, D. E.; CLIMIE, E. A. Miss Diagnosis: a systematic review of ADHD in adult women. *Journal of Attention Disorders*, v. 27, n. 7, p. 645-657, 2023.

DE JONG, M. *et al.* Female-specific pharmacotherapy in ADHD: premenstrual adjustment of psychostimulant dosage. *Frontiers in Psychiatry*, v. 14, 2023.

JIANG, H.-Y. *et al.* Maternal and neonatal outcomes after exposure to ADHD medication during pregnancy: a systematic review and meta-analysis. *Pharmacoepidemiology and Drug Safety*, v. 28, n. 3, 2019.

MADSEN, K. B. *et al.* In utero exposure to ADHD medication and long-term offspring outcomes. *Molecular Psychiatry*, v. 28, n. 4, p. 1739-1746, 2023.

SCOTEN, O. *et al.* Attention-deficit/hyperactivity disorder in pregnancy and the postpartum period. *American Journal of Obstetrics and Gynecology*, v. 231, n. 1, p. 19-35, 2024.

WANG, C. H.; MAZURSKY-HOROWITZ, H.; CHRONIS-TUSCANO, A. Delivering evidence-based treatments for child attention-deficit/hyperactivity disorder (ADHD) in the context of parental ADHD. *Current Psychiatry Reports*, v. 16, n. 10, 2014. DOI: 10.1007/s11920-014-0474-8.

YOUNG, S. *et al.* Females with ADHD: an expert consensus statement taking a lifespan approach providing guidance for the identification and treatment of attention-deficit/hyperactivity disorder in girls and women. *BMC Psychiatry*,v. 20, n. 1, 2020. DOI: 10.1186/s12888-020-02707-9.

SEÇÃO 04

COMORBIDADES E DIAGNÓSTICOS DIFERENCIAIS

CAPÍTULO 17

A ansiedade no TDAH

Este capítulo explora a complexa relação entre o transtorno do déficit de atenção com hiperatividade (TDAH) e os transtornos de ansiedade, condições frequentemente comórbidas que representam desafios significativos na prática clínica. A sobreposição de sintomas entre esses transtornos não apenas dificulta o diagnóstico preciso, como também contribui para o aumento da gravidade do quadro e piora do prognóstico do paciente. São discutidos os aspectos clínicos, neurobiológicos e psicossociais dessa relação, bem como estratégias integradas para diagnóstico e tratamento, visando melhorar os desfechos clínicos e a qualidade de vida dos indivíduos afetados.

Natasha Ganem

NATASHA GANEM

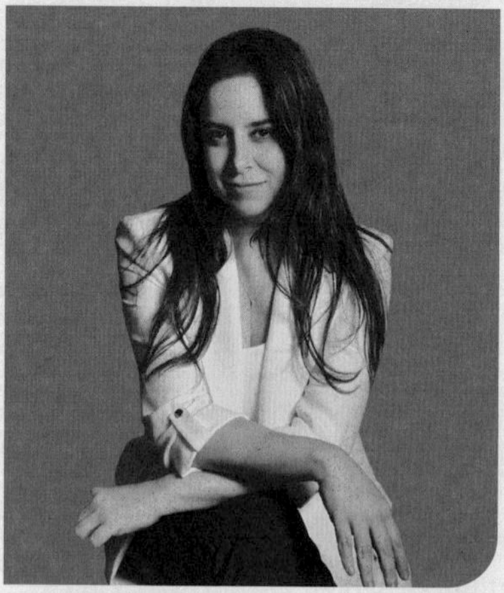

Médica psiquiatra pela Universidade do Estado do Rio de Janeiro (UERJ) com título de especialista pela Universidade Federal do Rio de Janeiro (UFRJ). É membro da Associação Brasileira de Psiquiatria (ABP) e da Associação Brasileira de Neurologia e Psiquiatria Infantil (Abenepi). É coordenadora no Brasil da Selective Mutism Association (SMA), a mais importante instituição mundial sobre mutismo seletivo. Também é fundadora da Associação Brasileira de Mutismo Seletivo e Ansiedade Infantil (Abramute) e CEO do Instituto de Psiquiatria Integrada, onde atende adultos, crianças e adolescentes com transtornos mentais e do neurodesenvolvimento no Rio de Janeiro. Autora das obras best-sellers *A menina que não falava*, *A ansiedade de Martin*, *Mutismo seletivo: orientação para pais, educadores, terapeutas e curiosos* e coautora dos livros *Simplificando o autismo* e *Espectro autista feminino*. Professora de pós-graduação e certificações médicas e multidisciplinares. Colunista e revisora do site BabyCenter Brasil, palestrante e mãe de dois lindos meninos. Coordenadora editorial desta obra.

Contatos: www.natashaganem.com.br
ganemnatasha@gmail.com
Instagram: @dra.psiquiatra

Introdução

Os transtornos de ansiedade e o transtorno do déficit de atenção com hiperatividade (TDAH) frequentemente se manifestam simultaneamente no indivíduo, o que tem sido amplamente documentado na literatura científica. Estudos estimam que transtornos de ansiedade afetam cerca de 25% a 50% das pessoas diagnosticadas com TDAH, variando conforme a população estudada e os critérios diagnósticos utilizados (Kessler *et al.*, 2006; Adler; Spencer & Faraone, 2004; Huss *et al.*, 2018; APA, 2022). Essa variação pode ser explicada por diferenças na faixa etária, sendo a comorbidade mais frequentemente identificada em adultos do que em crianças.

O TDAH é caracterizado por padrões persistentes de desatenção, hiperatividade e impulsividade, com início geralmente antes dos 12 anos de idade, e pode perdurar ao longo da vida adulta (APA, 2022). Indivíduos com TDAH frequentemente enfrentam dificuldades em manter a atenção/foco/concentração, organizar-se e controlar impulsos, o que resulta em prejuízos acadêmicos, profissionais e sociais (Barkley, 2014).

Já os transtornos de ansiedade são um grupo heterogêneo de condições psiquiátricas que incluem a ansiedade generalizada (TAG), o transtorno de pânico, fobias específicas, ansiedade social, ansiedade de separação, mutismo seletivo, outros transtornos de ansiedade induzidos por substâncias e os não especificados (Hofmann *et al.*, 2012; APA, 2022).

Apesar das suas diferentes apresentações, são estruturados em sentimentos intensos e persistentes de medo e apreensão, que vão além das reações normais diante de situações de estresse ou perigo. Esses sentimentos podem ser desproporcionais em relação à situação vivida, difíceis de controlar e interferir significativamente no funcionamento diário, nas relações pessoais e na qualidade de vida.

Os transtornos de ansiedade apresentam características marcantes, como a preocupação excessiva, manifestada por pensamentos recorrentes, ruminativos e difíceis de controlar, relacionados a eventos futuros ou situações específicas. Além disso, incluem sintomas físicos, como inquietação, aceleração dos batimentos cardíacos, sudorese, tremores, tensão muscular, dificuldades respiratórias, tontura, alterações gastrointestinais e no padrão do sono.

É comum que esses indivíduos tenham alteração na memória, foco, atenção e concentração, com prejuízo acadêmico ou laboral, porém secundários à inquietação psíquica e hipervigilância que estão experimentando. Esses transtornos podem surgir em qualquer fase da vida e são frequentemente desencadeados por fatores estressores específicos ou generalizados.

As duas entidades diagnósticas podem ser atribuídas a um mesmo indivíduo, desde que este atenda aos critérios definidos para ambos os transtornos, conforme estabelecido na teoria. Contudo, na prática clínica, essa distinção torna-se significativamente mais complexa, dado que as manifestações sintomatológicas frequentemente se sobrepõem, dificultando a identificação precisa de quais sintomas são atribuíveis a cada transtorno.

A coexistência do TDAH e transtornos de ansiedade está associada a uma complexa sobreposição de sintomas, como dificuldades de concentração, inquietação e irritabilidade (Antshel & Barkley, 2011). No entanto, a etiologia desses sintomas pode ser diferenciada. A desatenção no TDAH é caracterizada principalmente pela dificuldade em manter a atenção e se concentrar, enquanto no transtorno de ansiedade, a desatenção é frequentemente secundária a preocupações excessivas e ruminativas (Barkley, 2014).

A inquietação associada ao TDAH tende a se manifestar como hiperatividade motora, enquanto na ansiedade, a inquietação está mais relacionada à tensão interna e ao medo (Loo & Makeig, 2012). Essa sobreposição de sintomas torna o diagnóstico clínico desafiador, uma vez que pode ser difícil distinguir os sintomas do TDAH dos sintomas ansiosos (Kessler *et al.*, 2006).

Vulnerabilidade neurobiológica, ambiental e psicológica

Do ponto de vista neurobiológico, tanto o TDAH quanto os transtornos de ansiedade estão associados a alterações em regiões cerebrais cruciais, como o córtex pré-frontal e o sistema límbico. Estes circuitos são fundamentais para a regulação emocional, o controle de impulsos e as funções executivas, e disfunções nestes sistemas podem contribuir para a manifestação dos sintomas em ambas as condições (Huss *et al.*, 2018). Ademais, as disfunções nos sistemas dopaminérgico e noradrenérgico podem ajudar a explicar a comorbidade entre o TDAH e os transtornos de ansiedade, uma vez que ambos os sistemas são essenciais para a regulação do comportamento e das respostas emocionais.

Além dos fatores neurobiológicos, aspectos ambientais e sociais desempenham um papel significativo na manifestação da comorbidade. Indivíduos com TDAH, especialmente os não diagnosticados, são mais vulneráveis ao desenvolvimento de transtornos de ansiedade devido às dificuldades recorrentes em múltiplos contextos. Dificuldades acadêmicas persistentes, expectativas de desempenho sem o devido suporte, e a sensação de inadequação em relação aos padrões sociais são fatores de risco para o desenvolvimento de transtornos de ansiedade em indivíduos com TDAH (Biederman *et al.*, 2006).

Estudos apontam que os indivíduos com TDAH enfrentam uma maior probabilidade de experimentarem estressores psicossociais, como o bullying escolar e a marginalização social, fatores que podem agravar o quadro de ansiedade (Gomez; Stavropoulos & Watson, 2020). Além disso, a estigmatização e os rótulos sociais depreciativos como "preguiçoso" ou "incapaz", frequentemente exacerbam essa vulnerabilidade (Faraone *et al.*, 2000).

De acordo com um estudo de Robledo-Ramón e García-Sánchez (2012), a sensação de inadequação e a constante percepção de fracasso social e acadêmico podem ser determinantes no desenvolvimento de um transtorno de ansiedade, criando um ciclo vicioso de baixa autoestima e aumento dos sintomas ansiosos.

Diferenciação diagnóstica entre TDAH e transtornos de ansiedade

Para distinguir entre o TDAH e os transtornos de ansiedade, deve-se considerar uma análise detalhada da história clínica do paciente, a evolução temporal dos sintomas, e seu impacto em múltiplos contextos. Os sintomas do TDAH, geralmente presentes desde a infância (criteriosamente surgem antes dos 12 anos), são persistentes e pervasivos, enquanto os sintomas de ansiedade frequentemente surgem após fatores estressores específicos, podem ser mais situacionais e eclodir em qualquer idade (APA, 2022; Jensen *et al.*, 2001). Instrumentos padronizados de avaliação como questionários e testagens neuropsicológicas podem auxiliar no diagnóstico.

Intervenções terapêuticas

O manejo clínico de indivíduos com comorbidade de TDAH e transtornos de ansiedade deve ser abrangente e personalizado. A terapia cognitivo-comportamental (TCC) é eficaz no manejo de ambas as condições, auxiliando na modificação de padrões de pensamento disfuncionais e no desenvolvimento de habilidades de enfrentamento.

Estratégias ambientais também impactam positivamente nas duas condições. A combinação de estratégias terapêuticas, tanto farmacológicas quanto comportamentais, pode ser necessária, com o acompanhamento rigoroso de profissionais de saúde.

A escolha do medicamento deve considerar a predominância dos sintomas. Estimulantes, como o metilfenidato, são o padrão-ouro para o TDAH, enquanto inibidores seletivos da recaptação de serotonina (ISRS), por exemplo, são a primeira indicação para transtornos de ansiedade. Em casos de comorbidade, pode ser necessária a combinação desses fármacos, sempre sob supervisão médica rigorosa.

É fundamental o cuidado do profissional prescritor quando indicar um psicoestimulante para um indivíduo com TDAH e ansiedade, pois o próprio medicamento tem como efeito adverso o incremento de sintomas ansiosos. Nesse caso, cabe considerar inicialmente a estabilização do transtorno de ansiedade, começando (ou não) o psicoestimulante num segundo momento. Por vezes, a diminuição da ansiedade já impacta na melhora da funcionalidade do indivíduo com TDAH e, com medidas comportamentais, esse é controlado. Outras opções, como a clonidina e a atomoxetina, podem ser consideradas nesse paciente.

Considerações finais

A coexistência de TDAH e transtornos de ansiedade está associada a um curso clínico mais grave, incluindo maior comprometimento funcional e um risco aumentado de outras comorbidades, como a depressão e o uso de substâncias (Kessler *et al.*, 2006).

A comorbidade entre TDAH e transtornos de ansiedade dificulta a diferenciação diagnóstica, sendo necessário um olhar clínico especializado para garantir a implementação de estratégias terapêuticas adequadas. A identificação precoce e o tratamento integrado dessas condições são cruciais para melhorar os desfechos clínicos e a qualidade de vida dos indivíduos afetados.

Referências

ADLER, L. A. *et al.* Training raters to assess adult ADHD: reliability of ratings. *Journal of Attention Disorders*, v. 8, n. 3, 2005.

AMERICAN PSYCHIATRIC ASSOCIATION (APA). *Diagnostic and statistical manual of mental disorders: DSM-5-TR.* Arlington: American Psychiatric Association, 2022.

ANTSHEL, K. M.; BARKLEY, R. Overview and historical background of attention deficit hyperactivity disorder. In: EVANS, S. W.; HOZA, B. (eds.), Treating attention deficit hyperactivity disorder: assessment and intervention in developmental context. *Princeton*: Civic Research Institute, 2011. pp. 1–30.

BARKLEY, R. A. *Attention-deficit hyperactivity disorder*: a handbook for diagnosis and treatment. 4. ed. Nova Iorque: Guilford Press, 2014.

BIEDERMAN, J. *et al.* Psychopathology in females with attention-deficit/hyperactivity disorder: a controlled, five-year prospective study. *Biological Psychiatry*, v. 60, n. 10, p. 1098-1105, 2006.

FARAONE, S. V. *et al.* The worldwide prevalence of ADHD: is it an American condition? *World Psychiatry*, v.2, n. 2, p. 104-113, 2003.

GOMEZ, R.; STAVROPOULOS, V.; WATSON, S. Measurement invariance across adult self-ratings of current and retrospective childhood ADHD symptoms. *Journal of Psychopathology and Behavioral Assessment*, v. 42, n. 3, p. 475–487, 2020.

HUSS, M. *et al.* Long-term safety and efficacy of guanfacine extended release in children and adolescents with ADHD. *European Child & Adolescent Psychiatry*, v. 27, p. 1283-1294, 2018.

JENSEN, P. S. *et al.* Findings from the NIMH Multimodal Treatment Study of ADHD (MTA): implications and applications for primary care providers. *Journal of Developmental and Behavioral Pediatrics*, v. 22, n. 1, p. 60-73, 2001.

KESSLER, R. C. *et al.* The prevalence and correlates of adult ADHD in the United States: results from the national comorbidity survey replication. *American Journal of Psychiatry*, v. 163, n. 4, p. 716-723, 2006.

LOO, S. K.; MAKEIG, S. Clinical utility of EEG in attention-deficit hyperactivity disorder: a research update. *Neurotherapeutics*, v. 9, n. 3, 2012.

POSNER, M. I. *et al.* Developing attention: behavioral and brain mechanisms. *Adv Neurosci* (Hindawi), v. 2014, 2014.

ROBLEDO-RAMÓN, P.; GARCIA-SÁNCHEZ, J. N. Perceptions of the situation of families with children with learning disabilities and ADHD. *International Journal for Research in Learning Disabilities*, v. 1, n. 1, p. 55-78, 2012.

WILENS, T. E. *et al.* Does ADHD predict substance-use disorders? A 10-year follow--up study of young adults with ADHD. *Journal of the American Academy of Child & Adolescent Psychiatry*, v. 50, n. 6, p. 543-553, 2011.

CAPÍTULO 18

TEA E TDAH

O transtorno do espectro autista (TEA) e o transtorno do déficit de atenção com hiperatividade (TDAH) são transtornos do neurodesenvolvimento frequentemente coexistentes e que compartilham bases genéticas. Estudos sugerem um *continuum* entre os transtornos, mas distinções clínicas seguem sendo fundamentais para o diagnóstico e tratamento adequados.

Mariana Soffientini

MARIANA SOFFIENTINI

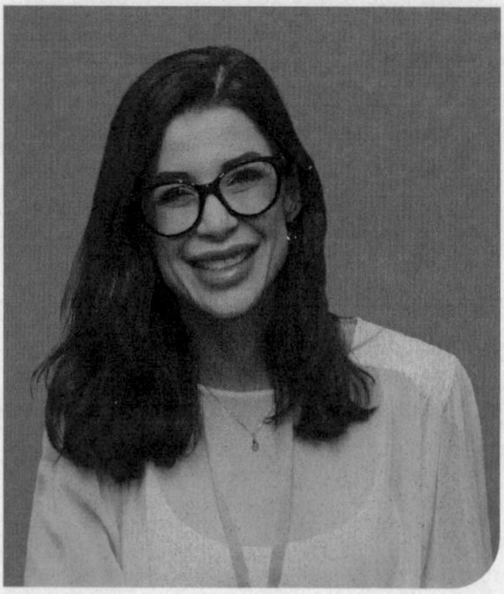

Médica Neurologista Infantil e Pediatra pela UFRJ, com título de especialista em Neurologia Infantil pela Academia Brasileira de Neurologia e em Pediatria pela Sociedade Brasileira de Pediatria. Área de atuação em transtornos do neurodesenvolvimento, especificamente o transtorno do espectro autista, com foco no diagnóstico precoce do TEA. Pós-graduanda em ABA. Coordenadora da área de autismo na plataforma @Neurowiser. Professora convidada de pós-graduações e autora de diversos capítulos em livros de referência.

Contatos: mariana.neuroped@gmail.com
Instagram: @neurologiapediatrica

O transtorno do espectro autista (TEA) e o transtorno do déficit de atenção com hiperatividade (TDAH) são transtornos do neurodesenvolvimento altamente prevalentes, frequentemente coocorrentes e que compartilham aspectos fenotípicos e genéticos (Antshel & Russo, 2019). Historicamente, esses transtornos eram considerados mutuamente excludentes, mas com o avanço das pesquisas e a publicação do *DSM-5*, o diagnóstico conjunto foi validado (APA, 2013).

Diferenciar TEA e TDAH é um desafio: ao mesmo tempo em que há sobreposição significativa nos sintomas, existem diferenças importantes em termos de cognição social, padrões de comportamento e funcionamento executivo. Compreender essas diferenças é essencial para um diagnóstico acurado, tema que será abordado no capítulo.

A associação entre TEA e TDAH

O TDAH é a comorbidade mais frequente no TEA, com prevalência entre 40% e 70% dos casos (Antshel & Russo, 2019), e a sobreposição entre esses transtornos pode ser explicada por fatores genéticos e neurobiológicos compartilhados. Estudos de gênese molecular identificaram que genes relacionados à regulação dopaminérgica estão envolvidos tanto no TEA quanto no TDAH (Craig *et al.*, 2016). Além disso, estudos de neuroimagem funcional demonstram alterações na conectividade entre o córtex pré-frontal e o estriado, regiões essenciais para o controle inibitório e a regulação do comportamento (Kern *et al.*, 2015).

Para que um indivíduo receba o diagnóstico de TEA e TDAH, é necessário que os critérios estabelecidos pelo *DSM-5* sejam rigorosamente preenchidos para ambos os transtornos. No entanto, algumas pessoas com TDAH apresentam características típicas do TEA (ex.: alterações sensoriais, comportamentos repetitivos e estereotipias) sem satisfazerem todos os critérios diagnósticos.

Nesses casos, os indivíduos podem ser considerados como parte do fenótipo ampliado do TEA, o que se atribui à "sobreposição" genética. Essa perspectiva reforça a necessidade de um olhar clínico mais refinado, a fim de diferenciar manifestações sutis de TEA de traços isolados que podem ocorrer no TDAH sem que se configure um diagnóstico.

Importância do diagnóstico diferencial

Diferenciar TEA e TDAH é essencial para que não se comprometam as intervenções, a qualidade de vida e a inclusão (Hours; Ricasens & Baleyte, 2022). Crianças com TDAH podem não receber um diagnóstico de TEA quando os sintomas de hiperatividade e impulsividade sobrepõem os padrões comportamentais do TEA.

Além disso, crianças com linguagem preservada podem inicialmente não levantar a suspeita do TEA, visto que muitas pessoas ainda têm uma visão engessada do autismo, associando-o apenas a perfis com baixo engajamento social, necessidade de suporte para comunicação e presença de comportamentos externalizados.

Similaridades e diferenças entre TEA e TDAH

Apesar das avaliações neuropsicológicas serem de grande auxílio na diferenciação, a sutileza da avaliação clínica e a escuta atenta do profissional são determinantes para um diagnóstico preciso. É na observação minuciosa do paciente e na compreensão de suas dificuldades que se encontra a chave para diferenciar essas condições.

Ambos os transtornos envolvem dificuldades no controle inibitório, desregulação emocional e déficits na interação social. A impulsividade é comum, podendo se manifestar em comportamentos desorganizados no TDAH e em respostas sociais atípicas no TEA. Além disso, ambos podem apresentar déficits em habilidades de planejamento e organização, comprometendo o desempenho acadêmico e social. No entanto, há diferenças fundamentais nos mecanismos subjacentes a cada transtorno.

Idade de apresentação dos sintomas

A idade de manifestação dos sintomas é um dos principais aspectos diferenciais entre TEA e TDAH. O TEA tende a ter manifestação mais precoce, frequentemente desde os primeiros meses de vida. Pais e cuidadores costumam relatar dificuldades no contato visual, menor interesse por interações sociais e atraso no desenvolvimento da comunicação antes dos 12 meses de idade. O comprometimento precoce de linguagem é um marcador importante do TEA e o diagnóstico pode ser estabelecido com precisão a partir dos 14 meses (Pierce *et al.*, 2019).

Já no TDAH, os sintomas tendem a ter um pico de reconhecimento na idade escolar, quando as demandas atencionais e comportamentais se tornam mais exigentes. Alguns sinais precoces, como inquietação motora exacerbada, dificuldades na regulação emocional e impulsividade, podem estar presentes desde a primeira infância, mas podem ser interpretados como variações normais do desenvolvimento até que tragam impactos.

Devemos saber diferenciar os sintomas de um possível TDAH das mais diversas causas de agitação e hiperatividade, como, por exemplo, as imaturidades do processamento sensorial, deficiência intelectual, dificuldades de atenção compartilhada e de comunicação. Isso é especialmente relevante em crianças menores de seis anos.

Alterações comportamentais

TDAH e TEA podem cursar com comportamentos impulsivos e dificuldades em regular respostas ao ambiente. No entanto, enquanto indivíduos com TDAH apresentam hiperatividade motora, desatenção situacional e comportamento desorganizado, aqueles com TEA tendem a demonstrar padrões de comportamento mais repetitivos e inflexíveis e dificuldades na adaptação a mudanças (Craig *et al.*, 2016).

Interesses específicos e restritos também estão presentes no TDAH, mas são mais marcantes no TEA, em que rituais e o foco em temas restritos pode ser mais intenso. Crianças com TEA apresentam resistência a mudanças e rituais rígidos, enquanto no TDAH há maior variação nos interesses.

Alterações na cognição social, comunicação e linguagem

A cognição social refere-se à capacidade de compreender e interpretar pensamentos, emoções, intenções e comportamentos de outras pessoas com base em pistas sociais, como expressões faciais e linguagem corporal. Envolve habilidades como a tomada de perspectiva e a compreensão de contextos sociais, sendo essencial para a interação interpessoal e a adaptação social (Mundy, 2018).

No TEA, há um comprometimento significativo da cognição social. Indivíduos com TEA podem ter dificuldades em manter a reciprocidade social e exibir comportamentos socialmente atípicos, como a insistência em temas restritos durante conversas ou a dificuldade em captar ironias e sarcasmo. Além disso, há uma tendência ao uso de uma linguagem mais formal e repetitiva, tornando as interações menos espontâneas. Essa dificuldade pode levar a mal-entendidos e desafios na construção de relacionamentos interpessoais.

No TDAH, também existem dificuldades sociais, mas estas são mais sutis e geralmente resultam da impulsividade e desatenção. Crianças com TDAH podem interromper conversas com frequência, ter dificuldades em manter a atenção em diálogos prolongados e mudar abruptamente de assunto, dificultando a continuidade da interação (Antshel & Russo, 2019).

Embora geralmente apresentem boas intenções sociais, podem ter dificuldades em perceber sutilezas na comunicação e em ajustar seu comportamento para o contexto. Diferente do TEA, em que o prejuízo na cognição social é central, no TDAH as dificuldades sociais são mais situacionais e podem melhorar com o desenvolvimento da autorregulação e habilidades sociais.

Funções executivas

As funções executivas são um conjunto de habilidades cognitivas essenciais para o controle e regulação do comportamento, permitindo que ele seja orientado por objetivos. Estas funções incluem a memória de trabalho, o controle inibitório e a flexibilidade cognitiva.

Cada transtorno apresenta um padrão típico de comprometimento dessas funções. Segundo Townes *et al.* (2023), indivíduos com TEA e TDAH compartilham déficits em planejamento, memória de trabalho e controle inibitório, mas com perfis distintos. Crianças com TDAH demonstram maior comprometimento na inibição de respostas impulsivas e na organização de tarefas, refletindo dificuldades em manter o foco e concluir atividades de forma estruturada. Além disso, há uma maior variabilidade no desempenho cognitivo, especialmente em tarefas que exigem atenção sustentada e resistência à distração.

Por outro lado, indivíduos com TEA apresentam maior dificuldade em flexibilidade cognitiva e alternância entre diferentes tarefas. Isso se traduz em uma rigidez comportamental mais evidente, com maior resistência a mudanças e dificuldades em adaptar estratégias frente a novas demandas.

Enquanto no TDAH há uma dificuldade em manter a atenção em um único foco por tempo prolongado, no TEA, a perseveração excessiva em determinados interesses pode comprometer a adaptabilidade e a tomada de decisão em situações dinâmicas. Assim, embora existam semelhanças nos déficits executivos, as manifestações comportamentais e suas implicações funcionais variam consideravelmente entre os transtornos.

Processamento sensorial

A disfunção de integração sensorial é definida como a dificuldade do cérebro em processar, organizar e interpretar informações recebidas pelos diferentes sistemas sensoriais. Essa disfunção pode resultar em respostas adaptativas motoras, comportamentais, emocionais ou atencionais inadequadas (Suarez, 2012).

Ambos os transtornos apresentam alterações no processamento sensorial, com sintomas que refletem dificuldades na modulação de estímulos. No TEA, a hiper ou hiporreatividade a estímulos sensoriais está presente em uma ampla gama de modalidades, como sons, luzes, texturas e temperaturas. Esses sintomas estão bem documentados no *DSM-5*, sendo considerados parte do 4º grupo de critérios comportamentais (Antshel & Russo, 2019).

Já no TDAH, a reatividade sensorial é frequentemente caracterizada por respostas intensas ou distração exacerbada em ambientes sensorialmente carregados, embora de forma menos estruturada em comparação ao TEA (Hours; Ricasens & Baleyte, 2022).

É sempre válido reforçar que as alterações de processamento sensorial são parte dos critérios diagnósticos do TEA, sendo considerados marcadores distintivos da condição em comparação a outros transtornos do neurodesenvolvimento. Sendo assim, é fundamental que clínicos considerem a possibilidade de um diagnóstico de TEA quando tais características forem evidentes (Hours; Ricasens & Baleyte, 2022). Negligenciar essa associação pode atrasar o diagnóstico de TEA, comprometendo a introdução de intervenções específicas.

Seria o TEA e o TDAH um *continuum* diagnóstico?

Como TEA e TDAH compartilham diversas características, a ideia de que eles façam parte de um mesmo espectro tem ganhado espaço na literatura (Kern *et al.*, 2015). O estudo aponta semelhanças em padrões de conectividade cerebral e fatores genéticos, sugerindo que algumas manifestações clínicas do TDAH possam ser variações mais leves de processos presentes no TEA. Além disso, ambos os transtornos apresentam dificuldades em regulação emocional, processamento sensorial e funções executivas, indicando uma possível sobreposição de mecanismos subjacentes.

Conclusão

Reconhecer a sobreposição entre TEA e TDAH é essencial para um diagnóstico preciso e intervenções adequadas. O avanço das pesquisas possibilitará abordagens terapêuticas cada vez mais eficazes, mas uma avaliação clínica minuciosa continua sendo a chave para um diagnóstico preciso.

Referências

AMERICAN PSYCHIATRIC ASSOCIATION (APA). *Diagnostic and statistical manual of mental disorders: DSM-5.* Arlington: American Psychiatric Publishing, 2013.

ANTSHEL, K.; RUSSO, N. Autism spectrum disorders and ADHD: overlapping phenomenology, diagnostic issues, and treatment considerations. *Current Psychiatry Reports*, v. 21, n. 5, 2019.

CRAIG, F. *et al.* A review of executive function deficits in autism spectrum disorder and attention-deficit/hyperactivity disorder. *Neuropsychiatric Disease and Treatment*, v. 12, 2016.

HOURS, E.; RECASENS, M.; BALEYTE, J. M. ASD and ADHD comorbidity: what are we talking about? *Frontiers in Psychiatry*, v. 13, 2022.

KERN, J. K. *et al.* Are ASD and ADHD a continuum? A comparison of pathophysiological similarities between the disorders. *Journal of Attention Disorders*, v. 19, n. 9, p. 805-827, 2015.

MUNDY, P. A review of joint attention and social-cognitive brain systems in typical development and autism spectrum disorder. *The European Journal of Neuroscience*, v. 47, n. 6-514, 2018.

PIERCE, K. *et al.* Evaluation of the diagnostic stability of the early autism spectrum disorder phenotype in the general population starting at 12 months. *JAMA Pediatrics*, v. 173, n. 6, p. 578-587, 2019.

SUAREZ, M. A. Sensory processing in children with autism spectrum disorders and impact on functioning. *Pediatric Clinics of North America*, v. 59, n. 1-214, 2012.

TOWNES, P.; GORDON, C. T.; LEE, C.; SHERMAN, E. Do ASD and ADHD have distinct executive function deficits? A systematic review and meta-analysis. *Journal of Attention Disorders*, v. 27, n. 14, 1571-1582, 2023.

CAPÍTULO 19

Conflitos e conexões

O duplo impacto do TDAH e do TOD na infância

Estudos indicam que cerca de 28,9% das pessoas diagnosticadas com transtorno do déficit de atenção com hiperatividade (TDAH) também apresentam, de forma comórbida, o transtorno de oposição desafiante (TOD) – e vice-versa. Essa sobreposição significativa entre os dois transtornos pode influenciar de maneira decisiva o desenvolvimento e o prognóstico de crianças e adolescentes, comprometendo suas relações sociais e provocando prejuízos potencialmente duradouros e graves ao longo do tempo.

Victor Alves Rodrigues

VICTOR ALVES RODRIGUES

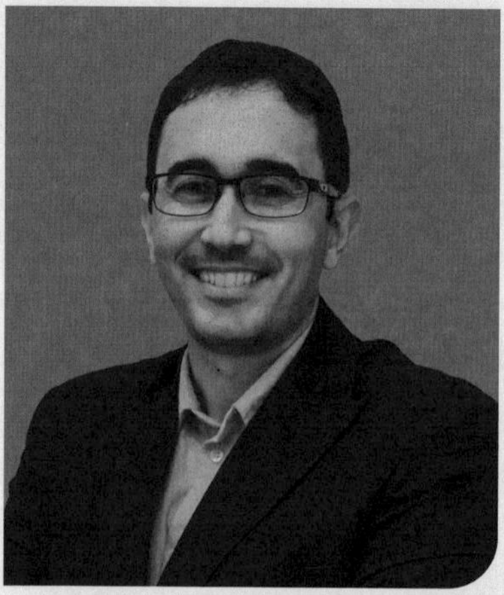

Graduação em Medicina pela Universidade Estadual do Sudoeste da Bahia (UESB). Residência Médica em Pediatria pelo Hospital Universitário Clemente de Farias/Universidade Estadual de Montes Claros (Unimontes). Residência Médica em Neurologia Infantil pelo Hospital Universitário de Brasília/UnB – DF. Curso de Atualização em Neurogenética pelo Hospital Israelita Albert Einstein – SP. Curso de Aperfeiçoamento de Doenças Neurogenéticas de Início na Infância pela Faculdade de Medicina da Universidade de São Paulo (FMUSP). Curso de Neurofisiologia Clínica pela Sociedade Brasileira de Neurofisiologia Clínica (SBNC). Curso de Neurogenética pela Academia Brasileira de Neurologia do Distrito Federal. Membro da Sociedade Brasileira de Neurologia Infantil (SBNI). Pós-graduado em Psiquiatria e Saúde Mental da Infância e da Adolescência pelo Child Behavior Institute – CBI of Miami. Coautor dos livros *Simplificando o autismo*, *Espectro autista feminino* e *Condutas em neurologia infantil* (4ª edição). Professor da capacitação em autismo: CTC – Certificação Thiago Castro.

Contatos: www.drvictorneuropediatra.com.br
atendimento@drvictorneuropediatra.com.br
Instagram: @drvictorneuropediatra
73 99955 1919
73 99955 1909

Introdução

A infância e a adolescência delimitam um período de grandes mudanças corporais, neurológicas e psíquicas. Não bastasse a ocorrência de mudanças intrínsecas ao indivíduo, relativas ao crescimento e ao desenvolvimento biológicos, ainda existem contextos sociais e educacionais complexos que são desenvolvidos ao longo dessa fase.

Para muitas crianças e adolescentes, esse processo transcorre de maneira relativamente tranquila, com desafios naturais do desenvolvimento. Entretanto, para aquelas diagnosticadas com transtorno do déficit de atenção com hiperatividade (TDAH) e transtorno de oposição desafiante (TOD), a jornada pode ser significativamente mais complexa e conflituosa. Esses transtornos prejudicam consideravelmente a performance comportamental desses indivíduos, a ponto de impactar negativamente suas relações sociais em diversos ambientes, podendo estabelecer prejuízos incalculáveis ao longo do tempo.

Compreendendo o TDAH e o TOD

O TDAH pode ser definido, de maneira mais simples, como um transtorno neurobiológico caracterizado por um padrão persistente e prejudicial de desatenção, hiperatividade e impulsividade. Indivíduos com TDAH, frequentemente, têm dificuldade em manter o foco, em concluir tarefas que exigem esforço mental ou controlar seus impulsos, o que pode gerar frustrações tanto para eles próprios quanto para outras pessoas ao seu redor.

Esse padrão persistente de dificuldades interfere no funcionamento e no desenvolvimento das pessoas afetadas por essa condição (APA, 2023). O TDAH tem início na infância, e é necessário que vários sintomas que caracterizam o transtorno estejam presentes antes que o indivíduo ultrapasse os 12 anos (APA, 2023).

O TOD, por sua vez, é um transtorno do comportamento que se manifesta por padrões persistentes de desobediência, hostilidade e desafio às figuras de autoridade presentes na vida do indivíduo. As crianças com TOD tendem a reagir de maneira exagerada a ordens e regras, recusando-se a cumprir instruções e entrando em conflitos frequentes com pais, professores e colegas.

No *DSM-5-TR* (APA, 2023), a condição é caracterizada como um comportamento marcado por humor raivoso/irritável, de comportamento questionador/desafiante ou índole vingativa, com duração de pelo menos seis meses. A quantidade mínima para firmar o diagnóstico seria de pelo menos quatro sintomas dos critérios propostos. Esses comportamentos existem na interação com pelo menos um indivíduo, mas que não seja exclusivamente com um irmão.

Quando esses dois transtornos coexistem, o impacto individual e coletivo pode ser ainda maior. Ambos pertencem ao grupo dos transtornos externalizantes, cujos sintomas são a expressão mais direta da dificuldade em controlar o próprio comportamento (Kaźmierczak-Mytkowska *et al.*, 2022). As dificuldades de autorregulação do TDAH, somadas à resistência intensa que é característica do TOD, criam um ambiente de tensão e desafios constantes. Entender essa dinâmica comportamental é o primeiro passo para encontrar estratégias eficazes de manejo desses indivíduos, bem como para promover conexões positivas ao longo do tempo.

Os conflitos

Os comportamentos externalizantes que marcam o TDAH e o TOD causam dificuldades na regulação do comportamento e nas interações, que são problemáticas com o meio externo. Essa sintomatologia externalizante tende a se manifestar desde a infância, alcançando seu pico na adolescência (Moffitt *et al.*, 2001).

A evolução desses sintomas dos dois transtornos é tema de vários estudos longitudinais de seguimento populacional. Pesquisas indicam que os sintomas de TDAH, geralmente, são amenizados durante a progressão da infância para a adolescência (Atherton *et al.*, 2020). Já o mesmo não acontece com os sintomas que acompanham o TOD, esses se intensificam levemente no final da infância e atingem um ápice durante o período da adolescência, mas posteriormente declinam ao final dessa fase (Atherton *et al.*, 2020).

As relações familiares de indivíduos com TDAH podem ser marcadas por conflitos e interações negativas. Esses indivíduos costumam apresentar uma autoestima mais baixa quando comparados com controles sem o transtorno. No convívio social, enfrentam maiores desafios, sendo frequentemente alvo de rejeição, negligência ou provocações por parte dos pares. Essas dificuldades sociais também estão relacionadas a um risco significativamente maior de desenvolvimento do transtorno da conduta na adolescência e/ou transtorno de personalidade antissocial na vida adulta (APA, 2023).

As conexões

A relação entre TDAH e TOD é amplamente documentada. Estudos sugerem que aproximadamente 28,9% dos indivíduos com um desses transtornos também apresentam o outro de maneira comórbida (Mohammadi *et al.*, 2020). Estima-se que cerca de 48% a 67% dos pacientes com TDAH também sofrem de TOD ou transtorno de conduta (Connor; Steeber & Mcburnett, 2010; Thiruchelvam; Charach & Scharach, 2001). Esses dados indicam uma forte interseção entre os dois transtornos, exigindo um estudo mais detalhado sobre os fatores ambientais e biológicos que os influenciam.

A prevalência do TOD e do TDAH, na população geral, pode variar muito. O TOD pode ter uma prevalência que oscila de 1% a 11% (prevalência média estimada de 3,3%) (APA, 2023). Esse transtorno é mais prevalente em meninos, proporção aproximada de 1,59 meninos para cada menina afetada, mas essa proporção está circunscrita a um período anterior à adolescência (APA, 2023).

Pesquisas populacionais sugerem que o TDAH ocorre em, aproximadamente, 7,2% das crianças no mundo. Já foi visto que existe uma ampla diferença de prevalência entre as populações de países analisados, podendo oscilar de 0,1% até valores de 10,2% de prevalência do transtorno em crianças e adolescentes. É pontuado, no *DSM-5-TR* (APA, 2023), que a prevalência do TDAH é significativamente maior em populações institucionalizadas, tais como crianças de lares adotivos ou ambientes prisionais.

A análise comportamental de indivíduos com TDAH e TOD deve ir além do exame dos sintomas individuais relatados. A análise deve incluir e explorar os prejuízos existentes na dinâmica das interações sociais e familiares. É justamente a dimensão desse padrão de interações problemáticas com pais, professores e colegas que deve ser analisada ao longo do tempo, para que se possa estabelecer a intensidade/gravidade dos prejuízos desses transtornos.

Um dilema frequente na literatura e também na rotina diária de atendimentos é determinar se a hostilidade do ambiente é causa ou consequência do comportamento opositor e impulsivo desses indivíduos. Para essa questão, ainda não temos uma resposta definitiva. Entretanto, sabemos que o TOD é mais prevalente nas famílias cujo cuidado à criança é interrompido por uma sucessão de diferentes cuidadores (APA, 2023). É provável que a troca de cuidadores faça com que a criança/adolescente perca o respeito pela autoridade daqueles e que o indivíduo evolua com a sintomatologia em questão.

Outro aspecto a ser considerado é que crianças e adolescentes com TOD apresentam maior probabilidade de vivenciar rejeição por parte dos pares e dificuldades nos relacionamentos interpessoais. A ocorrência de rejeição por parte dos pares, também pode ser vista nas relações sociais de indivíduos com sintomas marcados por hiperatividade e impulsividade (APA, 2023).

Assim, a rejeição social por parte de terceiros é outro ponto negativo no desenvolvimento desses indivíduos; esse contexto de rejeição pode trazer consigo um risco adicional de surgimento de comorbidades relacionadas ao humor e a comportamentos ansiosos.

No que diz respeito ao aprendizado, crianças e adolescentes afetados por esses transtornos podem apresentar prejuízos consideráveis. Os indivíduos com TOD, habitualmente, tendem a resistir a tarefas escolares ou profissionais que exijam seu envolvimento, pois têm dificuldade em se conformar às exigências impostas por outras pessoas e, frequentemente, têm comportamento marcado por negatividade, hostilidade e desafio durante essas atividades.

Alguns indivíduos com TDAH podem desenvolver atitudes opositoras secundárias à dificuldade de executar tarefas que exijam esforço mental, mas esse comportamento opositor é, na maioria das vezes, desvalorizado como sintoma, nesse caso pode existir uma falha em realizar um diagnóstico diferencial ou mesmo comórbido da condição (APA, 2023).

Cuffe *et al.* (2020) observaram que crianças com TDAH, com ou sem TOD, tiveram maiores chances de cursar com desempenho escolar abaixo da média quando comparadas a crianças sem transtorno. O risco de pior desempenho escolar visto em indivíduos com TDAH isolado e TDAH combinado com TOD foi, em ambas, aproximadamente, o dobro daquele com TOD isolado (Cuffe *et al.*, 2020). Entretanto, o risco de retenção escolar entre os grupos foi semelhante – TDAH isolado e TDAH combinado com TOD (Cuffe *et al.*, 2020).

Noordermeer *et al.* (2020) realizaram estudos comparativos de dificuldades cognitivas em indivíduos com TDAH e com ou sem TOD comórbido. Os resultados apontam para a ideia de que o TDAH com TOD comórbido é um conjunto mais grave de TDAH em termos de funcionamento neurocognitivo. Foi visto que indivíduos com TDAH + TOD apresentaram anormalidades em todos os testes para função executiva e para o processamento temporal. Já os indivíduos com TDAH isolado apresentaram anormalidades apenas em metade dos testes propostos, em comparação com os controles; as anormalidades no reconhecimento de emoções faciais foram mais específicas para TOD comórbido (Noordermeer *et al.*, 2020).

Embora o TDAH seja mais prevalente em indivíduos do sexo masculino, são as mulheres com o transtorno que apresentam as maiores taxas de comorbidades, especialmente TOD, transtorno do espectro autista (TEA), transtornos da personalidade e transtornos por abuso de substâncias (TUS) (APA, 2023). Segundo o *DSM-5-TR*, o TOD coexiste com o TDAH em cerca de metade das crianças com a apresentação combinada e em aproximadamente um quarto daquelas com a apresentação predominantemente desatenta (APA, 2023).

Um estudo finlandês que acompanhou uma coorte de nascimentos de 1986 por 33 anos realizou análises de dados da assistência médica nacional para identificar diagnósticos por TUS até os 33 anos. A amostra incluiu 6.278 participantes, sendo 49,5% do sexo masculino. O TDAH aos 16 anos foi identificado, com base em avaliações feitas pelos pais, utilizando o questionário *Strengths and Weaknesses of ADHD Symptoms and Normal Behaviors* (SWAN). Foi considerado como critério de corte os 5% de indivíduos com pontuações mais altas.

A análise estatística indicou que 552 participantes (8,8%) apresentavam a condição de TDAH aos 16 anos, e 154 (2,5%) foram diagnosticados com TUS ao longo do acompanhamento. O TDAH na adolescência foi associado a um risco significativamente maior de desenvolver TUS na vida adulta (Mustonen *et al.*, 2023). Após reanálises com ajustes para fatores como sexo, estrutura familiar, transtornos psiquiátricos dos pais e uso precoce de substâncias, essa associação permaneceu significativa. O risco de apresentar TUS ao longo da evolução continuou elevado em indivíduos com TDAH, mas independentemente da presença de sintomas de TOD (Mustonen *et al.*, 2023).

Por fim, a avaliação dos sintomas de oposição é uma parte essencial da triagem e do diagnóstico de um indivíduo com TDAH e, certamente, deve incluir a contribuição dos pais, de educadores ou das pessoas que participam do seu convívio social. Os portadores de TDAH, durante autoavaliações referidas, costumam se identificar como pessoas que apresentam, mais facilmente, raiva e frustração, reagindo emocionalmente, de maneira exagerada, em vários contextos (APA, 2023).

Os sintomas comórbidos de TOD ou transtorno de conduta nos pacientes com TDAH podem ter um impacto significativo no curso e no prognóstico desses pacientes e podem existir diferenças nas respostas ao tratamento comportamental e farmacológico (Connor; Steeber & Mcburnett, 2010). Embora as evidências clínicas ainda permaneçam limitadas, alguns medicamentos estimulantes e não estimulantes mostraram eficácia no tratamento dos principais sintomas de TDAH e sintomas de oposição (Connor; Steeber & Mcburnett, 2010).

Existe a sugestão de que os medicamentos usados para controle sintomático do TDAH persistem mantendo eficácia para o controle de sintomas do TDAH com TOD comórbido. Pode existir um potencial risco de surgimento de comportamentos disruptivos com o uso dessas medicações para tratamento de pacientes com quadros combinados (TDAH e TOD).

Outra dificuldade na condução/tratamento desses indivíduos seria o aumento de risco de descontinuação do tratamento medicamentoso em pacientes que apresentam as duas condições, entretanto, esse ponto ainda apresenta muita divergência na literatura (Thiruchelvam; Charach & Scharach, 2001). Do ponto de vista clínico, a diferenciação entre esses transtornos, ou mesmo a conclusão de condições comórbidas, é crucial para o manejo desses indivíduos.

Crianças e adolescentes com TDAH podem se beneficiar de intervenções focadas no desenvolvimento de habilidades executivas, enquanto aqueles com TOD necessitam de estratégias que priorizem o controle emocional e a adaptação comportamental. A terapia cognitivo-comportamental (TCC) e o treinamento parental são ferramentas essenciais para ambos os transtornos, mas abordagens específicas devem ser aplicadas a depender do transtorno predominante.

Conclusão

Lidar com o TDAH e o TOD na infância exige compreensão, paciência e estratégias eficazes. Os desafios enfrentados por essas crianças podem impactar diversos aspectos da vida, como o ambiente familiar, o desempenho escolar e as relações sociais.

No entanto, com uma abordagem adequada, é possível transformar conflitos em oportunidades de aprendizado e desenvolvimento. A adoção de estratégias, como rotinas estruturadas, comunicação clara, reforço positivo e técnicas de regulação emocional, pode fazer uma grande diferença no comportamento e na autoestima dessas crianças.

Além disso, a colaboração entre pais, educadores e profissionais que assistem o indivíduo é essencial para criar um ambiente que favoreça seu crescimento e bem-estar. Embora as dificuldades sejam reais, é importante reconhecer que essas crianças e adolescentes também possuem qualidades únicas, como criatividade, energia e paixão por aquilo que as motiva.

Quando recebem apoio adequado, podem desenvolver habilidades valiosas e alcançar seu potencial máximo. Mais do que lidar com os desafios, é fundamental enxergar as oportunidades de conexão e fortalecimento dos vínculos. Com empatia e suporte adequado, é possível ajudá-las a construir um caminho de autoconfiança e sucesso.

Referências

AMERICAN PSYCHIATRIC ASSOCIATION (APA). *Manual diagnóstico e estatístico de transtornos mentais*: texto revisado DSM-5-TR. Porto Alegre: Artmed, 2023.

ATHERTON, O. E. *et al.* The role of effortful control in the development of ADHD, ODD, and CD symptoms. *Journal of Personality and Social Psychology*, v. 118, n. 6, p. 1226-1246, jun. 2020.

CONNOR, D. F.; STEEBER, J.; MCBURNETT, K. A review of attention-deficit/hyperactivity disorder complicated by symptoms of oppositional defiant disorder or conduct disorder. *Journal of Developmental and Behavioral Pediatrics*, v. 31, n. 5, p. 427-440, jun. 2010.

CUFFE, S. P. *et al.* Attention-deficit/hyperactivity disorder and psychiatric comorbidity: functional outcomes in a school-based sample of children. *Journal of Attention Disorders*, v. 24, n. 9, p. 1345-1354, jul. 2020.

KAŹMIERCZAK-MYTKOWSKA, A. *et al.* Attachment in adolescents with attention deficit hyperactivity disorder and oppositional defiant disorder. *Psychiatria Polska*, v. 56, n. 3, p. 535-549, 2022.

MOFFITT, T. E. *et al. Sex differences in antisocial behaviour:* conduct disorder, delinquency, and violence in the Dunedin longitudinal study. Cambridge: Cambridge University Press, 2001.

MOHAMMADI, M. R. *et al.* Lifetime prevalence, sociodemographic predictors, and comorbidities of oppositional defiant disorder: the National Epidemiology of Iranian Child and Adolescent Psychiatric Disorders (IRCAP). *Brazilian Journal of Psychiatry*, v. 42, n. 2, p. 162-167, abr. 2020.

MUSTONEN, A. *et al.* Attention deficit hyperactivity and oppositional defiant disorder symptoms in adolescence and risk of substance use disorders: a general population-based birth cohort study. *Acta Psychiatrica Scandinavica*, v. 148, n. 3, p. 277-287, set. 2023.

NOORDERMEER, S. D. S. *et al.* Neurocognitive deficits in attention-deficit/hyperactivity disorder with and without comorbid oppositional defiant disorder. *Journal of Attention Disorders*, v. 24, n. 9, p. 1317-1329, jul. 2020.

THIRUCHELVAM, D.; CHARACH, A.; SCHARACH, R. J. Moderators and mediators of long-term adherence to stimulant treatment in children with ADHD. *Journal of the American Academy of Child and Adolescent Psychiatry*, v. 40, n. 8, p. 922-928, ago. 2001.

CAPÍTULO 20

TDAH e transtornos de aprendizagem

Desafios no diagnóstico e manejo

O TDAH e os transtornos de aprendizagem afetam muitas crianças e podem coexistir de maneira complexa, tornando o diagnóstico e o manejo complexos. Este capítulo explora suas interações, diferenças e estratégias de gestão, auxiliando educadores, pais e profissionais a identificar sinais precoces e oferecer suporte adequado.

Rafaella Leal

RAFAELLA LEAL

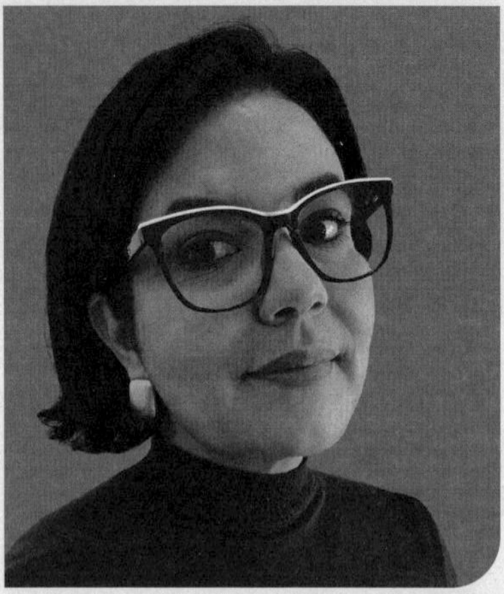

Pediatra e neonatologista, pós-graduada em Psiquiatria infantil pela CBI Miami e pós-graduada em Nutrição materno infantil pela Ludwig Maximilian University, na Alemanha. Médica capacitada em Análise do Comportamento Aplicada (ABA). Capacitada em Transtornos do aprendizado – CBI of Miami. Atendimento pediátrico e psiquiatria infanto juvenil, presencial e on-line.

Contatos: Instagram: @drarafaellaleal
21 96849 1919
21 96539 5892

TDAH e dificuldades acadêmicas: o desafio do diagnóstico

Imagine uma criança que, apesar de inteligente e criativa, parece "desligada" na sala de aula, tem dificuldade para ler, escrever ou fazer cálculos simples e, muitas vezes, é rotulada como "preguiçosa" ou "desinteressada". Essa criança pode estar enfrentando uma dupla batalha: o transtorno do déficit de atenção com hiperatividade (TDAH) e um transtorno de aprendizagem (TA), como dislexia ou discalculia. Estima-se que 30% a 50% das pessoas com TDAH também têm um TA (Atkins & Pelham, 1991).

Uma das maiores dificuldades no diagnóstico do TDAH em crianças é que seus sintomas podem se sobrepor aos de transtornos de aprendizagem, como dislexia, discalculia e disortografia. Isso acontece porque, enquanto o TDAH afeta a atenção e o controle dos impulsos, transtornos de aprendizagem afetam áreas específicas do aprendizado, como a leitura, a escrita e a matemática. As crianças com TDAH podem parecer desatentas, o que pode ser interpretado erroneamente como uma dificuldade de aprendizagem, ou, por outro lado, elas podem estar apenas reagindo impulsivamente a tarefas que exigem concentração.

Por exemplo, uma criança com TDAH pode não conseguir focar durante a leitura de um texto e, consequentemente, não compreender o que foi lido. Ao mesmo tempo, uma criança com dislexia pode ter dificuldade em decodificar palavras, o que afeta diretamente a leitura, mas não necessariamente a atenção. Essa sobreposição de sintomas pode confundir pais, educadores e até profissionais de saúde, dificultando a identificação de quais são as verdadeiras causas das dificuldades acadêmicas (Shaywitz; Fletcher & Shaywitz, 1995).

Quando o TDAH e os transtornos de aprendizagem coexistem, os desafios se multiplicam. A criança com TDAH pode, por exemplo, esquecer tarefas de casa ou ter dificuldades em organizar suas atividades diárias, enquanto, ao mesmo tempo, luta para compreender o que está sendo ensinado devido a uma dificuldade específica, como a dislexia. Esse cenário pode levar a uma queda de autoestima, já que a criança sente que está se esforçando, mas ainda assim não consegue acompanhar o ritmo dos colegas (Barkley, 2006).

Transtornos de aprendizagem: como identificar e compreender cada caso

É importante que educadores e pais consigam identificar os sinais de cada transtorno de aprendizagem, pois, quando tratados de forma adequada, esses transtornos podem ser gerenciados de maneira eficaz. Vamos explorar os principais tipos de transtornos de aprendizagem que podem ocorrer junto com o TDAH e como diferenciá-los.

A dislexia é, talvez, o transtorno de aprendizagem mais reconhecido. Trata-se de uma dificuldade persistente na leitura, que não está relacionada à inteligência ou à falta de esforço. As crianças com dislexia frequentemente apresentam dificuldades em reconhecer palavras com fluência, o que pode afetar sua capacidade de compreensão de textos. Um sinal claro de dislexia é a troca de letras ao ler e escrever, como "b" por "d" ou "p" por "q". Além disso, essas crianças podem ter dificuldades em entender sons de letras, o que prejudica sua capacidade de aprender a ler de forma convencional (Shaywitz, 2003).

Já a discalculia envolve uma dificuldade em entender conceitos matemáticos. Crianças com esse transtorno podem ter dificuldades em realizar cálculos simples, entender conceitos numéricos e compreender sequências matemáticas. Um sinal comum da discalculia é a dificuldade em memorizar tabelas de multiplicação, mesmo quando a criança já passou por exercícios repetidos. Além disso, muitas vezes, elas confundem a ordem dos números, como inverter 45 por 54, o que pode levar a erros em tarefas matemáticas simples (Geary, 2004).

A disortografia, por sua vez, é caracterizada por dificuldades na escrita e na ortografia, frequentemente com erros como supressões, trocas de letras ou omissão de acentos. Essas dificuldades podem ser persistentes, mesmo que a criança tenha uma boa compreensão de leitura. A disortografia não está relacionada a um déficit de inteligência, mas sim à dificuldade em organizar a escrita de maneira correta (Snowling, 2000).

Outro transtorno que pode surgir é o transtorno de processamento auditivo. Embora seja menos falado, o transtorno de processamento auditivo afeta a forma como a criança interpreta os sons que ouve. Isso pode levar a dificuldades em seguir instruções orais, especialmente em ambientes com muito ruído, como a sala de aula. Crianças com esse transtorno podem parecer distraídas ou desinteressadas, quando, na verdade, estão lutando para compreender as palavras que estão ouvindo (Musiek & Chermak, 2007).

Treinando o olhar: sinais de alerta para pais e educadores

Identificar os sinais de TDAH e TA é o primeiro passo para ajudar uma criança. Aqui estão alguns indicadores que merecem atenção:

Sinais de TDAH

- Dificuldade em manter a atenção em tarefas ou brincadeiras.
- Parece não ouvir quando chamado diretamente.
- Perde frequentemente materiais escolares ou itens pessoais.
- Agitação excessiva, como mexer as mãos ou pés constantemente.
- Dificuldade em esperar a vez em atividades ou conversas.

Sinais de transtornos de aprendizagem

- Dificuldade persistente em ler, escrever ou fazer cálculos, apesar de esforços significativos.
- Troca de letras ou números (por exemplo, confunde "b" com "d" ou "6" com "9").
- Dificuldade em seguir instruções sequenciais.
- Evitação de atividades que envolvam leitura ou escrita.
- Baixa autoestima relacionada ao desempenho escolar.

Exemplo prático

João, um menino de 8 anos, é descrito como "inteligente, mas distraído". Ele adora desenhar e construir coisas, mas tem dificuldade para ler e, frequentemente, esquece o que acabou de aprender. Na escola, é visto como "desorganizado" e "desmotivado". Após uma avaliação multidisciplinar, descobre-se que João tem TDAH e dislexia. Com o suporte adequado, ele começa a florescer, mostrando que suas dificuldades não eram falta de capacidade, mas sim de estratégias adequadas.

A genética por trás do TDAH e dos transtornos de aprendizagem

A genética desempenha um papel significativo no TDAH e nos TA. Estudos mostram que o TDAH tem uma herdabilidade de cerca de 70% a 80%, o que significa que fatores genéticos são os principais responsáveis pelo transtorno (Grimm; Kranz & Reif, 2020). Da mesma forma, transtornos como a dislexia também têm um forte componente genético. Por exemplo, crianças com pais ou irmãos com dislexia têm maior probabilidade de desenvolver a condição (Pennington & Olson, 2005).

Isso não significa que o ambiente não importe. Pelo contrário, intervenções precoces e um ambiente de apoio podem mitigar significativamente os impactos dessas condições. Portanto, conhecer o histórico familiar pode ajudar pais e profissionais a ficarem mais atentos aos sinais precoces.

Manejo e tratamento: abordagens combinadas para o TDAH e transtornos de aprendizagem

Quando o TDAH e os transtornos de aprendizagem estão presentes, o tratamento precisa ser holístico e personalizado. Para o TDAH, os medicamentos estimulantes podem ser úteis para melhorar a concentração e reduzir a impulsividade. Esses medicamentos ajudam a criança a manter o foco, facilitando o processo de aprendizagem. No entanto, o tratamento farmacológico deve ser combinado com abordagens psicossociais, como a terapia cognitivo-comportamental (TCC), que pode ajudar a criança a desenvolver estratégias de organização, controle de impulsos e regulação emocional (Barkley, 2006).

No caso dos transtornos de aprendizagem puros, sem comorbidade ao TDAH, o tratamento é mais voltado para intervenções educacionais específicas. Para a dislexia, por exemplo, a metodologia Orton-Gillingham é amplamente utilizada. Essa abordagem multissensorial ajuda as crianças a fazer associações entre sons e letras, tornando o processo de leitura mais acessível. Além disso, o uso de *audiobooks*, softwares de leitura e outros recursos tecnológicos pode ser crucial para ajudar a criança a superar as barreiras da leitura e da escrita (Shaywitz; Fletcher & Shaywitz, 1995).

No tratamento da discalculia, o foco está em tornar os conceitos matemáticos mais concretos. Técnicas como o uso de manipulativos, como blocos ou ábacos, podem ajudar a criança a visualizar operações matemáticas. Também é importante adaptar o currículo escolar, oferecendo mais tempo para que as crianças com discalculia possam completar tarefas de matemática. O uso de aplicativos educativos e jogos de matemática também tem se mostrado eficaz (Geary, 2004).

A disortografia exige prática constante e estratégias de reescrita. Uma técnica útil é o treino com palavras visuais, para ajudar a criança a memorizar a ortografia correta de palavras que ela mais comete erros. Além disso, o uso de corretores ortográficos e softwares de apoio à escrita pode aliviar a frustração da criança e ajudá-la a melhorar gradualmente sua habilidade de escrita (Snowling, 2000).

A importância do apoio psicossocial e educacional

É fundamental que o apoio não se restrinja apenas ao tratamento acadêmico. Crianças com TDAH e transtornos de aprendizagem enfrentam desafios emocionais significativos, devido à frustração com seu desempenho escolar e à percepção de que não estão conseguindo atingir as expectativas. O apoio psicossocial, portanto, desempenha um papel crucial. Terapias psicopedagógicas e a orientação psicológica são importantes para ajudar a criança a lidar com suas emoções e a melhorar sua autoestima.

Além disso, o suporte constante dos pais, educadores e terapeutas é fundamental para criar um ambiente seguro e acolhedor, no qual a criança se sinta compreendida e motivada a superar suas dificuldades (Atkins & Pelham, 1991).

O papel das escolas: omissão e oportunidade

Infelizmente, muitas escolas ainda falham em identificar e apoiar alunos com TDAH e TA. Crianças são frequentemente rotuladas como "problemáticas" ou "pouco esforçadas", sem que suas dificuldades sejam investigadas. Essa omissão pode ter consequências devastadoras, como baixa autoestima, evasão escolar e até problemas de saúde mental.

No entanto, as escolas têm o potencial de ser agentes transformadores. Professores bem capacitados podem:

- Identificar sinais precoces de TDAH e TA.
- Adaptar métodos de ensino para atender às necessidades individuais dos alunos.
- Promover um ambiente inclusivo, onde todas as crianças se sintam valorizadas.

Lei de inclusão

No Brasil, a Lei Brasileira de Inclusão (Lei n. 13.146/2015) (Brasil, 2015) garante o direito à educação inclusiva para todos os alunos, incluindo aqueles com TDAH e TA. Isso significa que as escolas são obrigadas a fornecer adaptações curriculares, como tempo adicional em provas, uso de tecnologias assistivas e apoio pedagógico especializado. Pais e educadores devem conhecer esses direitos para garantir que as crianças recebam o suporte que merecem.

Conclusão: caminhos para o sucesso

Diagnosticar e tratar o TDAH em crianças que também apresentam transtornos de aprendizagem requer uma abordagem cuidadosa e multidisciplinar.

Ao entender as características de cada transtorno e como eles interagem, educadores, pais e profissionais de saúde podem fornecer o apoio necessário para que essas crianças superem suas dificuldades e desenvolvam seu potencial.

O diagnóstico precoce, o uso de tratamentos personalizados e a criação de um ambiente de aprendizagem inclusivo são fundamentais para que as crianças com TDAH e transtornos de aprendizagem possam ter sucesso acadêmico e social (Barkley, 2006; Shaywitz, 2003).

Além disso, identificar e apoiar crianças com TDAH e transtornos de aprendizagem não é apenas uma questão acadêmica: é uma questão de justiça social e saúde mental. Compreender os sinais precoces, a genética envolvida e os direitos legais é essencial para transformar desafios em oportunidades. Pais, educadores e profissionais de saúde têm o poder de mudar vidas, mas isso só acontecerá se agirmos juntos, com empatia e conhecimento.

Referências

AMERICAN PSYCHIATRIC ASSOCIATION (APA). *Manual diagnóstico e estatístico de transtornos mentais*: DSM-5. Porto Alegre: Artmed, 2014.

ATKINS, M. S.; PELHAM, W. E. School-based assessment of attention deficit-hyperactivity disorder. *Journal of learning disabilities*, v. 24, n. 4, p. 197-204, 1991.

BRASIL. *Lei n. 13.146, de 6 de julho de 2015*. Institui a Lei Brasileira de Inclusão da Pessoa com Deficiência (Estatuto da Pessoa com Deficiência). Brasília, DF: Diário Oficial da União, 2015.

BARKLEY, R. A. (ed.) *Attention-deficit hyperactivity disorder:* a handbook for diagnosis and treatment. 3. ed. Nova Iorque: The Guilford Press, 2006.

BARKLEY, R. A. (ed.) *Attention-deficit hyperactivity disorder:* a handbook for diagnosis and treatment. 4. ed. Nova Iorque: Guilford Press, 2018.

GEARY, D. C. Mathematics and learning disabilities. *Journal of Learning Disabilities*, v. 37, n. 1, 2004.

GRIMM, O.; KRANZ, T. M.; REIF, A. Genetics of ADHD: what should the clinician know. *Curr. Psychiatry Rep.*, v. 22, n. 4, 2020.

MUSIEK, F. E.; CHERMAK, G. D. *Handbook of auditory processing disorders*: volume I: auditory neuroscience and diagnosis. San Diego: Plural Publishing, 2007.

PENNINGTON, B. F.; OLSON, R. K. The genetics of dyslexia. *In*: SNOWLING, M. J. ; HULME, C.; NATION, K. *The science of reading*: a handbook. Oxford: Blackwell Publishing, 2005, p. 453-472.

SHAYWITZ, S. E. *Overcoming dyslexia*: a new and complete science-based program for reading problems at any level. Nova Iorque: Alfred A. Knopf, 2003.

SHAYWITZ, B. A.; FLETCHER, J. M.; SHAYWITZ, S. E. Defining and classifying learning disabilities and attention-deficit/hyperactivity disorder. *Journal of Child Neurology*, v. 10, n. 1, 1995. DOI: 10.1177/08830738950100S111

SNOWLING, M. J. *Dyslexia*. Oxford: Blackwell Publishing, 2000.

CAPÍTULO 21

Altas habilidades, superdotação e o TDAH

Diagnóstico diferencial e dupla excepcionalidade

A superdotação reflete um cérebro veloz, intenso e sensível. Ela pode mascarar o TDAH e vice-versa, dada a sobreposição de sintomas. A coexistência dessas condições exige uma identificação assertiva, a fim de adotar intervenções apropriadas que permitam que o indivíduo alcance seu potencial máximo.

Fernanda Blanco

FERNANDA BLANCO

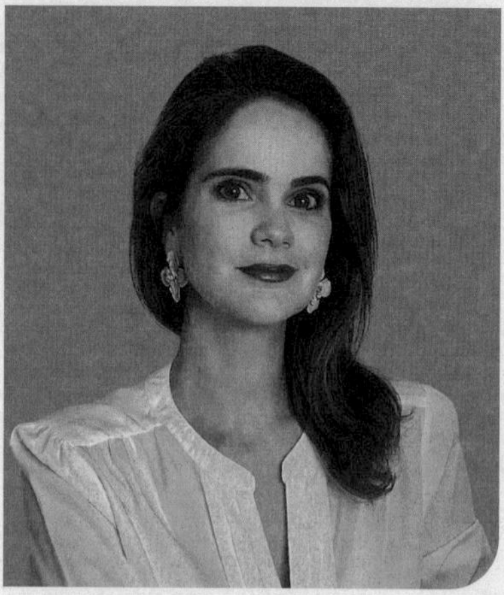

Médica Psiquiatra pela Universidade Federal Fluminense (UFF). Mestre pelo Programa de Pós-graduação em Saúde Coletiva da UFF (PPGSC/UFF). Pós-graduanda em Autismo (PUC-PR) e em Altas Habilidades/Superdotação (Instituto de Psicologia Sapiens). Formação "Os fundamentos da identificação SD2e" (Olzeni Ribeiro). Membro do Conselho Brasileiro para Superdotação (ConBraSD). Curso de extensão em Psiquiatria Reprodutiva (PUC-RJ) e em Psicofarmacologia na Gestação (World Congress of Psychiatry 2023 – Viena). Intercâmbio em Saúde Mental em Manchester (2024 – Reino Unido). Coautora da antologia *Insônia e as consequências na saúde mental*. Atualmente realiza consultas por telemedicina, atendendo especialmente adolescentes e adultos com neurodivergências (transtorno de espectro autista, TDAH e superdotação), transtornos de humor e de ansiedade.

Contatos: fernandablanco.psiq@gmail.com
Instagram: @fernandablanco.psiq

Um foguete, só que preso no chão. Essa foi a autodefinição de um paciente em consulta para avaliação de possível neurodivergência. Um foguete é capaz de chegar a 700.000 km/h. Contudo, essa potência é irrelevante se houver uma corrente que o prenda ao chão. O paciente em questão sabia sobre sua capacidade. Tinha facilidade para aprender, fazia associações não muito óbvias e conseguia propor soluções criativas para problemas complexos. Ao contrário de muitos pacientes com TDAH que se veem como "burros", ele imaginava que não era "burrice", mas sim preguiça e falta de disciplina. Após avaliações psiquiátrica e psicológica cuidadosas, foi identificada a dupla excepcionalidade (2E) – TDAH e altas habilidades/superdotação.

Os duplamente excepcionais possuem habilidades cognitivas elevadas, enquanto também enfrentam desafios decorrentes de uma deficiência ou transtorno mental (como dislexia, autismo ou TDAH), havendo uma distância entre o potencial e o desempenho apresentado. Não é possível explicar sobre 2E sem descrever, primeiramente, o que é superdotação. Entretanto, a analogia do foguete consegue resumir parte deste capítulo, que propõe desvendar o mundo dessa condição. O foco será especificamente a 2E com o TDAH, trazendo definições, teorias e um breve relato pessoal.

Quem sou eu e por que falo sobre dupla excepcionalidade?

Eu era uma criança independente e dizia, desde nova, ser "dona do meu nariz". Era bagunceira, desorganizada, "estabanada", esquecia e perdia tudo. Não fazia dever de casa e só estudava às vésperas das provas. Apesar disso, era considerada boa aluna. Tinha a impressão de que enganava os professores, que achavam que eu era disciplinada e esforçada.

Na residência de psiquiatria, percebi que o TDAH me descrevia parcialmente, uma vez que nunca precisei de muito esforço para alcançar bons resultados. Então eu concluí "não sou TDAH, eu só sou preguiçosa e indisciplinada". Quando resolvi me aprofundar nas neurodivergências, decidi fazer a minha avaliação neuropsicológica e descobri a superdotação.

A angústia para saber o que realmente tenho continuou. Neguei por um tempo ser superdotada. Lia que superdotados gostam de desafios e possuem alto comprometimento com a tarefa (explicarei sobre isso posteriormente). Eu? Nunca fui comprometida e fugia de tarefas que demandam atenção sustentada (exceto quando algo me interessava muito ou quando já não havia opção). Não era "TDAH o suficiente" e não era "superdotada o suficiente". Estava em um limbo que hoje entendo ser a dupla excepcionalidade.

O que é inteligência e superdotação?

Não existe consenso sobre o que é inteligência. Ziegler (1986) discorreu sobre a natureza arbitrária das tentativas de definição, que não seriam certas ou erradas, mas úteis ou inúteis.

Sem desconsiderar as contribuições de outras teorias, o modelo Cattell-Horn-Carroll é o mais aceito atualmente, compreendendo a inteligência como um sistema complexo, multifacetado e dinâmico. A Teoria CHC diz que a inteligência é como um conjunto de habilidades mentais que trabalham juntas, incluindo a capacidade de aprender, associar informações, resolver problemas e se adaptar. Ela envolve, dentre outras habilidades cognitivas específicas, a compreensão verbal, a memória, o raciocínio lógico e a velocidade de processamento. A compreensão verbal refere-se à capacidade de entender e usar a linguagem para comunicar ideias. A memória permite armazenar e recuperar informações importantes. O raciocínio lógico envolve a habilidade de analisar informações, identificar padrões e solucionar problemas complexos. Já a velocidade de processamento diz respeito à rapidez com que o cérebro pode interpretar e responder a estímulos. Juntas, as habilidades cognitivas formam a base para o desempenho intelectual em diferentes contextos, desde o aprendizado escolar até a resolução de situações cotidianas. Ou seja, essas capacidades se combinam para permitir que as pessoas pensem, aprendam e usem o conhecimento para lidarem com os desafios do dia a dia.

A teoria da eficiência da rede, por outro lado, sugere que a inteligência resulta do equilíbrio entre conectividade local e global no cérebro, otimizando o processamento da informação. Indivíduos mais inteligentes apresentam redes cerebrais mais integradas e eficientes. Essa abordagem enfatiza a neuroplasticidade e a capacidade dinâmica do cérebro de reorganizar suas conexões (Desvaux *et al.*, 2024).

Na literatura, a superdotação não apresenta parâmetros claros. No cenário brasileiro, a legislação educacional utiliza a terminologia própria altas habilidades/superdotação (AH/SD), referindo-se a indivíduos com potencial elevado em qualquer uma das seguintes áreas, isoladas ou combinadas: intelectual, acadêmica, liderança, psicomotricidade e nas artes.

O consenso entre autores brasileiros é que não há diferença entre superdotação e altas habilidades. Além disso, o termo "talentos" também é utilizado para se referir ao mesmo fenômeno, apesar de vários autores internacionais estabelecerem diferenciação entre dotação (aptidão natural) e talento (desempenho superior) (Guenther & Rondini, 2012).

Existem algumas formas de compreender a superdotação. Após anos estagnados em uma visão psicométrica reducionista, que designava superdotação como sendo somente um QI (coeficiente de inteligência) maior que 120 ou 130, diversas linhas teóricas surgiram.

A **teoria dos três anéis**, desenvolvida por Joseph Renzulli, permanece aceita na área da educação. Ela define superdotação como a confluência de três fatores: habilidades acima da média, compromisso com a tarefa e criatividade elevada, entendendo a superdotação como sendo temporal e situacional.

A **teoria da desintegração positiva de Dąbrowski**, por sua vez, identifica cinco áreas de superexcitabilidades (SE), com sensibilidade e tendência a responder de forma intensa aos estímulos: a SE psicomotora se caracteriza por excesso de energia e necessidade de movimento (inquietação); a SE sensorial pode gerar desconforto diante de estímulos como sons, cheiros e texturas; a SE intelectual envolve uma mente ativa e questionadora, com avidez pelo aprendizado; a SE imaginativa é caracterizada por grande criatividade e fantasia, ao passo que a SE emocional é marcada por alta empatia e envolvimento em relações interpessoais, com reações intensas a sentimentos e emoções.

Já a **teoria de Gagné** diferencia a superdotação (habilidades naturais e potencial) do talento (resultados de treinamento e prática), identificando cinco atitudes: intelectual, criativa, socioafetiva, sensomotora e percepção extrassensorial (Virgolim, 2021).

Com o avanço da neurociência, pôde-se observar que a superdotação tem fundo genético e reflete um cérebro mais veloz, intenso e sensível. Entende-se a superdotação como um potencial, sendo uma de suas expressões a inteligência, que vem acompanhada de aspectos psicológicos, afetivos e emocionais singulares (Brasseur & Cuche, 2021).

O que é ser superdotado?

A superdotação é considerada um espectro, pois não existe perfil único. É uma crença comum que, para ser superdotado, deve haver desempenho excepcional desde a infância ou contribuições originais de grande valor na vida adulta. Contudo, a superdotação pode se manifestar em apenas uma área acadêmica, ser generalizada em diversas habilidades ou, ainda, não resultar em realizações surpreendentes, uma vez que muitos fatores afetam a sua expressão. É uma condição que requer atendimento educacional especializado (Silva & Ribeiro, 2022).

Os indicadores da superdotação são sinais que sugerem a presença do fenômeno. Alguns deles dizem respeito à **alta capacidade cognitiva**, como facilidade no aprendizado, curiosidade intensa, memória muito desenvolvida, alto raciocínio lógico e abstrato, facilidade em associar ideias e conhecimentos e vocabulário rico e avançado. Os **indicadores comportamentais** compreendem concentração prolongada em atividades de interesse (hiperfocos variados), desgosto com rotina (tendência ao tédio), necessidade de estímulo mental constante ("sede de aprender") e de autonomia no aprendizado (autodidatismo).

Leva-se em consideração também os indicadores de **criatividade**, como inconformismo, senso de humor peculiar, gosto por desafios, além de pensamento divergente e original, buscando soluções inovadoras. Superdotados podem apresentar indicadores de **liderança** como alto poder de convencimento e argumentação.

Além disso, estão presentes **indicadores emocionais e sociais**, como alta sensibilidade aos problemas sociais e aos problemas dos outros, senso de justiça inflado, busca incessante por sentido e pela verdade, tendência ao isolamento, além de preferência em se relacionar com pessoas mais velhas. A alta consciência de si frequentemente leva ao perfeccionismo e à autocrítica (Virgolim, 2021).

As assincronias (desenvolvimento desigual de funções cognitivas, socioemocionais e/ou motoras) comumente geram sentimento de inadequação, que podem levar ao mascaramento, à sensação de ser um impostor e/ou ao *underachievement* (baixa performance). Um adolescente com 15 anos, por exemplo, pode ter uma cognição compatível com 18 anos e ser extremamente imaturo emocionalmente. Pode ter aprendido a ler sozinho aos três anos, mas ter dificuldade na escrita à mão. Além disso, superdotados apresentam níveis mais altos em uma ou mais áreas de superexcitabilidades (Souza & Fleith, 2024).

A identificação é fundamental e consiste em uma avaliação aprofundada e individual, utilizando diversos métodos, incluindo testes psicológicos e avaliações complementares de familiares e professores (Virgolim, 2021). Vale ressaltar que a identificação é um meio e não um fim. Na verdade, deve ser o início de uma jornada de autoconhecimento.

Superdotação, TDAH ou os dois?

A superdotação pode mascarar o TDAH e vice-versa. Inclusive, um pode mascarar o outro de modo que nenhum dos dois seja reconhecido. Embora o TDAH possa ser superdiagnosticado em indivíduos superdotados, ele pode ser também negligenciado, já que é comum um desempenho bom o suficiente a ponto de mascarar as dificuldades. A 2E gera um funcionamento complexo e pouco compreendido, inclusive por profissionais de saúde (Reis; Baum & Burke, 2014).

Superdotados absorvem os conceitos de forma mais rápida, havendo tendência ao tédio. Apresentam pensamento arborizado e, a partir de um assunto, comumente fazem associações com outros assuntos, levando à perda de foco. O déficit de inibição latente, que é uma dificuldade em filtrar estímulos irrelevantes, pode ser confundido com a desatenção do TDAH, principalmente quando estão desmotivados e desinteressados. É comum haver intolerância, pois compreendem assuntos complexos sem entender que essa compreensão não é universal, bem como exigência constante de lógica, questionando, confrontando e não aceitando contradições (Silva & Ribeiro, 2022).

Resgatando as áreas de superexcitabilidades, é importante mencionar a associação com os três domínios de sintomas do TDAH. A SE sensorial se relaciona com sintomas gerais do transtorno; a psicomotora com hiperatividade/desatenção; e a imaginativa com a desatenção. No ambiente escolar, superdotados podem desenvolver atitudes de desatenção e hiperatividade quando não estimulados da forma correta, mesmo que não apresentem TDAH. O desconhecimento da origem desses comportamentos pode levar ao erro diagnóstico (Ogeda & Haas, 2021).

Na avaliação neuropsicológica (ANP), a 2E com TDAH pode revelar um perfil diferente dos superdotados sem o TDAH e dos indivíduos com TDAH que não são superdotados. É comum haver um perfil intelectual desarmônico, com disparidades nos subtestes. A desatenção pode não ficar evidente e a realização de outros testes pode ser válida. Ademais, não se pode interpretar a ANP analisando os itens de forma independente, já que pontuações médias em subtestes podem parecer normais, mas, ainda assim, representar uma área de dificuldade, especialmente em comparação com os pontos fortes. Vale ressaltar que o diagnóstico do TDAH é clínico, sendo imprescindível identificar as dificuldades em mais de um ambiente, ou seja, para além da escola ou do trabalho.

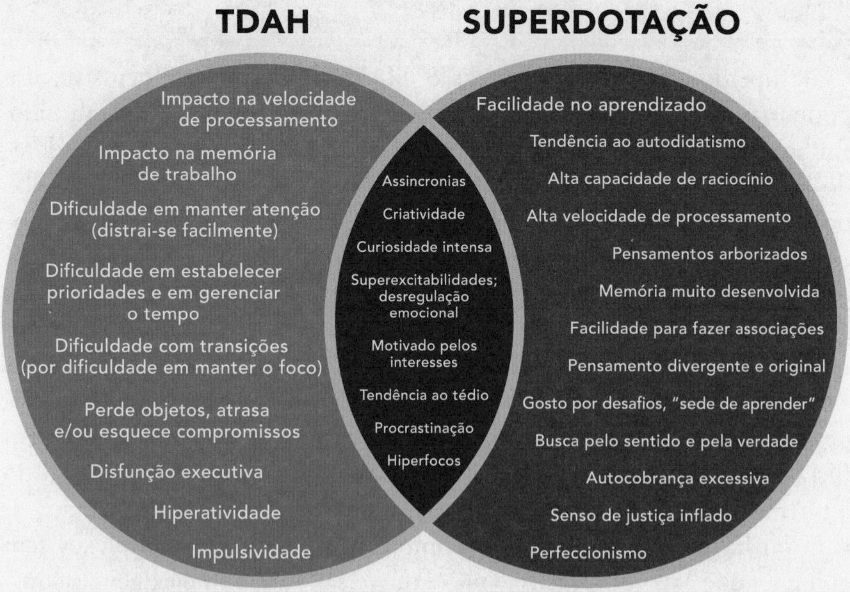
TDAH
SUPERDOTAÇÃO
Impacto na velocidade de processamento
Impacto na memória de trabalho
Dificuldade em manter atenção (distrai-se facilmente)
Dificuldade em estabelecer prioridades e em gerenciar o tempo
Dificuldade com transições (por dificuldade em manter o foco)
Perde objetos, atrasa e/ou esquece compromissos
Disfunção executiva
Hiperatividade
Impulsividade
Assincronias
Criatividade
Curiosidade intensa
Superexcitabilidades; desregulação emocional
Motivado pelos interesses
Tendência ao tédio
Procrastinação
Hiperfocos
Facilidade no aprendizado
Tendência ao autodidatismo
Alta capacidade de raciocínio
Alta velocidade de processamento
Pensamentos arborizados
Memória muito desenvolvida
Facilidade para fazer associações
Pensamento divergente e original
Gosto por desafios, "sede de aprender"
Busca pelo sentido e pela verdade
Autocobrança excessiva
Senso de justiça inflado
Perfeccionismo

Figura 1 – Diagrama de Venn TDAH – Superdotação.
Fonte: elaborado pela autora (2025).

Embora haja semelhanças nos comportamentos entre indivíduos superdotados e aqueles com TDAH, os sintomas centrais do TDAH – quando presentes – podem causar deficiências significativas, independentemente do nível de inteligência do indivíduo. Grandes dificuldades socioemocionais e comportamentais podem aparecer em combinação com essa dupla excepcionalidade.

Uma avaliação e diagnóstico adequados por profissionais qualificados são essenciais para implementar intervenções apropriadas. Entender e se apropriar da condição de 2E faz com que o indivíduo possa alcançar o seu potencial máximo. O autoconhecimento rompe correntes, permitindo que o foguete, outrora preso ao chão, ascenda aos céus em busca de novos desafios.

Referências

BRASSEUR, S.; CUCHE, C. *Tout savoir sur le Haut Potentiel*: Surdoués, zèbres, haut poten. Bruxelas: Madarga, 2021.

DESVAUX, T. *et al.* From gifted to high potential and twice exceptional: a state-of-the-art meta-review. *Applied Neuropsychology: Child*, v. 13, n. 2, p. 165-179, 2024.

GUENTHER, Z. C.; RONDINI, C. A. Capacidade, dotação, talento, habilidades: uma sondagem da conceituação pelo ideário de educadores. *Educação em Revista*, v. 28, p. 237-266, 2012.

OGEDA, C. S.; HAAS, J. F. A dupla excepcionalidade superdotação e TDAH: uma revisão da literatura. *Teias*, v. 22, n. 64, 2021.

REIS, S. M.; BAUM, S. M.; BURKE, E. An operational definition of twice-exceptional learners: implications and applications. *Gifted Child Quarterly*, v. 58, n. 3, p. 217-230, 2014. DOI: 10.1177/0016986214534976.

SOUZA, R. A. R.; FLEITH, D. S. Relação entre superdotação e sobre-excitabilidades: uma revisão sistemática. *Gerais: Revista Interinstitucional de Psicologia*, v. 17, n. 1, p. 1-17, 2024.

SILVA, D.; RIBEIRO, O. (Org.). *Altas habilidades ou superdotação*: identificação e atendimento educacional especializado. Pelotas: Universidade Federal de Pelotas, 2022.

VIRGOLIM, Â. As vulnerabilidades das altas habilidades e superdotação: questões sociocognitivas e afetivas. *Educar em Revista*, Curitiba, v. 37, 2021.

ZIEGLER, E. Intelligence: a developmental approach. *In*: STERNBERG, J. R.; DETTERMAN, D. K. (eds.). *What is intelligence?* Contemporary viewpoints on its nature and definitions. Norwood: Ablex Publishing, 1986, p. 149-154.

CAPÍTULO 22

Processamento auditivo central e TDAH

O processamento auditivo central e o TDAH podem se apresentar de forma simultânea nos indivíduos. Este capítulo discute como o diagnóstico precoce e uma abordagem multiprofissional interferem de maneira positiva na qualidade de vida e no desenvolvimento do paciente.

Tiago Binoti Simas

TIAGO BINOTI SIMAS

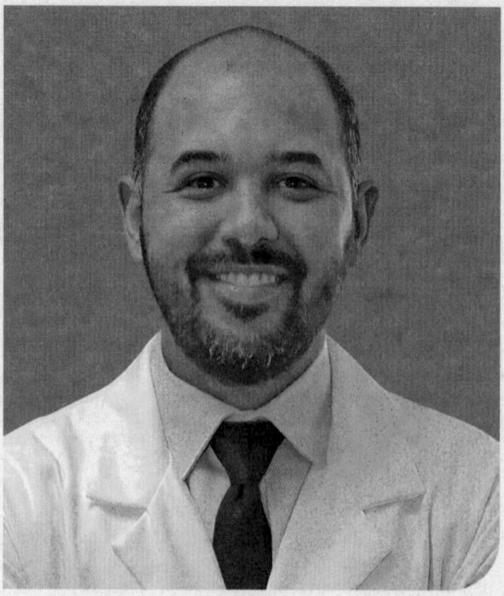

É médico otorrinolaringologista graduado pela Fundação Técnico-Educacional Souza Marques, com especialização em Otorrinolaringologia no Hospital Universitário Antônio Pedro, pela Universidade Federal Fluminense (UFF). É ex-professor assistente do serviço de Otorrinolaringologia do Hospital Universitário Antônio Pedro (UFF), com MBA executivo de Gestão de Saúde pela FGV, *observer fellowship* em *Head and Neck Surgery* pela University of Toronto, Canadá e mestrado internacional em Gestão de Saúde pela FGV e ISCTE (Lisboa-Portugal). Atua como integrante do corpo clínico/cirúrgico do Hospital Copa D'Or e da Clínica Rinnus. É membro da Sociedade de Otorrinolaringologia do Estado do Rio de Janeiro (SORL-RJ), da Associação Brasileira de Otorrinolaringologia e Cirurgia Cérvico-Facial (ABORL-CCF) e da American Academy of Otolaryngology – Head and Neck Surgery. É autor de artigos publicados em revista especializada e de trabalhos científicos apresentados em congressos.

Contatos: www.drtiagobinoti.com.br
tiagobinoti@hotmail.com
21 2532 9810

Introdução

O processamento auditivo central (PAC) refere-se à capacidade do sistema nervoso auditivo central de processar e interpretar informações auditivas de maneira eficiente. Trata-se de um conjunto de habilidades cognitivas essenciais para a compreensão do que se ouve, incluindo lateralização do som, compreensão da fala em ambientes ruidosos e discriminação de pequenas variações em estímulos auditivos.

O PAC envolve uma série de mecanismos fisiológicos e cognitivos que permitem ao indivíduo identificar e responder aos estímulos auditivos de forma adequada. Em indivíduos com transtorno do déficit de atenção com hiperatividade (TDAH), há uma relação significativa entre déficits no PAC e dificuldades no processamento auditivo, o que pode problematizar o diagnóstico diferencial. Essa intersecção entre TDAH e alterações no PAC exige uma abordagem multidisciplinar para um manejo eficaz e personalizado.

Discussão

O transtorno do processamento auditivo central (TPAC) refere-se a um déficit na percepção auditiva, que pode comprometer a capacidade de processar e interpretar informações auditivas, mesmo quando a audição para tons puros está dentro da normalidade. Estima-se que 2% a 5% das crianças em idade escolar com dificuldades de desenvolvimento e aprendizado apresentem TPAC como causa primária, e a prevalência em adultos aumenta com a idade, chegando a 17% entre 50-54 anos e podendo superar 70% após os 60 anos (Bellis & Jorgensen, 2014).

O diagnóstico do TPAC deve ser multidisciplinar, com a participação de profissionais diversos, para diferenciar o transtorno de outras condições, como problemas cognitivos, linguísticos, psiquiátricos ou neurológicos. A avaliação comportamental do PAC é relevante, mas apenas uma abordagem abrangente e integrada pode identificar comorbidades e definir tratamentos adequados, garantindo um prognóstico mais preciso (Civitella *et al.*, 2020).

Os sinais e sintomas do TPAC (Civitella *et al.*, 2020) podem ser heterogêneos e muito similares a manifestações comportamentais de outros transtornos da linguagem, da aprendizagem, do desenvolvimento e do envelhecimento. É importante salientar que, por ser um déficit de natureza auditiva, indivíduos com TPAC manifestam sinais de dificuldades, tais como:

- Localização sonora.
- Piora no desempenho em locais com sinal acústico degradado ou com competição.
- Aumento do tempo para responder aos sons.
- Discriminar, comparar ou aprender novos sons.
- Solicitação frequente de repetição ("hã?"; "o quê?").
- Entender e, por consequência, seguir regras e ordens.
- Compreender os mecanismos de atenção auditiva.

Cabe ressaltar que esses sinais e sintomas não são exclusivos do TPAC. Dessa maneira, deve-se realizar o diagnóstico diferencial e mensurar a presença de comorbidades.

Métodos de diagnóstico: avaliação do processamento auditivo central (PAC)

A comunidade científica nacional e internacional vem somando esforços no sentido de revisar, refinar, pesquisar e discutir as melhores práticas clínicas para direcionar o profissional, apesar de não haver um teste padrão-ouro. Assim, as recomendações tanto para o diagnóstico quanto para a intervenção, têm sido desenvolvidas por meio de consensos de grupos de profissionais e pesquisadores com expertise no assunto. A exemplo disso, temos os guias da *American Speech-Language and Hearing Association* (ASHA, 2005), da *American Academy of Audiology* (AAA, 2010), da *British Society of Audiology* (BSA, 2011; 2018), entre outros, além de posicionamentos ou consensos, como o europeu e o brasileiro, publicado por meio de um documento após as discussões no Fórum do Encontro Internacional de Audiologia (EIA), sobre processamento auditivo central da Academia Brasileira de Audiologia (ABA, 2016).

A avaliação do PAC deve ser guiada pelos seguintes princípios (ASHA, 2005; AAA, 2010):

- Realização por parte de um fonoaudiólogo.
- Composição de uma bateria de testes, incluindo estímulos verbais e não verbais e que envolvam avaliação das habilidades auditivas.
- Bateria de testes individualizada, de acordo com as queixas do paciente.
- Escolha dos testes baseada no critério de eficiência dado pelo conhecimento da sensibilidade e especificidade de cada teste.
- Testes apropriados tanto à idade quanto ao nível intelectual do indivíduo, considerando também sua audição periférica.
- Gerenciamento do comportamento da pessoa, a fim de evitar que questões não auditivas interfiram nos resultados.
- Atenção às normas e aos métodos de avaliação, sem a modificação de procedimentos para evitar interferência nos resultados ou erros no diagnóstico.
- Resultado desconsiderado para o tratamento de forma isolada.

Deve-se também se atentar aos pré-requisitos importantes para a realização do procedimento:

- Mais de sete anos de idade.
- Local apropriado, equipamento calibrado e condição acústica adequada dentro da cabine acústica ou da sala.
- Ausência de alterações de orelha média no momento da avaliação (Richard, 2007).
- Produção de fala compreensível.
- Nível de atenção compatível com as tarefas (Richard, 2007).

Deve-se orientar que crianças menores de sete anos não apresentam desenvolvimento neuromaturacional suficiente para serem expostas às tarefas dos testes comportamentais do PAC (Geffner, 2007; 2019), bem como nem todos os testes apresentam dados normativos para essas faixas etárias.

Outra situação importante é levar em conta o estado de saúde geral do paciente no dia da avaliação. Deve-se sempre lembrar que fatores como cansaço, sono, estado febril ou gripal, entre outros, podem alterar as respostas do paciente, questões atencionais ou mesmo motivacionais. Caso o paciente tenha histórico de algum transtorno de comportamento, deve realizar a avaliação do PAC com o uso regular da sua medicação (ASHA, 2005) e, diante disso, o fonoaudiólogo pode registrar, no relatório descritivo de avaliação, tal medicação e o horário de uso, conforme exposto pelos familiares.

Diagnóstico do TPAC

Os relatórios descritivos do exame de PAC devem representar o valor bruto obtido em cada procedimento realizado por orelha e/ou tarefa, com a apresentação do valor normativo de referência de cada teste, bem como a referência com autor e ano do material utilizado para a realização de cada teste e a habilidade auditiva avaliada.

O relatório deve apresentar, em sua conclusão, se há ou não presença do TPAC, citando quais habilidades auditivas fora dos padrões de normalidade estipulados foram confirmadas.

Sobreposição diagnóstica de TPAC e TDAH

A relação entre TDAH e TPAC é explicada por alterações na conectividade entre o córtex auditivo e áreas do cérebro responsáveis pela atenção e memória de trabalho. Ambas as condições compartilham fatores genéticos e neurobiológicos, como déficits em neurotransmissores (dopamina e noradrenalina). Essa sobreposição de sintomas, como dificuldades de atenção e memória auditiva, destaca a necessidade de avaliações integradas. Por exemplo, a dificuldade em seguir instruções complexas pode ser causada por problemas de atenção ou déficits no processamento auditivo. Os desafios diagnósticos incluem:

- Diagnóstico errôneo, em que sintomas de TPAC podem ser confundidos com TDAH, resultando em tratamentos inadequados.
- Subdiagnóstico devido à falta de exames específicos para PAC em várias regiões, o que pode levar à negligência desse fator no planejamento terapêutico.

O acompanhamento do TPAC é realizado pelo fonoaudiólogo, porém nos casos de sobreposição de diagnósticos a equipe multidisciplinar deve ser acionada e os profissionais devem atuar de forma individual e com direcionamentos sinérgicos. Reuniões regulares entre profissionais, família e professores ajudam a alinhar expectativas e a adaptar as estratégias às necessidades individuais do paciente, maximizando a eficácia do tratamento. Pesquisas sugerem que a intervenção precoce, quando baseada em uma compreensão abrangente das condições, pode melhorar significativamente o prognóstico (Keith, 2009).

Programas combinados que integram treinamento auditivo, manejo comportamental e intervenções psicopedagógicas demonstram alta eficácia. A aplicação de mindfulness e exercícios de autorregulação também beneficiam crianças com TDAH e TPAC, melhorando a atenção e reduzindo distrações.

O acompanhamento contínuo é fundamental para ajustar intervenções de acordo com a evolução das condições. Assim, médicos, psicólogos, terapeutas e fonoaudiólogos devem trabalhar em conjunto para monitorar os resultados das terapias e os possíveis efeitos colaterais dos medicamentos.

O papel da família no tratamento

A participação ativa da família é essencial para o sucesso do tratamento. Pais e cuidadores desempenham várias funções:

- **Apoio emocional**: ajuda a reduzir a ansiedade e a aumentar a confiança da criança em relação aos desafios enfrentados.
- **Criação de rotinas estruturadas**: facilita a organização do tempo para terapias, tarefas escolares e atividades de lazer.
- **Educação sobre as condições**: entender as características do TDAH e do TPAC permite que os pais ofereçam suporte mais eficaz e ajudem a prevenir frustrações desnecessárias.
- **Colaboração com profissionais**: pais informados podem fornecer dados valiosos para a equipe multidisciplinar, contribuindo para o planejamento terapêutico.

Programas de treinamento parental têm mostrado resultados positivos, ajudando os pais a implementarem estratégias práticas, como o uso de reforço positivo e comunicação assertiva (Fabiano *et al.*, 2009).

Assim, podemos enumerar cinco passos importantes no manejo do TDAH e TPAC:

1. **Avaliação multidisciplinar**: realizar uma avaliação abrangente que envolva fonoaudiólogos, médicos, psicólogos e educadores. Essa equipe deve observar e estudar não apenas as habilidades auditivas, mas também os aspectos cognitivos e linguísticos, para identificar possíveis comorbidades e garantir um diagnóstico diferencial adequado.
2. **Diagnóstico e intervenção personalizados**: utilizar uma bateria de testes auditivos que sejam individualizados de acordo com as queixas do paciente. A escolha dos testes deve considerar idade, nível intelectual e audição periférica do indivíduo, além de gerenciar o comportamento durante a avaliação para evitar interferências nos resultados.
3. **Implementação de programas combinados**: integrar intervenções que incluam treinamento auditivo, manejo comportamental e psicopedagógico. A aplicação de técnicas como mindfulness e exercícios de autorregulação pode ser benéfica para melhorar a atenção e reduzir distrações em crianças com TDAH e TPAC.

4. **Acompanhamento contínuo**: realizar reuniões regulares entre a equipe multidisciplinar, a família e os professores para alinhar expectativas e adaptar estratégias às necessidades individuais do paciente. O acompanhamento deve ser contínuo para ajustar as intervenções conforme a evolução das condições.
5. **Envolvimento da família**: promover a participação ativa da família no tratamento, oferecendo apoio emocional, criando rotinas estruturadas e educando os pais sobre as condições. A colaboração entre a família e os profissionais é fundamental para o sucesso do tratamento e para a implementação de estratégias eficazes.

Esses passos visam garantir um manejo eficaz e individualizado para pacientes com TDAH e TPAC, promovendo um desenvolvimento saudável e integrado.

Referências

ACADEMIA BRASILEIRA DE AUDIOLOGIA (ABA). Fórum: Diagnóstico audiológico. Recomendações e valores de referência para o protocolo de avaliação do PAC: comportamental e eletrofisiológica. *In*: ENCONTRO INTERNACIONAL DE AUDIOLOGIA, 31, São Paulo, 2016.

AMERICAN ACADEMY OF AUDIOLOGY (AAA). *Clinical practice guidelines:* diagnosis, treatment and management of children and adults with central auditory processing disorder. 2010. Disponível em: https://www.audiology.org/wp-content/uploads/2021/05/CAPD-Guidelines-8-2010-1.pdf_539952af956c79.73897613-1.pdf. Acesso em: 4 jun. 2025.

AMERICAN SPEECH-LANGUAGE-HEARING ASSOCIATION (ASHA). (Central) auditory processing disorders – the role of the audiologist. *ASHA*, EUA, 2005. Acesso em: maio 2025.

AMERICAN PSYCHIATRIC ASSOCIATION (APA). *Diagnostic and statistical manual of mental disorders*: DSM-5. Arlington: American Psychiatric Publishing, 2013.

ARNSTEN, A. F.; RUBIA, K. Neurobiological circuits regulating attention, cognitive control, motivation, and emotion: disruptions in neurodevelopmental psychiatric disorders. *Journal of the American Academy of Child & Adolescent Psychiatry*, v. 51, n. 4, 2012.

BELLIS, T. J.; JORGENSEN, L. E. Aging of the auditory system and differential diagnosis of central auditory processing disorder in older listeners. *In*: MUSIEK, F. E.; CHERMAK, G. D. (Orgs.). *Handbook of central auditory processing disorder: auditory neuroscience and diagnosis*. 2. ed. San Diego: Plural Publishing, 2014.

BRITISH SOCIETY OF AUDIOLOGY (BSA). Practice Guidance: an overview of current management of auditory processing disorder (APD). *Bathgate*: British Society of Audiology, 2011.

BRITISH SOCIETY OF AUDIOLOGY (BSA). Position statement and practice guidance: auditory processing disorder (APD). *Bathgate*: British Society of Audiology, 2018.

CIVITELLA, M. M. *et al.* (orgs.) *Avaliação e intervenção no processamento auditivo central*. São Paulo: Conselho Federal de Fonoaudiologia, 2020.

CORTESE, S. *et al.* Comparative efficacy and tolerability of medications for attention-deficit hyperactivity disorder in children, adolescents, and adults: a systematic review and network meta-analysis. *The Lancet Psychiatry*, v. 5, n. 9, p. 727-738, 2018.

FABIANO, G. A. *et al.* A meta-analysis of behavioral treatments for attention-deficit/hyperactivity disorder. *Clinical Psychology Review*, v. 29, n. 2, p. 129-140, 2009. DOI: 10.1016/j.cpr.2008.11.001.

GEFFNER, D. Central auditory processing disorders: definition, description, and behaviors. *In*: GEFFNER, D.; ROSS-SWAIN, D. (Eds.). *Auditory processing disorders*: assessment, management, and treatment. 1. ed. San Diego: Plural Publishing, 2007.

GEFFNER, D. Central auditory processing disorders: definition, description, and behaviors. *In*: GEFFNER, D.; ROSS-SWAIN, D. (Eds.). *Auditory processing disorders*: assessment, management, and treatment. 3. ed. San Diego: Plural Publishing, 2019.

GOMES, H. *et al.* Auditory selective attention and processing in children with attention--deficit/hyperactivity disorder. *Clinical Neurophysiology*, v. 123, n. 2, p. 293-302, 2012. DOI: 10.1016/j.clinph.2011.07.030.

KEITH, R. W. On the diagnosis of auditory processing disorders. *Journal of the American Academy of Audiology*, v. 20, n. 9, p. 589, 2009. DOI: 10.3766/jaaa.20.9.6.

MUSIEK, F. E.; CHERMAK, G. D. Handbook of central auditory processing disorder: auditory neuroscience and diagnosis. San Diego: Plural Publishing, 2014.

POLANCZYK, G. V. *et al.* ADHD prevalence estimates across three decades: an updated systematic review and meta-regression analysis. *International Journal of Epidemiology*, v. 43, n. 2, p. 434-442, 2015.

RICHARD, G. J. Language processing versus auditory processing. *In*: GEFFNER, D.; ROSS-SWAIN, D. (Eds.). *Auditory processing disorders*: assessment, management, and treatment. 1 ed. San Diego: Plural Publishing, p. 161-173, 2007.

WEIHING, J.; CHERMAK, G. D; MUSIEK, F. E. Auditory training for central auditory processing disorder. *Seminars in Hearing*, v. 36, n. 4, p. 199-215, 2015. DOI: 10.1055/s-0035-1564458.

CAPÍTULO 23

Comorbidade entre transtorno bipolar e TDAH

Um desafio clínico

Este capítulo provê ao leitor uma atualização sobre aspectos clínicos, diagnósticos e terapêuticos da comorbidade transtorno bipolar e TDAH. Baseando-se nas evidências científicas mais robustas, discorre-se sobre o diagnóstico diferencial, as taxas de comorbidade e estratégias de manejo para essa comorbidade.

Estêvão Scotti-Muzzi

ESTÊVÃO SCOTTI-MUZZI

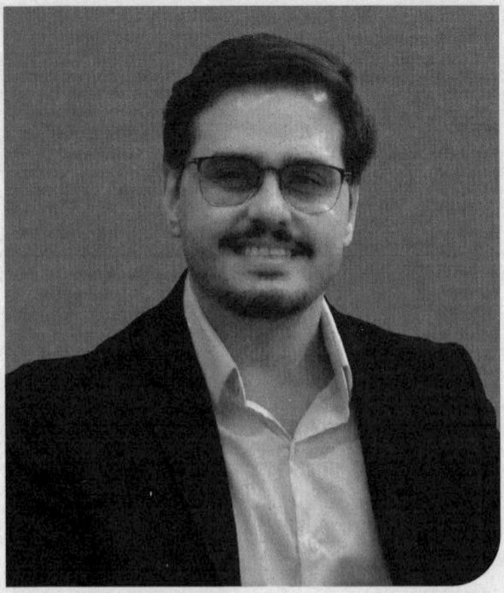

É professor adjunto de psiquiatria na Universidade do Estado do Rio de Janeiro (UERJ), onde leciona em nível de graduação e pós-graduação (especialização, residência médica, mestrado e doutorado) e coordena o ambulatório especializado em transtorno bipolar (BiPoLab-UERJ). É doutor em psiquiatria pela Universidade de São Paulo (USP), mestre pela Cardiff University (UK), psiquiatra pela UERJ e graduado em medicina pela Universidade Federal de Minas Gerais (UFMG). Possui o título de membro titular da Associação Brasileira de Psiquiatria (ABP). Realiza pesquisas sobre aspectos clínicos e neurobiológicos dos Transtornos do Humor, tendo publicado artigos em periódicos internacionais de alto impacto.

Contatos: www.psiquiatraestevaoscotti.com
www.researchgate.net/profile/Estevao-Scotti-Muzzi
estevaoscotti@gmail.com
Lattes: lattes.cnpq.br/1390315510070779
Instagram: @estevaoscotti

Introdução

Alterações significativas no humor e suas repercussões clínicas são conhecidas desde a Grécia Antiga. Hipócrates, por volta de 400 a.C., descreveu a melancolia (do grego *melan* "negra", e *chole* "bile") como um estado causado pelo excesso da chamada "bile negra". Ainda na Grécia Antiga, Areteu da Capadócia (1 d.C.) percebeu que a melancolia era "o começo e parte da mania", sugerindo que os dois estados, aparentemente opostos, pudessem fazer parte de um mesmo processo patológico.

No entanto, é somente no século XIX que a literatura psiquiátrica reconhecerá a existência de uma entidade clínica distinta cursando com períodos de depressão, mania e hipomania: a doença maníaco-depressiva, atualmente referida como transtorno bipolar (Goodwin & Jamison, 2010).

O transtorno bipolar (TB) apresenta alta prevalência em nosso meio, elevadas taxas de morbimortalidade e suicídio, bem como numerosas comorbidades clínicas e psiquiátricas. Está associado à redução na expectativa de vida, sendo considerado uma das principais causas de incapacitação pela Organização Mundial de Saúde (OMS) (Vieta *et al.*, 2018; McIntyre *et al.*, 2020). O TB compartilha sintomas com outros transtornos psiquiátricos, como o transtorno do déficit de atenção com hiperatividade (TDAH), cujo diagnóstico diferencial, comorbidade e tratamento figuram como um dos maiores desafios clínicos da prática psiquiátrica (Salvi *et al.*, 2021).

Dessa forma, o objetivo deste capítulo é prover ao leitor uma atualização sobre aspectos clínicos, diagnósticos e terapêuticos da comorbidade TB-TDAH. Baseando-se nas evidências clínicas mais robustas, este capítulo fornece as diretrizes mais consistentes para o manejo desse grupo comórbido.

Aspectos diagnósticos e clínicos

Transtorno bipolar

O transtorno bipolar (TB) é definido por episódios recorrentes e episódicos de alterações no humor, energia, psicomotricidade, pensamento e comportamento entre períodos de mania, hipomania e depressão em graus variados de gravidade e duração, podendo ocorrer sintomas psicóticos e mistos (Figura 1).

A prevalência do TB é estimada em cerca de 1% da população global, chegando a 2,4% se considerarmos o chamado espectro bipolar (Merikangas *et al.*, 2011). O transtorno afeta igualmente homens e mulheres e inicia-se por volta da segunda década de vida, estando associado a elevadas taxas de suicídio (Vieta *et al.*, 2018; McIntyre *et al.*, 2020).

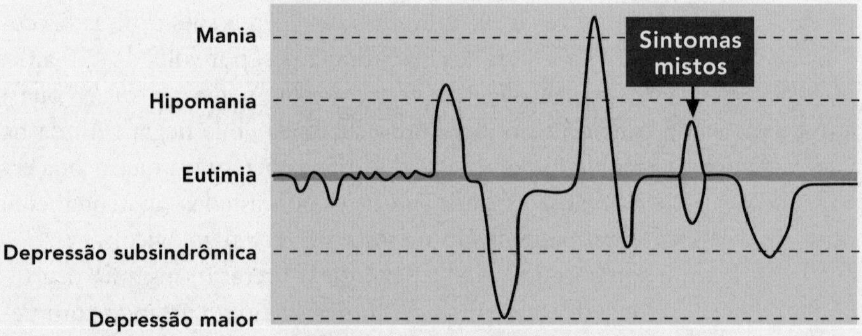

Figura 1 – Esquema mostrando a alternância do humor nas diversas fases do transtorno bipolar.

Fonte: elaborado pelo autor.

Segundo os critérios do *DSM-5* (APA, 2014), o transtorno bipolar e transtornos relacionados (Figura 1) são classificados em:

- **Transtorno bipolar tipo I (TB-I)**: definido pela presença de pelo menos um episódio maníaco ao longo da vida, caracterizado por um período mínimo de uma semana de humor marcadamente elevado (euforia, irritabilidade ou expansividade) associado ao aumento de atividade ou energia.
- **Transtorno bipolar tipo II (TB-II)**: definido pela manifestação de pelo menos um episódio hipomaníaco, com duração mínima de quatro dias, e um episódio depressivo ao longo da vida, necessariamente sem manifestações psicóticas, e pela ausência de um episódio maníaco.

- **Transtorno ciclotímico**: manifestação crônica (pelo menos dois anos ou um ano para menores de idade) de sintomas depressivos e hipomaníacos, sem preencher critérios para episódio depressivo maior nem para hipomania.
- **Transtorno bipolar induzido por substância/medicamento ou devido a outra condição médica**: refere-se àqueles pacientes que apresentam instabilidade do humor ou sintomas maníacos induzidos por substâncias psicoativas (ex.: cocaína, estimulantes) ou devido a outra condição médica geral.
- **Outros transtornos bipolares e transtornos relacionados**: este grupo inclui indivíduos que apresentam períodos com sintomas subsindrômicos de hipomania e depressão ou com duração insuficiente para serem classificados nas categorias acima.

O diagnóstico diferencial do TB se dá com outras condições que cursam com impulsividade, instabilidade do humor, ansiedade, desorganização do pensamento e sintomas psicóticos. Além disso, 50% dos indivíduos afetados pelo TB apresentam múltiplas comorbidades, sobretudo transtornos de ansiedade (70%-90%), transtorno por uso de álcool ou outras substâncias (30%-60%), transtornos de personalidade (20%-40%), compulsão alimentar (10%-20%) e TDAH (25%-45%) (McIntyre *et al.*, 2020).

Comorbidade TB-TDAH

Embora o TDAH inicie na infância, ele perdura até a idade adulta em cerca de metade dos casos. No adulto, o TDAH cursa com uma apresentação clínica heterogênea, compartilhando sintomas com o TB, principalmente desregulação emocional, distraibilidade, impulsividade, irritabilidade, taquilalia e alterações no sono, resultando em prejuízos funcionais relevantes nas esferas profissionais e relacionais (Heidbreder, 2015).

Entretanto, a fenomenologia e apresentação clínica do TB e TDAH são profundamente distintas, como mostrado na Tabela 1. Uma diferença fundamental refere-se ao curso episódico e início na idade adulta, típicas do TB, ao passo que o TDAH se inicia na infância e apresenta um curso mais estável ao longo da vida.

Embora haja melhora da impulsividade e hiperatividade do TDAH no adulto, essas características podem se transformar em inquietação e desconforto interno, levando ao erro diagnóstico de ansiedade e depressão (Asherson *et al.*, 2014). A distraibilidade no TB é restrita aos episódios de desestabilização do humor, principalmente na mania, resultante da aceleração do pensamento. No TDAH, ao contrário, a desatenção e impulsividade são sintomas cardinais, manifestos desde a infância de forma pervasiva e em diversos contextos (Salvi *et al.*, 2021).

Por outro lado, a impulsividade no TB é resultante do aumento de energia nos estados maníacos e hipomaníacos, levando o paciente a subestimar os riscos de suas ações, sobretudo quando associada à sensação de grandiosidade.

Além disso, há comemorativos presentes no TB não observados no TDAH (Tabela 1). O aumento da atividade sexual ou comportamento hipersexualizado, bem como diminuição da necessidade de sono, comuns nos estados maníacos e hipomaníacos, não são verificados no TDAH. Outra diferença importante é a possível presença de sintomas psicóticos (delírios e alucinações) no TB, não vistos no TDAH (Salvi *et al.*, 2021).

Características clínicas	Transtorno bipolar	TDAH
Curso	Episódico.	Estável.
Idade de início	Início da idade adulta.	Infância.
Sintomas	Humor eufórico, elevado ou irritável.	Humor disfórico e lábil.
	Autoestima inflada ou grandiosidade.	Autoestima reduzida.
	Distraibilidade devido à aceleração do pensamento.	Distraibilidade por estímulos externos ou pensamento vagantes sem aceleração psíquica.
	Aumento de energia ou atividade direcionada a um objetivo.	Fadiga e inquietação.
Sono	Diminuição de necessidade de sono (mania), insônia ou hipersonia (depressão).	Geralmente não afetado.
Atividade sexual	Aumentada (mania).	Não afetada.
Sintomas psicóticos	Possível.	Ausente.

Tabela 1 – Principais diferenças clínicas entre o transtorno bipolar e o TDAH.
Fonte: elaborada pelo autor.

A despeito das marcantes diferenças clínicas e fenomenológicas entre TB e TDAH (Tabela 1), estudos populacionais têm demonstrado uma comorbidade de 10%-20% (Schiweck *et al.*, 2021; Sandstrom *et al.*, 2021). Além disso, estudos longitudinais mostram que a presença do TDAH na infância aumenta o risco de se desenvolver TB na vida adulta em 7%-21% (Skirrow *et al.*, 2012).

Verifica-se também uma alta prevalência de TDAH em parentes de 1º grau não afetados de pacientes com TB (Schiweck *et al.*, 2021), demonstrando um compartilhamento de susceptibilidade genética entre os dois transtornos, possivelmente associado ao processo do neurodesenvolvimento (Morris-Rosendahl & Crocq, 2020).

O TB e o TDAH também compartilham comorbidades entre si como os transtornos alimentares, transtornos de ansiedade, transtornos de personalidade (principalmente TP borderline e antissocial) e o transtorno por uso de substâncias, tornando o tratamento desses pacientes particularmente complexo (Salvi *et al.*, 2021). Entretanto, questiona-se se há de fato uma elevada comorbidade entre os transtornos ou se, na verdade, se devem a diagnósticos imprecisos influenciados por sintomas comuns (ex.: desregulação emocional, impulsividade e irritabilidade).

Estratégias de tratamento e manejo

O tratamento do TB visa a remissão sintomática das fases agudas (mania, hipomania e depressão), a manutenção da eutimia interepisódica e a normalização dos ritmos biológicos (ex.: sono, apetite) (Vieta *et al.*, 2018; McIntyre *et al.*, 2020). Porém, ele difere de acordo com a fase da doença, polaridade dominante e comorbidades clínicas e psiquiátricas (Vieta *et al.*, 2018; McIntyre *et al.*, 2020). Dentre elas, destaca-se a comorbidade TDAH-TB, cujo tratamento se mostra particularmente desafiador, uma vez que os medicamentos usados para tratar o TDAH podem induzir episódios de mania, hipomania, estados mistos, ciclagem rápida ou mesmo sintomas psicóticos (Salvi *et al.*, 2021; Viktorin *et al.*, 2017).

Assim, o objetivo primeiro do tratamento da comorbidade TB-TDAH deve ser sempre a estabilização do humor (Salvi *et al.*, 2021), de forma que muitos pacientes supostamente diagnosticados com tal comorbidade, quando tratados adequadamente para o TB, remitem dos "sintomas" de TDAH (Klassen; Katzman & Chokka, 2010).

Contudo, para casos em que os sintomas de TDAH são clinicamente significativos mesmo após a estabilização do humor, o uso cauteloso de psicoestimulantes, como metilfenidato, lisdexanfetamina e atomoxetina pode ser necessário, sempre em associação com os estabilizadores de humor e antipsicóticos (Wang *et al.*, 2016; Yatham *et al.*, 2018). Dentre os psicoestimulantes, a atomoxetina parece a mais segura em relação à indução de episódios maníacos e hipomaníacos (Hah & Chang, 2005; Chang *et al.*, 2009; Wang *et al.*, 2016).

Conclusão

O diagnóstico e tratamento da comorbidade do transtorno bipolar e TDAH representam um dos maiores desafios da prática psiquiátrica. Embora ambos os transtornos apresentem diferenças clínicas, o TDAH no adulto pode compartilhar sintomas com o TB, como a desregulação emocional, impulsividade e irritabilidade.

A literatura mostra elevada comorbidade entre os transtornos, bem como uma associação entre presença do TDAH na infância como fator de risco para o desenvolvimento de TB na vida adulta, sugerindo uma possível susceptibilidade genética comum. O tratamento dessa comorbidade é igualmente desafiador, na medida em que os estimulantes usados para tratar o TDAH frequentemente causam um desequilíbrio nos quadros bipolares.

Portanto, recomenda-se sempre tratar o TB e reservar o uso de estimulantes para os casos de TDAH graves, invariavelmente em associação com os estabilizadores de humor.

Referências

AMERICAN PSYCHIATRIC ASSOCIATION (APA). *Manual diagnóstico e estatístico de transtornos mentais*: DSM-5. Porto Alegre: Artmed, 2014.

ASHERSON, P. *et al.* Differential diagnosis, comorbidity, and treatment of attention-deficit/hyperactivity disorder in relation to bipolar disorder or borderline personality disorder in adults. *Current Medical Research and Opinion*, v. 30, n. 8, p. 1657-1672, 2014.

CHANG, K. *et al.* Atomoxetine as an adjunct therapy in the treatment of co-morbid attention-deficit/hyperactivity disorder in children and adolescents with bipolar I or II disorder. *J. Child Adolesc. Psychopharmacol*, v. 19, n. 5, 547-551, 2009.

GOODWIN, F. K.; JAMISON, K. R. *Doença maníaco-depressiva*: transtorno bipolar e depressão recorrente. Porto Alegre: Artmed, 2010.

HAH, M.; CHANG, K. Atomoxetine for the treatment of attention-deficit/hyperactivity disorder in children and adolescents with bipolar disorders. *J. Child Adolesc. Psychopharmacol*, v. 15, n. 6, p. 996-1004, 2005.

HEIDBREDER, R. ADHD symptomatology is best conceptualized as a spectrum: a dimensional versus unitary approach to diagnosis. *Attention Deficit Hyperactivity Disorders*, v. 7, n. 4, p. 249-269, 2015.

KLASSEN, L. J.; KATZMAN, M. A.; CHOKKA, P. Adult ADHD and its comorbidities, with a focus on bipolar disorder. *Journal of Affective Disorders*, v. 124, n. 1-2, p. 1-8, 2010.

McINTYRE, R. S. *et al.* Bipolar disorders. *The Lancet*, v. 396, n. 10265, p. 1841-1856, 2020.

MERIKANGAS, K. R. *et al.* Prevalence and correlates of bipolar spectrum disorder in the world mental health survey initiative. *Archives of General Psychiatry*, v. 68, n. 3, p. 241-251, 2011.

MORRIS-ROSENDAHL, D. J.; CROCQ, M. A. Neurodevelopmental disorders – the history and future of a diagnostic concept. *Dialogues in Clinical Neuroscience*, v. 22, n. 1, p. 65-72, 2020.

SALVI, V. *et al.* ADHD and bipolar disorder in adulthood: clinical and treatment implications. *Medicina*, v. 57, n. 5, p. 466, 2021.

SANDSTROM, A. *et al.* Prevalence of attention-deficit/hyperactivity disorder in people with mood disorders: a systematic review and meta-analysis. *Acta Psychiatrica Scandinavica*, v. 143, n. 5, p. 380-391, 2021.

SCHIWECK, C. *et al.* Comorbidity of ADHD and adult bipolar disorder: a systematic review and meta-analysis. *Neuroscience and Biobehavioral Reviews*, v. 124, p. 100-123, 2021.

SKIRROW, C. *et al.* An update on the debated association between ADHD and bipolar disorder across the lifespan. *Journal of Affective Disorders*, v. 141, n. 2-3, p. 143-159, 2012.

VIETA, E. *et al.* Bipolar disorders. *Nature Reviews Disease Primers*, v. 4, n. 1, p. 1-16, 2018.

VIKTORIN, A. *et al.* The risk of treatment-emergent mania with methylphenidate in bipolar disorder. *American Journal of Psychiatry*, v. 174, n. 4, p. 341-348, 2017.

WANG, L. J. *et al.* Attention-Deficit hyperactivity disorder, its pharmacotherapy, and the risk of developing bipolar disorder: a nationwide population-based study in Taiwan. *Journal of Psychiatric Research*, v. 72, p. 6-14, 2016.

YATHAM, L. *et al.* Canadian Network for Mood and Anxiety Treatments (CANMAT) and International Society for Bipolar Disorders (ISBD) 2018 guidelines for the management of patients with bipolar disorder. *Bipolar Disorders*, v. 20, n. 2, p. 97-170, 2018.

CAPÍTULO 24

Dependências, impulsos e TDAH

A correlação entre o TDAH e a impulsividade é um tema amplamente debatido, sobretudo no que diz respeito à relação com um possível aumento do risco de abuso de substâncias neste grupo de pacientes. Os estudos sobre o uso de psicofármacos nos casos em que há comorbidade entre TDAH e o uso de substâncias ainda carecem de maiores investigações. Entretanto, a atomoxetina tem se mostrado uma boa opção.

Mayara Cezario

MAYARA CEZARIO

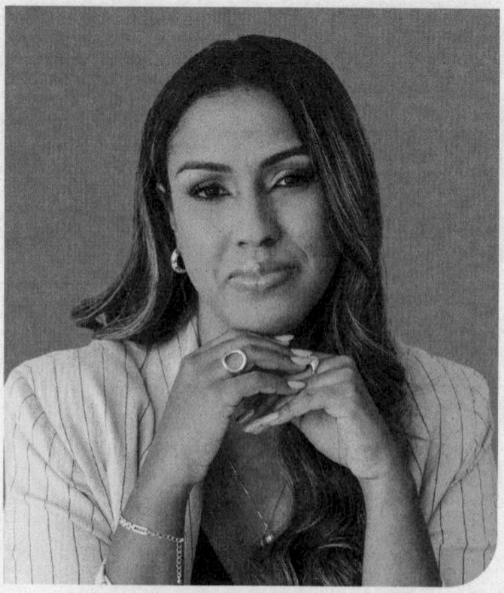

Psiquiatra pelo Instituto Municipal Philippe Pinel – RJ, pós-graduada em Nutrologia pela USP-Ribeirão Preto e pela Associação Brasileira de Nutrologia. Possui título em Psicoterapia pela Associação Brasileira de Psiquiatria e Associação Médica Brasileira. Mestranda no programa de pós-graduação em Alimentação, Nutrição e Saúde na Universidade do Estado do Rio de Janeiro. Psiquiatra do Núcleo de Assistência e Pesquisa em Transtornos Alimentares na Universidade do Estado do Rio de Janeiro. Professora da faculdade de Medicina da Universidade do Grande Rio – Afya. Pós-graduada em Psiquiatria Nutricional e do Estilo de vida, pela Plenitude Educação. Membro do Grupo de Trabalho de Atenção a Vulneráveis e Violência de Gêneros e Etnias do Conselho Regional de Medicina – RJ.

Contatos: dramayaracezario@hotmail.com
Lattes: lattes.cnpq.br/5920286657803694
Instagram: @dramayaracezario
21 99553 6538

TDAH e impulsividade

A impulsividade é um dos fatores nucleares do TDAH e diz respeito a ações precipitadas que acontecem sem que haja planejamento/premeditação e implicam em potencial dano à pessoa. A impulsividade está relacionada com a incapacidade de adiar a gratificação e o desejo por recompensas imediatas.

Os comportamentos impulsivos podem acarretar prejuízos sutis e/ou drásticos nas mais diversas áreas da vida dos pacientes (APA, 2022; Nardi; Quevedo & Silva, 2015). Alguns exemplos destes comportamentos são: desligamento de empregos, assumir a responsabilidade de tarefas complexas sem as devidas qualificações, interromper excessivamente os outros e envolvimento em episódios de violência (APA, 2022; Nardi; Quevedo & Silva, 2015).

Estudos de neuroimagem demonstram que regiões subcorticais e estriatais estão associadas à tomada de decisão. Essas vias codificam informações relacionadas ao afeto, à memória e à homeostase, que, por sua vez, influenciam a atividade motora por meio do córtex e do tálamo. A presença de déficits nessas vias pode contribuir para o surgimento da impulsividade (Crisp & Grant, 2024).

O período da adolescência é um período particularmente importante para o estudo da impulsividade, visto que além de atividade dopaminérgica elevada, existe uma capacidade inibitória limitada, proporcionando maior ocorrência de ações impulsivas (Crisp & Grant, 2024).

Uma das maneiras possíveis de se avaliar a impulsividade é por meio das escalas, como a *Barratt Impulsiveness Scale* (BIS-11), que se baseia nas explicações de impulsividade propostas por Ernst Barratt (Malloy-Diniz *et al.*, 2010). O pesquisador compreende a impulsividade como algo composto por três componentes: componente motor (a impulsividade está relacionada à ausência de inibição de respostas incoerentes); atencional (a impulsividade está relacionada à tomada de decisão rápida, com falta de foco na tarefa em questão); e falta de planejamento (engloba comportamentos orientados para o presente, em vez de estarem orientados para o futuro) (Malloy-Diniz *et al.*, 2010).

A BIS-11 é formada por 30 itens e deve ser preenchida pelo próprio paciente, escolhendo entre quatro opções para cada uma das perguntas: 1. Raramente ou nunca; 2. De vez em quando; 3. Com frequência; e 4. Quase sempre (Malloy-Diniz *et al.*, 2010). A pontuação varia entre 30 e 120, e pontuações maiores que 72 apresentam impulsividade alta. Pessoas com TDAH, habitualmente, apresentam pontuações altas nesta escala (Fond *et al.*, 2023).

Um estudo realizado por Fond *et al.* (2023) mostrou que adultos com TDAH apresentam aumento da impulsividade motora, atencional e de planejamento, enquanto as crianças apresentam aumento da impulsividade atencional.

TDAH e transtornos do impulso

A impulsividade é um fator nuclear no TDAH e nos transtornos do impulso. O *DSM-5-TR* (2022) inclui na categoria transtornos do impulso, os transtornos que se manifestam em comportamentos que violam os direitos dos outros e/ou colocam o sujeito em embate significativo com normas sociais e/ou figuras de autoridade.

O manual inclui nesta categoria o transtorno de oposição desafiante, o transtorno explosivo intermitente, o transtorno da conduta, o transtorno da personalidade, a piromania, a cleptomania, entre outros transtornos disruptivos, do controle de impulsos e da conduta, especificados e não especificados (APA, 2022; Nardi; Quevedo & Silva, 2015).

A relação entre TDAH e os transtornos do impulso pode se dar como comorbidade ou como diagnóstico diferencial. O TDAH com frequência é comórbido ao transtorno da conduta, transtorno de oposição desafiante e ao transtorno explosivo intermitente. A comorbidade desses transtornos, com frequência, é preditora de pior prognóstico (APA, 2022; Nardi; Quevedo & Silva, 2015).

Enquanto diagnóstico diferencial, é importante notar se os comportamentos impulsivos do paciente, ainda que disruptivos, violam ou não normas sociais, ou direitos de outras pessoas, de modo intencional, e a observância dos demais critérios diagnósticos dos transtornos. No que se refere ao diagnóstico diferencial entre TDAH e transtorno explosivo intermitente, ambos compartilham a manifestação do que o *DSM-5-TR* (APA, 2022) chama de níveis elevados de comportamentos impulsivos.

Apesar de os pacientes com TDAH poderem apresentar explosões de agressividade impulsiva, é importante observar que os pacientes com transtorno explosivo expressam a impulsividade por meio de comportamentos agressivos direcionados aos outros, além de não apresentarem dificuldade de manter a atenção sustentada. A idade de surgimento dos sintomas também é um item a ser observado. Enquanto o TDAH se manifesta necessariamente antes dos 12 anos, o transtorno explosivo intermitente é raro em crianças (APA, 2022; Nardi; Quevedo & Silva, 2015).

Já o transtorno de oposição desafiante apresenta como fatores nucleares hostilidade, negatividade e desafio. Por esta razão, os pacientes podem apresentar resistência ao desempenho de tarefas escolares ou ao cumprimento de compromissos profissionais, porém, isso acontece pela resistência à subordinação de ordens de terceiros, e não pela dificuldade de sustentar a atenção por longos períodos ou de permanecer quieto, como o observado no TDAH (APA, 2022).

O transtorno da conduta e TDAH podem apresentar comportamentos disruptivos, entretanto, no caso do transtorno da conduta, há a violação de direitos básicos de outrem ou normas ou regras sociais relevantes, de modo persistente e repetitivo, com o envolvimento em situações como: crueldade física com pessoas ou animais, uso de armas com potencial para provocar lesões físicas graves e mentiras em benefícios próprios (APA, 2022).

TDAH e adicção

Uma das formas de expressão da impulsividade do TDAH na vida adulta é a busca incessante por estímulos prazerosos. Tal busca pode resultar no uso frequente e recorrente de substâncias lícitas e/ou ilícitas, de modo a acarretar prejuízos para a saúde física e mental do paciente. As pessoas com TDAH tendem a começar a fumar mais precocemente e se tornam mais dependentes, quando comparado com o restante da população (Kollins & Adcock, 2014).

Os mecanismos precisos envolvidos nestes fatores ainda não foram elucidados em sua totalidade, entretanto, existem mecanismos já elucidados. Uma possível associação entre o aumento de frequência, recorrência e dependência do uso de nicotina é a existência de interrupções mediadas por dopamina nos processos de reforço nesses pacientes. Algumas possibilidades aventadas mostram que uma disfunção pré-frontal desregula a função dopaminérgica e altera o circuito de reforço e motivação, mecanismo que proporcionaria aumento da busca por substâncias que forneceriam prazer imediato (Kollins & Adcock, 2014).

Além disso, um possível mecanismo, responsável pela associação entre o TDAH e o uso de substâncias de modo nocivo à saúde, seria hiporresponsividade estriatal e conectividade funcional alterada no núcleo accumbens, nos pacientes com TDAH, correlacionado com atividade dopaminérgica diminuída, resultando alterações no processamento do sinal de recompensas. Os estudos sobre dependência de nicotina demonstram que esta se desenvolve com mecanismos cerebrais semelhantes (Kollins & Adcock, 2014).

Em relação ao uso abusivo de álcool, existe uma sobreposição genética significativa entre o TDAH e o transtorno por uso abusivo de álcool (Luderer *et al.*, 2021). Dentre os genes sobrepostos, há genes envolvidos na neurotransmissão glutamatérgica e catecolaminérgica (Luderer *et al.*, 2021). Além disso, os estudos reforçam que decisões impulsivas e um sistema de recompensa mal-adaptativo proporcionam maior vulnerabilidade ao uso de álcool, até 43% dos pacientes com TDAH desenvolvem transtornos por uso abusivo de álcool (Luderer *et al.*, 2021). A associação entre os dois transtornos cursa com pior prognóstico (Luderer *et al.*, 2021).

A correlação entre TDAH e cocaína (nas suas mais diversas apresentações) também é algo frequentemente estudado. Não é incomum que os usuários destas substâncias tenham diagnóstico de TDAH. Um estudo realizado por Fond *et al.* (2023), utilizou a amostra de 111 usuários de crack/cocaína e, destes, 70 foram classificados como pessoas com TDAH. Nesse estudo, foi observado também que as pessoas com TDAH que usavam cocaína apresentavam maiores pontuações nas escalas utilizadas para avaliar a impulsividade (Fond *et al.*, 2023).

Apesar dessas possíveis associações, é sempre importante destacar que não se deve estimular uma estigmatização dos pacientes com TDAH, como violentos ou como pessoas que vivem à margem da lei.

Tratamento medicamentoso

O uso de atomoxetina tem sido aventado como uma boa possibilidade terapêutica para pacientes que apresentam a comorbidade entre TDAH e o uso de substâncias. A atomoxetina é um bloqueador dos transportadores de norepinefrina, não pertencente à classe dos estimulantes. O fármaco apresenta significativa redução nos níveis da impulsividade e não apresenta potencial de dependência, uma vez que não aumenta a transmissão de dopamina na área de recompensa.

Estas características farmacológicas a tornam uma boa opção terapêutica para esses casos, visto o menor potencial para uso indevido do fármaco (Coppola & Mondola, 2018). Entretanto, ainda são necessários mais estudos acerca do tema para maiores evidências e recomendações específicas sobre o uso de psicofármacos a serem utilizados nesses casos.

Considerações finais

A impulsividade é um dos aspectos centrais do TDAH. Esta característica faz com que haja, de modo frequente, a comorbidade entre TDAH e os transtornos do impulso e, também, com o abuso de substâncias. Entretanto, é importante que não haja estigmatização dos pacientes com TDAH.

Referências

AMERICAN PSYCHIATRIC ASSOCIATION (APA). *Diagnostic and statistical manual of mental disorders: DSM-5-TR*. Arlington: American Psychiatric Publishing, 2022.

COPPOLA, M.; MONDOLA, R. Impulsivity in alcohol-dependent patients with and without ADHD: the role of atomoxetine. *Journal of Psychoactive Drugs*, v. 50, n. 4,2018.

CRISP, Z. C.; GRANT, J. E. Impulsivity across psychiatric disorders in young adults. *Comprehensive Psychiatry*, v. 130, p. 152449, abr. 2024.

FOND, G. *et al.* ADHD and addictive behavior in crack-cocaine users. *L'Encéphale*, v. 49, n. 3, p. 284-288, jun. 2023.

KOLLINS, S. H.; ADCOCK, R. A. ADHD, altered dopamine neurotransmission, and disrupted reinforcement processes: implications for smoking and nicotine dependence. *Progress in Neuropsychopharmacology and Biological Psychiatry*, v. 52, p. 70-78, jul. 2014.

LUDERER, M. *et al.* Alcohol use disorders and ADHD. *Neuroscience & Biobehavioral Reviews*, v. 128, p. 648-660, set. 2021.

MALLOY-DINIZ, L. F. *et al.* Tradução e adaptação cultural da Barratt Impulsiveness Scale (BIS-11) para aplicação em adultos brasileiros. *Jornal Brasileiro de Psiquiatria*, v. 59, n. 2, 2010.

NARDI, A. E.; QUEVEDO, J.; SILVA, A. G. da. *Transtorno de déficit de atenção/hiperatividade*: teoria e clínica. Porto Alegre: Artmed, 2015.

CAPÍTULO 25

Sono e TDAH

Você já parou para pensar em como o sono e o TDAH estão diretamente interligados? Neste capítulo, vamos explorar essa relação complexa e entender como noites maldormidas podem intensificar dificuldades na execução de tarefas, na regulação emocional e cognitiva. Além disso, vamos refletir sobre como essas dificuldades podem até mesmo levar a diagnósticos errados, tornando essencial um olhar atento para os distúrbios do sono na avaliação do TDAH.

Thais Frade

THAIS FRADE

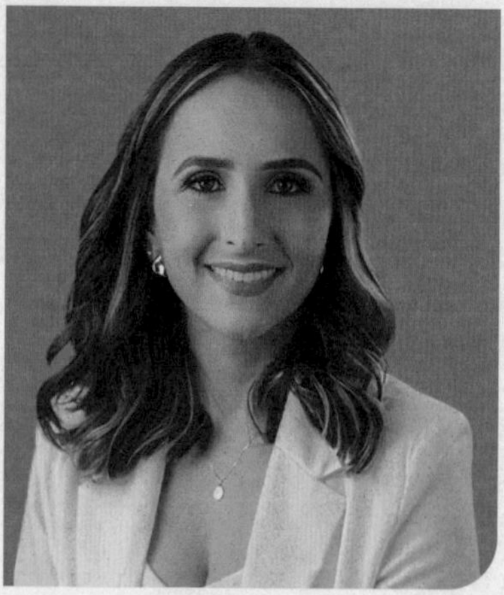

Psicóloga com especialização multiprofissional em Medicina do Sono pelo Instituto do Sono. Possui formação em transtornos do neurodesenvolvimento. Coautora do livro *Espectro autista feminino*, professora e pós-graduanda em Neurociência e Comportamento. Mãe, palestrante e mentora de profissionais que buscam tratar e prevenir a insônia pediátrica com base em evidências científicas.

Contatos: thaisfrade.consultoria@gmail.com
Instagram: @thaisfrade_

Eu sempre soube que havia algo diferente em mim. Desde pequena, apresentei dificuldades com o sono. Ainda nos primeiros anos de vida, tive apneia obstrutiva do sono, depois vieram as associações, e eu só conseguia adormecer mamando ou na presença de um cuidador. Os anos se passaram e, diferente do que a maior parte das pessoas falavam, a minha relação com o sono não melhorou. Chegou a fase do medo e, aqui, eu já devia ter entre 7 e 12 anos, não tinha mais a presença de um cuidador no quarto, mas me lembro de ficar olhando o teto escuro, esperando que o sono finalmente chegasse, até adormecer por exaustão.

Na escola, o cansaço e a desatenção me acompanhavam. As aulas da manhã pareciam intermináveis e, à tarde, eu sempre apresentava sonolência excessiva. Por mais que desejasse manter o foco, era como se o meu cérebro tivesse sempre em uma névoa densa, dificultando até mesmo as tarefas mais simples. Ouvia repetidamente frases como "preste atenção", "pare de se distrair", "você precisa se esforçar mais". Raramente conseguia terminar de copiar a matéria, era sempre uma das últimas alunas a entregar as atividades, mesmo sem me levantar da cadeira ou conversar com colegas. No meu grupo de amigas, eu sempre fui a que apresentava mais atrasos na aprendizagem. No entanto, apenas amigas mais próximas sabiam da minha dificuldade e desatenção. Dentro do nosso grupo, eu sempre acabava recebendo alguns "apelidos" devido a todos os prejuízos.

Meus pais sempre trabalharam muito para mudar o nosso padrão de vida, por isso, eles tinham uma jornada de trabalho intensa e, em casa, nós sempre dormíamos tarde e acordávamos cedo. Eu sempre fui muito reservada e, como não dava trabalho na escola, eles não sabiam dessas dificuldades. Toda noite, o ciclo se repetia, eu me deitava exausta e passava horas olhando o teto do quarto com medo do escuro e sem conseguir adormecer.

Assim eu passei boa parte da minha vida, e foi só aos 30 anos que recebi o diagnóstico de TDAH, predominantemente desatento, e dislexia.

A privação de sono crônica afetou minha concentração, memória, regulação emocional e só anos depois eu compreendi que essa dificuldade para dormir não era um detalhe irrelevante, mas sim um dos pilares que moldou a minha vida e todos os meus resultados.

Neste capítulo, quero compartilhar não apenas a minha história, mas também o conhecimento que adquiri ao longo dos anos me especializando nesse tema, além de viver na prática os seus desafios. Quero mostrar como o sono está diretamente ligado ao TDAH e como essa relação pode transformar para melhor ou para pior a vida de uma pessoa, e por que priorizar o sono melhorará todas as áreas da sua vida.

O sono e o TDAH: uma relação complexa

Pesquisas demonstram que cerca de 50%-75% das crianças e adultos com TDAH apresentam distúrbios do sono, incluindo insônia, atraso na fase do sono e sonolência diurna excessiva (Hvolby, 2015).

Essa é uma situação que se retroalimenta devido à sintomatologia do TDAH e a possíveis comorbidades associadas que podem comprometer a qualidade do sono, agravando as chances do paciente apresentar resistência na hora de dormir, higiene do sono inadequada e tempo de sono reduzido. Além disso, essas dificuldades podem causar comportamentos diurnos que se assemelham ou agravam o TDAH e, em adultos, podem levar ao esquecimento e dificuldades de concentração durante o dia. Em crianças, o cansaço e a exaustão podem se apresentar através de comportamentos hiperativos, impulsivos, desatentos e perturbadores (Spruyt & Gozal, 2011). O que pode resultar em diagnósticos equivocados ou dificultar a identificação de distúrbios do sono. Por isso, é fundamental que os especialistas priorizem a triagem para problemas de sono antes de concluírem um diagnóstico de TDAH.

TDAH e os distúrbios do sono

Conforme dito anteriormente, a relação entre distúrbios do sono e o transtorno do déficit de atenção com hiperatividade (TDAH) é complexa e bidirecional. Uma revisão abrangente da literatura indicou que aproximadamente 25%-50% dos pais de crianças com TDAH relatam queixas de sono, mesmo na ausência de medicação estimulante. Isso sugere que as dificuldades de sono não são apenas um efeito colateral do tratamento farmacológico, mas possivelmente uma comorbidade inerente ao transtorno (Corkum, 1998 *apud* Spruyt & Gozal, 2011).

Distúrbios do sono, como síndrome das pernas inquietas (SPI), distúrbio periódico do movimento dos membros (DPMM), além da apneia obstrutiva do sono (AOS) são as queixas mais comuns. Para demonstrar essa relação bidirecional entre os problemas de sono e o TDAH, vejam esta figura:

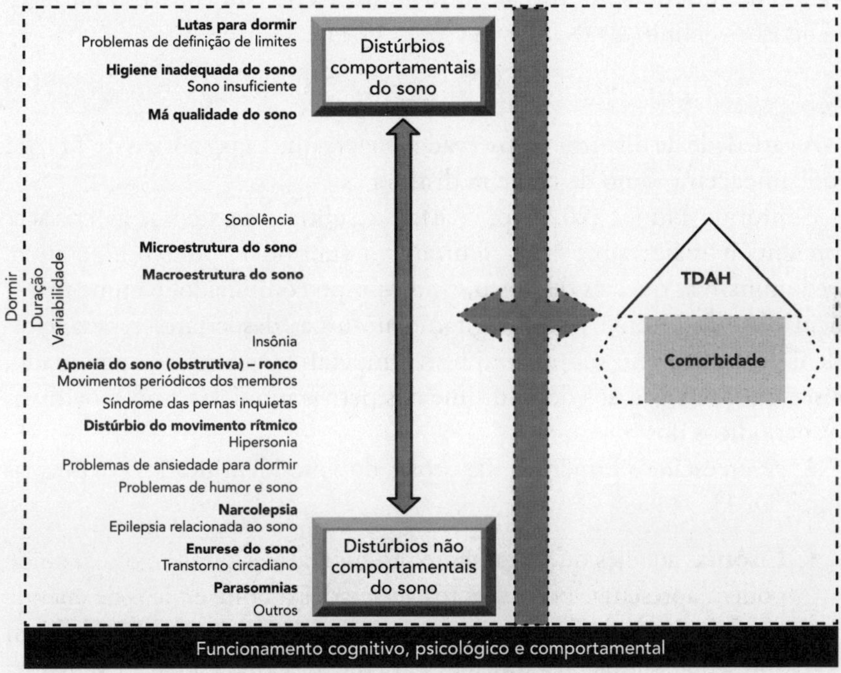

Fonte: adaptado de Spruyt & Gozal, 2011.
(Tradução nossa)

A incidência de distúrbios do sono em crianças com TDAH é cerca de cinco vezes maior do que comparada a crianças típicas. Entretanto, nos últimos anos, houve um aumento significativo no interesse dos pesquisadores por esses distúrbios e possíveis efeitos colaterais dos medicamentos para TDAH. Fármacos, como metilfenidato, anfetamina, dextroanfetamina e pemolina, incluindo os primeiros medicamentos aprovados pelo FDA para crianças com TDAH, têm grande probabilidade de impactar o sono, dado seus mecanismos de ação. Os efeitos esperados incluem a diminuição do tempo total de sono, aumento da latência para iniciar o sono e redução da eficiência do sono. De fato, esses efeitos foram observados em estudos clínicos tanto de curto quanto de longo prazo, sendo a insônia e a sonolência diurna as queixas mais frequentes (Spruyt & Gozal, 2011).

Apesar disso, o impacto dessas medicações pode ser paradoxal. Por exemplo, o uso do metilfenidato no final da tarde foi associado à redução da atividade noturna e ao sono mais consolidado, promovendo, assim, uma melhora na qualidade do sono. As diferenças metodológicas, como a dosagem, o regime de prescrição, o tipo de medicamento (por exemplo, versões de liberação prolongada), as comorbidades psiquiátricas do TDAH e a arquitetura do sono tornam difícil estabelecer um consenso ou recomendações definitivas (Spruyt & Gozal, 2011).

Os principais problemas de sono no TDAH

A variedade de distúrbios observados sugere que cada subtipo de TDAH pode impactar o sono de maneira distinta.

Conforme Nunes (2022, p. 564), no subtipo desatento, as crianças apresentam maior sonolência diurna; no subtipo impulsivo/hiperativo, predominam as queixas de ronco; e no subtipo combinado, há uma maior incidência de insônia inicial, agitação noturna, despertares e pesadelos. Além disso, tanto no subtipo impulsivo/hiperativo quanto no combinado, observam-se mais casos de síndrome das pernas inquietas e/ou movimentos periódicos dos membros.

A seguir, estão os principais distúrbios do sono identificados em pessoas com TDAH:

- **Insônia**: aqueles que raramente são hiperativos durante o dia, ainda podem apresentar pensamentos acelerados à noite e picos de energia noturna que interferem no sono, causando insônia. Também podem apresentar sonolência diurna e dificuldades em acordar pela manhã (Pereira Júnior; Pradella-Hallian & Alves, 2019).
- **Distúrbios do ritmo circadiano**: é marcado por um atraso no ciclo sono-vigília de duas horas ou mais (Bueno, 2019).
- **Distúrbios respiratórios do sono**: respiração irregular durante o sono; ronco e apneia obstrutiva do sono (Barbisan, Santos & Motta, 2019).
- **Síndrome das pernas inquietas**: é caracterizada por uma sensação de formigamento nas pernas, especialmente à noite (Santos & Soster, 2019).
- **Narcolepsia**: é um distúrbio causado por sonolência excessiva durante o dia, marcados pela incapacidade de controlar os períodos de sono (Santos & Motta, 2019).

Diagnóstico

O diagnóstico de distúrbios do sono em crianças com TDAH envolve uma avaliação abrangente que leva em consideração os sintomas apresentados, o histórico clínico e, muitas vezes, o uso de exames específicos para identificar as condições subjacentes. A correta distinção entre os tipos de distúrbios do sono é essencial, pois o tratamento eficaz depende de uma compreensão clara das particularidades de cada caso.

A seguir, discutiremos os principais critérios e ferramentas utilizadas no diagnóstico desses distúrbios. Uma anamnese detalhada é fundamental para avaliar a presença de comorbidades médicas ou psiquiátricas, bem como para identificar possíveis distúrbios do sono. Além disso, é recomendado o uso de questionários e diários de sono, a realização de exame físico e, quando necessário, exames laboratoriais. A actigrafia é indicada quando houver suspeita de ciclo sono-vigília irregular ou distúrbios do ritmo circadiano. Já a polissonografia é recomendada quando houver suspeita clínica de outros problemas do sono, como distúrbios do movimento periódico dos membros e distúrbios respiratórios relacionados ao sono (Poyares, 2022a).

A Classificação Internacional dos Distúrbios de Sono (ICSD-3, 2014) classifica a insônia de acordo com a duração dos sintomas em: distúrbios de insônia crônica e distúrbios de insônia a curto prazo (Poyares, 2022a, p. 356).

Tratamento

Referente ao tratamento da insônia, este deve ser individualizado e a duração dos sintomas, seja aguda ou crônica, deve ser considerada.

> [...] considerando os aspectos biopsicossociais, é fundamental para o sucesso do tratamento. Muitas vezes, abordagens farmacológicas, além das não farmacológicas, fazem-se necessárias. Contudo, a Terapia Cognitivo Comportamental para insônia é o padrão ouro de intervenção, e engloba técnicas educacionais, comportamentais e cognitivas (Haynes *et al.*, 2018 *apud* Hachul, 2022, p. 373).

Para crianças, adolescentes e adultos com TDAH, manter uma rotina regular para a hora de dormir, seguir orientações sobre higiene do sono e entender o que é e sua função podem auxiliar na conscientização e no comprometimento em adotar hábitos adequados que valorizem esse momento. Algumas estratégias de higiene do sono podem desempenhar um papel essencial na promoção de uma melhor qualidade (Hachul, 2022):

- Estabelecer uma rotina com baixa variabilidade nos horários de dormir e acordar.
- Ir para a cama quando tiver sono.
- Evitar o consumo de bebidas estimulantes à noite.
- Evitar ingerir álcool e excesso de líquido antes de dormir.

- Evitar refeições pesadas à noite, no mínimo duas horas antes de dormir.
- O quarto deve ser um ambiente limpo, confortável, fresco, silencioso e com pouca luminosidade.
- Ter uma rotina relaxante na hora de dormir.
- Evitar a exposição às telas por uma hora antes de dormir.

Intervenções comportamentais

- Técnicas cognitivo-comportamentais (TCC) ajudam a tratar insônia, ansiedade noturna e resistência para ir para a cama.
- Reforço positivo e treino em autorregulação são estratégias eficazes em indivíduos com TDAH.

Tratamento específico do distúrbio do sono

- Para síndrome das pernas inquietas ou distúrbios respiratórios do sono, o tratamento precisa ser direcionado: suplementos de ferro (se necessário), aparelho CPAP, ou até mesmo terapia farmacológica.
- Em distúrbios do ritmo circadiano, são indicadas a fototerapia ou ajuste gradual dos horários de sono.

O impacto da privação de sono na vida diária

Crianças com esses distúrbios frequentemente apresentam irritabilidade, dificuldades de concentração e impulsividade, comportamentos que se sobrepõem aos critérios diagnósticos do TDAH. Este fenômeno não apenas complica o diagnóstico diferencial, mas também destaca a importância de uma avaliação do sono detalhada para esses pacientes.

O impacto diurno dos distúrbios do sono é particularmente preocupante, uma vez que o sono fragmentado ou insuficiente pode exacerbar as dificuldades de autorregulação emocional e cognitiva. Estudos mostram que a privação de sono afeta diretamente as regiões do cérebro responsáveis pela atenção sustentada, pela tomada de decisão e pelo controle inibitório, áreas frequentemente comprometidas em indivíduos com TDAH. Assim, o tratamento eficaz para crianças com TDAH deve incluir não apenas a gestão dos sintomas centrais do transtorno, mas também intervenções específicas para promover a higiene do sono e tratar qualquer distúrbio associado.

A investigação clínica que considera tanto o contexto diurno quanto noturno da criança permite um plano terapêutico mais integrado e eficaz.

Essa abordagem não só melhora a qualidade do sono e o funcionamento diurno, mas também proporciona um impacto positivo no bem-estar familiar como um todo, reconhecendo que o sono saudável é um pilar essencial para o desenvolvimento infantil.

Referências

BARBISAN, B. N.; SANTOS, C.F.; MOTTA, E. H. G. *Medicina do sono*. São Paulo: Editora Atheneu, 2019.

BUENO, C. Sono em horários inadequados - distúrbio do ritmo circadiano. *In*: BARBISAN, B. N.; SANTOS, C.F.; MOTTA, E. H. G. *Medicina do sono*. São Paulo: Editora Atheneu, 2019.

BUENO, C.; BARBISAN, B. N. Mecanismos neurológicos do sono e vigília: a influência do sono em outros sistemas. In: BARBISAN, B. N.; SANTOS, C. F. dos; MOTTA, E. H. G. da. *Medicina do sono*. 1. ed. Rio de Janeiro: Atheneu, 2019. p. 13-24.

CASSOFF, J.; WIEBE, S. T.; GRUBER, R. Sleep patterns and the risk of ADHD: a review. *Nature and Science of Sleep*, v. 4, p. 73-80, 2013. DOI: 10.2147/NSS.S31269.

HACHUL, H. Sono e sua relação com os gêneros. In: TUFIK, S.; ANDERSEN, M. L. *Sono*: da neurobiologia à prática médica. Rio de Janeiro: Dilivros Editora, 2022.

HVOLBY, A. Associations of sleep disturbance with ADHD: implications for treatment. *Attention Deficit and Hyperactivity Disorders*, v. 7, n. 1, p. 1-18, 2015. DOI: 10.1007/s12402-014-0151-0.

MORASH-CONWAY, J.; GENDRON, M.; CORKUM, P. The role of sleep quality and quantity in moderating the effectiveness of medication in the treatment of children with ADHD. *Atten Defic Hyperact Disord*, v. 9, n. 1, p. 31-38, 2017. DOI: 10.1007/s12402-016-0204-7.

NUNES, M. L. Condições neurológicas em Pediatria. *In*: TUFIK, S.; ANDERSEN, M. L. *Sono*: da neurobiologia à prática médica. Rio de Janeiro: Dilivros Editora, 2022.

PEREIRA JÚNIOR, J. C.; PRADELLA-HALLINAN, M.; ALVES, R. S. C. Síndrome das pernas inquietas. In: BARBISAN, B. N.; SANTOS, C. F. dos; MOTTA, E. H. G. da. Medicina do sono. 1. ed. Rio de Janeiro: Atheneu, 2019.

POYARES, D. Insônia: diagnóstico. *In*: TUFIK, S.; ANDERSEN, M. L. *Sono*: da neurobiologia à prática médica. Rio de Janeiro: Dilivros Editora, 2022a.

POYARES, D. Insônia: fisiopatologia. *In*: TUFIK, S.; ANDERSEN, M. L. *Sono*: da neurobiologia à prática médica. Rio de Janeiro: Dilivros Editora, 2022b.

SANTOS, C. F. dos; MOTTA, E. H. G. da. "Meu filho dorme demais": sonolência excessiva. In: BARBISAN, B. N.; SANTOS, C.F.; MOTTA, E. H. G. *Medicina do sono*. São Paulo: Editora Atheneu, 2019. p. 35-39.

SANTOS, C. F. dos; SOSTER, L. M. S. F. A. Transtorno do déficit de atenção e hiperatividade. In: BARBISAN, B. N.; SANTOS, C. F. dos; MOTTA, E. H. G. da. Medicina do sono. 1. ed. Rio de Janeiro: Atheneu, 2019. p. 155-159.SPRUYT, K.; GOZAL, D. Sleep disturbances in children with attention-deficit/hyperactivity disorder. *Expert Review of Neurotherapeutics*, v. 11, n. 4, p. 565-577, abr. 2011. DOI: 10.1586/ern.11.7.

TUFIK, S.; ANDERSEN, M. L. *Sono*: da neurobiologia à prática médica. Rio de Janeiro: Dilivros. Editora, 2022.

WAJSZILBER, D.; SANTISEBAN, J. A.; GRUBER, R. Sleep disorders in patients with ADHD: impact and management challenges. *Nature and Science of Sleep*, v. 10, p. 453-480, dez. 2018. DOI: 10.2147/NSS.S163074.

CAPÍTULO 26

Entre impulsos e silêncio

TDAH x suicídio

A conexão entre o TDAH e o suicídio evidencia como os impulsos incontroláveis e os silêncios profundos podem levar a situações de risco. Destaca-se a urgência de um diálogo aberto sobre saúde mental, essencial para intervenções eficazes que transformem a desesperança em esperança, sendo, assim, um divisor de águas na prevenção.

Marcela Sampaio Rezende

MARCELA SAMPAIO REZENDE

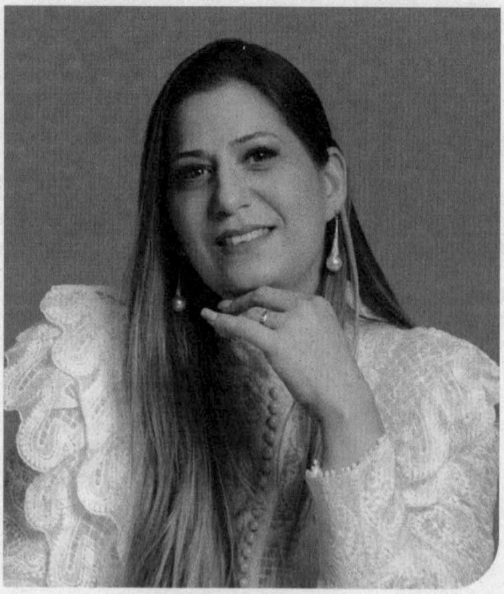

Psicóloga formada pela Univale (2008), referência em TDAH e transtornos do neurodesenvolvimento. Fundadora e psicóloga do Espaço Integrado Re.Sinto, voltado ao suporte de crianças, pré-adolescentes, adultos e suas famílias, e do Re.Sinto Corporativo. Mediadora do Grupo de Apoio a Enlutados por Suicídio de Governador Valadares (GAES-GV), atuando na pósvenção, acolhimento e ressignificação do luto. Referência em acompanhamento de adolescentes em cumprimento de medidas socioeducativas (CREAS). Experiência em supervisão clínica, estudo de casos, políticas públicas e programas psicossociais. Atuação na psicologia hospitalar durante a pandemia da Covid-19. Atuação clínica no manejo de crises e desastres, estresse pós-traumático e no suporte a vítimas de traumas. Desenvolvimento em estratégias de intervenção para prevenção e suporte a pacientes em risco iminente de suicídio, garantindo um acompanhamento qualificado e humanizado.

Contatos: marcela.resinto@gmail.com
espacointegradoresinto@gmail.com
Instagram: @psi_marcelarezende
@espaco.resinto
33 99140 8718

A pessoa pensa que quer desaparecer. Mas, o que ela realmente quer, é ser encontrada.

Vivian Zicker

Sérgio, 38 anos, sempre foi impulsivo. Falava demais, respondia sem pensar, fazia e desfazia escolhas. Mas, naquele dia, o barulho deu lugar ao silêncio. Um silêncio pesado, lotado de pensamentos desordenados. Sem plano, sem bilhete, sem adeus. Porque o problema nunca foi só o impulso. Foi o silêncio depois dele.

***

Ana, 23 anos, discutiu com o namorado. Com o coração em desordem, pegou o carro e partiu em alta velocidade, sem destino. Quando percebeu, estava parada à beira de um viaduto. Ela não queria morrer, mas, naquele instante, o impulso silenciou o amanhã.

***

João, 14 anos, sempre foi chamado de distraído. Aos 14, já acumulava suspensões na escola e gritos em casa. "Falta de disciplina", diziam. Ninguém via o cansaço de lutar contra si mesmo e perder todos os dias. Numa noite qualquer, sozinho no quarto, ele pesquisou: "Como parar de sentir tudo de uma vez?". As lágrimas desceram antes da resposta. João não queria morrer. Só queria sobreviver dentro de si.

A história de Sérgio

Sérgio sempre viveu entre extremos. Desde pequeno, era julgado pelo que fazia – nunca pelo que sentia. Seus impulsos o afastavam, seus silêncios o aprisionavam. O que chamavam de "exagero" era só a forma que o TDAH encontrava de gritar. A cada crítica, a cada rejeição, crescia dentro dele o peso de não se sentir suficiente. No final, o risco não foi o que ele fez por impulso. O risco real foi tudo que ele carregou calado, enquanto ninguém perguntava se ele estava bem.

A luta de Ana

Ana era feita de extremos: emoção demais, razão de menos. Quando algo doía, o impulso chegava antes do pensamento. Decisões rápidas, arrependimentos longos. O episódio no viaduto a fez buscar ajuda. Iniciou o tratamento, enfrentando medos, recaídas e silêncios. No caminho, aprendeu a dar nome aos gatilhos, a respirar antes de reagir. E, sobretudo, entendeu: seus impulsos não a definiam. Eram apenas capítulos de uma história que ela, enfim, aprendera a reescrever.

A realidade de João

João carregava no peito a dor de quem não era visto por inteiro. Na escola, no convívio social, sempre foi o "problemático". Ninguém se perguntava o que havia por trás. O que não se entende, se rotula. O que não se acolhe, se perde. E assim, como tantos, João se afundava em silêncios que gritavam por socorro.

O transtorno do déficit de atenção com hiperatividade (TDAH)

O transtorno do déficit de atenção com hiperatividade é uma condição que vai muito além do que se costuma imaginar, sendo conhecido como um conjunto de comportamentos hiperativos e desatentos, mas a realidade é muito mais complexa. De acordo com o *Manual diagnóstico e estatístico de transtornos mentais: DSM-5* (APA, 2014), é caracterizado por um padrão persistente de desatenção e/ou hiperatividade-impulsividade que interfere no funcionamento ou desenvolvimento do indivíduo.

A luta interna

Viver com TDAH significa navegar em um mundo de extremos. De um lado, a necessidade de agir rapidamente e de maneira impulsiva; do outro, uma vida interior marcada pelo silêncio, na qual a mente se afoga em inseguranças e dúvidas.

- **Impulsos visíveis**: a impulsividade explode como um grito. Em situações de estresse, pessoas com TDAH podem interromper conversas, tomar decisões precipitadas ou agir de forma descontrolada. O comportamento é frequentemente rotulado de "irresponsável" ou "infantil", enquanto o indivíduo pode estar lutando desesperadamente para conter uma batalha interna.
- **Silêncios invisíveis**: em outros momentos, a impulsividade se reflete em uma luta silenciosa. Esse silêncio carrega um peso significativo, um tipo de dor que não é facilmente visível para os outros. A pessoa se sente incapaz de comunicar sua dor, levando a uma sensação de isolamento e desesperança.

O suicídio: um fenômeno complexo

O suicídio é um fenômeno complexo e multifatorial de grande impacto social e psicológico. Ele pode ser compreendido sob diversas perspectivas. Em geral, é uma resposta a um sofrimento intenso e prolongado, não devendo ser visto como uma escolha racional, mas como resultado de fatores biológicos, psicológicos e sociais que fazem a pessoa enxergar a morte como a única saída para sua dor.

- **Ideação suicida**: pensamentos sobre tirar a própria vida.
- **Planejamento suicida**: um plano concreto para o ato.
- **Tentativa de suicídio**: ato realizado, mas a pessoa sobrevive.
- **Suicídio consumado**: ato de tirar a própria vida.

Como afirmado por Joiner (2005), "nem todo suicídio é planejado. Em muitos casos, é uma decisão impulsiva tomada em um momento de extrema angústia, sem que a pessoa consiga avaliar outras opções". Essa impulsividade destaca ainda mais a complexidade, reforçando a importância de entender as diferentes nuances que o cercam.

A relação do TDAH com o suicídio

O TDAH está intimamente associado a riscos emocionais elevados. A complexa interação entre impulsividade, baixa autoestima e falta de suporte pode criar um ambiente propício para pensamentos suicidas.

Fatores de risco

Os fatores que contribuem para o suicídio em pessoas com TDAH incluem:

1. **Baixa autoestima**: a contínua luta para se encaixar e a sensação de ser "diferente" podem levar a sentimentos profundos de inadequação.
2. **Rejeição**: o histórico de rejeição pode ser devastador e alimentar a desesperança.
3. **Impulsividade intensa**: esta, em particular, pode transformar pensamentos autodestrutivos em ações. Em momentos de crise emocional, podem ser mais propensos a tomada de decisões drásticas impulsivamente.
4. **Dificuldades na regulação emocional**: a gestão de emoções intensas é um desafio, levando a explosões emocionais ou, ao contrário, a uma apatia que se assemelha ao desespero.

A importância da intervenção

Procrastinação em ação e intervenções para prevenção do sofrimento

A procrastinação é um comportamento comum que pode afetar negativamente a produtividade e o bem-estar emocional. Adiar tarefas, muitas vezes em favor de atividades mais agradáveis, pode parecer inofensivo, mas suas consequências podem ser profundas e, em casos extremos, levar a riscos sérios. A pergunta que se impõe é: como podemos intervir para prevenir esse sofrimento?

Fatores de risco

- Altos níveis de estresse e pressão.
- Histórico de problemas emocionais.
- Isolamento social.

Fatores de proteção

- Rede de apoio saudável.
- Autoconhecimento.
- Estratégias de enfrentamento saudáveis.

Estratégias de intervenção

Terapia focada no TDAH

- **Reconhecer gatilhos**: identificar situações que provocam impulsos e desenvolver um plano de ação.

- **Desenvolver estratégias de regulação emocional**: aprender a lidar com emoções intensas, minimizando respostas impulsivas e evitações.
- **Construir autoconhecimento**: entender que o transtorno não define sua identidade, mas é uma parte da experiência que pode ser gerenciada.

Construção de rede de apoio

- **Família e amigos**: incentivar um ambiente onde a comunicação seja aberta e acolhedora.
- **Grupos de apoio**: participar de grupos nos quais indivíduos podem compartilhar suas experiências e aprender com os outros.

Plano de segurança emocional

- **Lista de contatos de emergência**: ter disponíveis pessoas que possam oferecer apoio imediato.
- **Estratégias de relaxamento**: técnicas que ajudam a acalmar a mente e o corpo, como meditação, respiração profunda ou exercícios físicos.

Tratamento medicamentoso

- **Indicação**: quando prescrito por um profissional de saúde de referência.

Procrastinação: um ciclo vicioso

A procrastinação tem implicações que vão além da perda de tempo, incluindo aumento do estresse, queda na qualidade do trabalho, impacto nas relações e sentimentos de culpa.

Esses fatores podem criar um ciclo vicioso de autocrítica e depressão, elevando o risco de pensamentos e comportamentos autodestrutivos. Algumas estratégias eficazes para superar a procrastinação incluem:

- **Dividir tarefas**: quebrar grandes projetos em etapas menores pode tornar a tarefa mais gerenciável.
- **Estabelecer prazos**: criar prazos pessoais ajuda a manter a motivação e reduz a pressão excessiva.
- **Eliminar distrações**: identificar e minimizar distrações durante o trabalho pode aumentar a concentração e eficácia.
- **Praticar a autocompaixão**: ser gentil consigo mesmo em relação aos atrasos reduz a pressão emocional.

Entre a dor e a descoberta: histórias de superação no TDAH

O objetivo de discutir essas histórias é mostrar não apenas a dor, mas também a possibilidade de transformação.

O peso da rejeição – a história de Fernanda

Fernanda, 15 anos, sempre se sentiu deslocada. Os rótulos que ouviu durante a infância a fizeram acreditar que não tinha valor. Com o tempo, a pressão se tornou insuportável. Perto dos 25 anos, decidiu buscar ajuda e recebeu o diagnóstico de TDAH. Essa descoberta transformou sua vida.

O tratamento a fez perceber que suas dificuldades não eram falhas pessoais, mas parte de um transtorno ainda pouco compreendido. Aprender a lidar com o TDAH a inspirou a explorar novos caminhos, permitindo-lhe construir um futuro onde pudesse acolher suas singularidades.

A impulsividade que quase custou uma vida

Mariana passou por algo semelhante. Aos 19 anos, tomada pela frustração, acreditou que não suportaria mais a dor. Em um momento crítico, tentou tirar a própria vida. Após ser socorrida, passou a investigar a origem de seus comportamentos.

O diagnóstico e o tratamento lhe ofereceram ferramentas para lidar com as emoções e conquistar maior controle sobre sua vida. Essas histórias mostram como a identificação precoce e o tratamento adequado são essenciais. Em ambos os casos, o acolhimento e a compreensão permitiram transformar dor em resiliência.

Conclusão: ainda há tempo

A mensagem que emerge dessa discussão é clara: o suicídio não é um desejo de morrer, mas uma busca desesperada por alívio. A travessia entre impulsividade e silêncio não precisa ser solitária. O tratamento deve ir além do controle; inclui o aprendizado sobre o funcionamento pessoal, permitindo que cada indivíduo crie estratégias para lidar com os desafios.

O impulso não precisa definir o destino; existem, e sempre existirão possibilidades. Entre impulsos e silêncios, existe vida. É possível transformar esses momentos difíceis em oportunidades de crescimento. Podemos construir um espaço seguro onde as vozes de quem vive com TDAH sejam ouvidas e compreendidas.

É fundamental reconhecer que o suicídio não é uma escolha, mas a falta dela. A desesperança grita quando não há mais razão ou pensamento consciente; isso é adoecimento e dor. Quanto mais falarmos sobre prevenção de maneira cuidadosa e responsável, e quanto mais pessoas entenderem, ao invés de julgarem e alimentarem preconceito e medo, mais chances teremos de cuidar de vidas. O tabu em torno desse tema não fará com que ele desapareça; ao contrário, é por meio do diálogo aberto que encontraremos caminhos para a compreensão.

Por fim, é essencial lembrar: a responsabilidade pela vida é de todos nós. Não está apenas no que fazemos, mas também no que deixamos de fazer. Todos podemos ser parte ativa na prevenção. Quando nos unimos, temos o poder de devolver a esperança a quem perdeu o caminho. Porque, no fim, salvar vidas é mais do que evitar finais, é permitir recomeços.

Referências

AMERICAN PSYCHIATRIC ASSOCIATION (APA). *Manual diagnóstico e estatístico de transtornos mentais*: DSM-5. Porto Alegre: Artmed, 2014.

CORRÊA, H. (Org.). *Tratado de suicidologia.* 1. ed. Belo Horizonte: Editora Ampla, 2022.

DALGALARRONDO, P. *Psicopatologia e semiologia dos transtornos mentais.* 3. ed. Porto Alegre: Artmed, 2019.

DURKHEIM, É. *O suicídio*: estudo de sociologia. 1. ed. São Paulo: Martin Claret, 2024.

JOINER, T. *Why people die by suicide.* Cambridge: Harvard University Press, 2005.

SETEMBRO AMARELO. Setembro amarelo: mês de prevenção ao suicídio. Página inicial. Disponível em: https://www.setembroamarelo.com/. Acesso em: 15 jan. 2024.

SIMON, T. R. *et al.* Characteristics of impulsive suicide attempts and attempters. *Suicide and Life-Threatening Behavior*, v. 32, n. s1, p. 49-59, 2011.

WORLD HEALTH ORGANIZATION (WHO). Suicide prevention. WHO, c2025. Disponível em: https://www.who.int/health-topics/suicide#tab=tab_1. Acesso em: 15 dez. 2024.

SEÇÃO 05

TRATAMENTO E INTERVENÇÕES

CAPÍTULO 27

Manejo ambiental para gerenciamento do TDAH

Este capítulo aborda como as adaptações ambientais podem auxiliar os indivíduos com TDAH em um melhor desempenho ocupacional. Focando não somente no ambiente físico, mas também nas relações sociais, de modo a promover a concentração, reduzir distrações, melhorar a produtividade e aumentar a eficácia das estratégias de enfrentamento ao TDAH.

Caroline Santos Oliveira

CAROLINE SANTOS OLIVEIRA

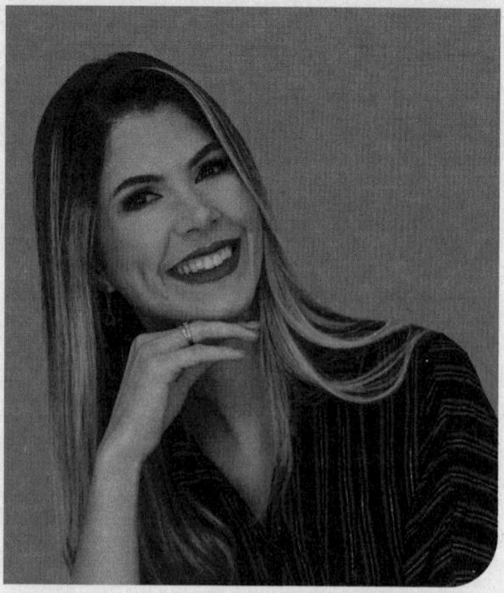

Terapeuta ocupacional pela Universidade Federal de Sergipe, pós-graduada em Transtorno do Espectro Autista, Análise do Comportamento Aplicada e em Reabilitação Neuropediátrica. Fundadora e diretora do Centro Terapêutico Multi Sensory, uma clínica especializada em transtornos do neurodesenvolvimento. Atua como mentora e supervisora de terapeutas da área infantil e ministra cursos e aulas sobre a terapia ocupacional.

Contatos: to.carolineoliveira@hotmail.com
Instagram: @carolineoliveira.to
TikTok: @to.carolineoliveira
79 99602 0552

Os sintomas do TDAH podem interferir no funcionamento diário de crianças, adolescentes e adultos, afetando suas relações sociais, acadêmicas e profissionais. No TDAH, existe uma disfunção da neurotransmissão dopaminérgica, principalmente na área frontal, o que explica as alterações comportamentais dos pacientes, como desorganização, distração e impulsividade (Couto; Melo-Júnior & Gomes, 2010).

Um prejuízo significativo que o TDAH causa é nas funções executivas, explicadas como um conjunto de habilidades cognitivas que direcionam intencionalmente as ações humanas. Por meio das funções executivas, conseguimos planejar, monitorar e modificar nossas ações de acordo com nosso objetivo, resolvendo problemas que possam surgir, além de regular nosso comportamento, controlando comportamentos impulsivos e automáticos (Foster *et al.* 1997).

Dentro das funções executivas temos atenção, percepção, memória de trabalho, controle, ideação, planificação e antecipação, flexibilização, metacognição, decisão e execução. Essas habilidades são fundamentais para: o autocontrole frente a situações que exijam atenção, reduzindo comportamentos instintivos; o resgate de informações necessárias à realização das atividades do dia a dia; e que se tenha flexibilidade cognitiva, para adaptar e controlar nosso comportamento e emoções quando surgirem imprevistos e problemas.

Para os indivíduos com TDAH, o ambiente e as relações sociais podem ser um fator determinante na promoção ou inibição do sucesso em tarefas diárias, porém, há poucas publicações que estudem a influência de tratamentos não farmacológicos ao TDAH.

Uma das teorias que responde a essa afirmação é a teoria Vygotskyana das funções psíquicas superiores. Lev Vygotsky foi um psicólogo histórico-cultural que acreditava que o desenvolvimento intelectual das crianças ocorre em função das interações sociais e condições de vida. Ele defendia a ideia de que, ao transformar a natureza, o homem transforma-se a si próprio, ou seja, o desempenho e desenvolvimento das funções executivas e aprendizado se dá por meio da interação com outras pessoas e com o ambiente, e não de forma linear e autônoma.

Vamos explicar esse conceito por meio das zonas de desenvolvimento. As zonas de desenvolvimento são divididas em três (Vygotsky, 1978):

- **Zona de desenvolvimento real**: o nível de conhecimento que a pessoa já tem para fazer suas atividades sem ajuda.
- **Zona de desenvolvimento potencial**: o que a pessoa consegue realizar, mas com ajuda de pessoas mais experientes.
- **Zona de desenvolvimento proximal**: a distância entre as zonas de desenvolvimento real e potencial, ou seja, o que ela ainda não sabe fazer sozinha, mas que já está quase conseguindo aprender.

Desse modo, para as pessoas com TDAH, é necessário o auxílio em suas tarefas diárias para que elas sejam bem-sucedidas, com modificações ambientais e sociais para ampliar o desempenho de forma mais satisfatória.

Devemos focar nossas organizações pensando não somente no ambiente físico, mas também nos ambientes sociais, como escolas, espaços de lazer, espiritualidade e trabalho.

Ambiente físico

No TDAH, a desorganização e a superabundância de estímulos visuais podem agravar a falta de foco e dificultar a execução de tarefas. Para muitos, o primeiro passo é despertar a consciência da desorganização que, muitas vezes, parece um hábito quase invisível.

Observar o ambiente ao redor, ver tudo que pode ser organizado e perguntar a si mesmo: "qual o lar de cada coisa que tenho em casa?", ou seja, partir da premissa de que cada coisa tem seu lar, ajuda a dar um primeiro passo na organização. Um carregador pode ter seu lar em uma caixa ao lado da cama, os papéis de estudo podem ter seu lar em um classificador na escrivaninha etc.

A criação de um ambiente calmo e estruturado é uma estratégia crucial. Ter zonas de trabalho definidas, ou seja, um local específico para cada ação como: trabalhar, brincar, descansar, estudar e para o lazer ajudam a ter clareza mental e elencar mais facilmente qual tarefa tem prioridade, além disso, ajuda o cérebro a distinguir lugares de descanso e lugares de tarefas, melhorando o sono reparador.

Outras ações importantes são reduzir o número de objetos visíveis, reorganizar o ambiente para minimizar estímulos que possam desviar a atenção e evitar muitas decorações ou objetos que possam chamar atenção desnecessária. Vamos pensar que quanto menos objetos em vista, menos objetos para estar fora do lugar.

Quando falamos de ambiente físico, isso inclui a escolha das cores do seu ambiente. Áreas com tons muito vibrantes, embora estimulantes e bonitos, podem acabar gerando uma sobrecarga sensorial. Já um ambiente com uma paleta mais suave costuma trazer uma sensação de serenidade, como tons mais pastéis, azul e verde água. É como se o cérebro pudesse aliviar um pouco do estresse quando se depara com ambientes mais neutros. Além disso, a iluminação pode ser escolhida evitando luzes incandescentes, dando preferência a lâmpadas de LED ou fluorescentes.

Devemos dar atenção também ao aroma que permeia o ambiente. Os aromatizantes de ambiente são aliados fortíssimos na concentração e autorregulação, o uso de óleos essenciais pode estar incluído nesta estratégia.

Outra estratégia é planejar suas ações de forma mais visual, então, podemos implementar o uso de prateleiras, caixas e organizadores, para acesso às coisas do dia a dia. Nas organizações de tarefas e compromissos, podemos usar quadros de planejamento visual (como calendários, agendas, *planners* e listas de tarefas), para tornar a organização mais tangível e acessível.

Como opção para quem não gosta de agenda de papel, tem alguns aplicativos de gerenciamento de tarefas nos celulares, como o próprio despertador, o Google Agenda e o Trello. Nessa estratégia, a organização não acontece apenas externamente, mas reverbera internamente, pois integrar a visualização de tarefas e prazos faz com que a pessoa crie uma relação de responsabilidade, e marcar as tarefas como concluídas pode refletir na autoestima e na sensação de progresso.

Quando falamos de se organizar, não podemos esquecer o quão importante é o feedback constante. A vida é dinâmica, e o que antes parecia sensacional pode não funcionar tão bem em um novo cenário. Às vezes, a contribuição familiar se torna um pilar nesse contexto, sentar-se e revisar em conjunto quais estratégias estão sendo eficazes e quais podem ser modificadas para atingir novos objetivos e melhorar o desempenho ocupacional.

Ambiente social

Além do espaço físico, o ambiente social em que a pessoa com TDAH está inserida também desempenha um papel fundamental no manejo do transtorno, podendo ser um facilitador ou dificultador.

Começando com o ambiente familiar, não podemos esquecer que a maneira como os membros da família se expressam também está ligada à forma que eles percebem a realidade. Se a família pesquisar e se informar sobre o TDAH, poderá facilitar um diálogo aberto e menos tenso, um entendimento mais profundo das dificuldades enfrentadas e, claro, das capacidades inerentes a quem tem TDAH. Isso demonstra também que aquela pessoa tem importância no círculo familiar, rompendo pensamentos intrusivos e disfuncionais que possam ocorrer, de menos-valia, rejeição e baixa autoestima.

Essas estratégias estão voltadas à educação e à orientação a pessoas próximas e que convivam com a pessoa com TDAH: adotar uma comunicação clara e objetiva – quando se trata de instruções ou orientações, a comunicação deve ser concisa e objetiva; evitar explicações excessivamente longas ou complicadas pode ajudar a manter a pessoa focada e a compreender o que é necessário.

Sabemos que no TDAH há a dificuldade nas execuções de tarefas, principalmente se não estão dentro do hiperfoco da pessoa, então, sempre que alguém for solicitar alguma tarefa que deve ser cumprida, definir tempo para realização e ter metas previsíveis auxiliam no engajamento da atividade. Outra estratégia que auxilia na execução das tarefas é o reforço positivo, elencar uma recompensa para a tarefa cumprida.

Muitas vezes, a família precisa fomentar estratégias de autorregulação emocional e comportamental, ou seja, dar sinais para que a pessoa se perceba e veja que está procrastinando ou desviando sem intenção do assunto abordado. Isso pode ser feito por meio de um sinal, uma frase, um toque, depende de como funcionar em sua rotina, mas é necessário lembrar de agir de forma respeitosa e paciente.

A escola e/ou ambiente de trabalho são contextos em que as dificuldades associadas ao TDAH se tornam ainda mais evidentes, principalmente devido à exigência de atenção contínua, organização e cumprimento de prazos. Nesses espaços, podemos implementar mudanças estruturais que tornem essas atividades mais acessíveis.

Na escola, a adaptação de salas de aula para incluir mesas ou áreas sem distrações visuais e sonoras, evitar decorações com cores abundantes nas paredes, principalmente no quadro, são boas mudanças. É indicado, também, escolher a primeira carteira da fila e que a sala de aula não tenha janelas baixas e transparentes.

Adotar intervalos fixos e regulares pode ajudar a manter a concentração e aumentar a produtividade. Por exemplo, a cada 30 minutos de atividade, 2-3 minutos de intervalo e, aos poucos, ir aumentando o tempo entre um intervalo e outro. Durante esses intervalos, nem sempre é necessário se levantar do ambiente em que está, mas só dar uma pausa na atividade que estava sendo realizada.

O uso de *planners* e aplicativos de organização também são aliados nesses ambientes, pois montar checklists de quais tarefas devem ser feitas, em ordem de prioridade, ajuda a não perder prazos e diminui a procrastinação. A simplificação de tarefas complexas em etapas menores pode melhorar significativamente o desempenho e a satisfação. Nas atividades individuais, podem ser adotados métodos de gerenciamento de tempo, como o método "Pomodoro", que consiste em dividir o trabalho em intervalos: a cada 25 minutos, há uma pausa curta de 5 minutos, seguindo assim até finalizar a tarefa.

Considere que cada uma das mudanças e adaptações que discutimos não são detalhes pequenos, mas sim etapas significativas para criar um ambiente que acolhe e respeita as individualidades. Ao permitir esse processo de transformação, abrem-se portas para que cada pessoa possa viver com mais liberdade sem se culpar por ser ela mesma.

A proposta aqui é tornar cada dia um pouco mais leve, não só da pessoa com o diagnóstico de TDAH, mas também de todos que estão ao seu redor. Que venham as mudanças!

Referências

AMERICAN PSYCHIATRIC ASSOCIATION (APA). *Manual diagnóstico e estatístico de transtornos mentais, DSM-5*. Porto Alegre: Artmed, 2014.

COUTO, T. S.; MELO-JUNIOR, M. R.; GOMES, C. R. A. Aspectos neurobiológicos do transtorno do déficit de atenção e hiperatividade (TDAH): uma revisão. *Ciências & Cognição*, Rio de Janeiro, v. 15, n. 1, p. 241-251, abr. 2010.

DIAMOND, A. Evidence for the importance of dopamine for prefrontal cortex functions early in life. *In*: ROBERTS, A. C.; ROBBINS, T. W.; WEISKRANTZ, L. (Eds.). *The prefrontal cortex*: executive and cognitive functions. Oxford: Oxford University Press, 1998, p. 144-164.

FOSTER, J. K. *et al.* Ageing and executive functions: a neuroimaging perspective. *In*: RABBITT, P. (Ed.). *Methodology of frontal and executive function*. Hove: Psychology Press, 1997; p. 117-134.

VYGOTSKY, L. S. *Mind and society*: the development of higher psychological process. Cambridge: Harvard University Press, 1978.

CAPÍTULO 28

Como a TCC ajuda a controlar o TDAH

A terapia cognitivo-comportamental (TCC) é uma abordagem eficaz no tratamento do TDAH, auxiliando no desenvolvimento do autocontrole, funções executivas e habilidades sociais. Por meio de técnicas estruturadas, como treinamento de solução de problemas, autoinstrução e reforço positivo, a criança aprende a regular sua atenção e impulsividade. A participação ativa da família e da escola é essencial para consolidar os ganhos terapêuticos e promover a autonomia.

Érika Cardoso Araújo Medeiros

ÉRIKA CARDOSO ARAÚJO MEDEIROS

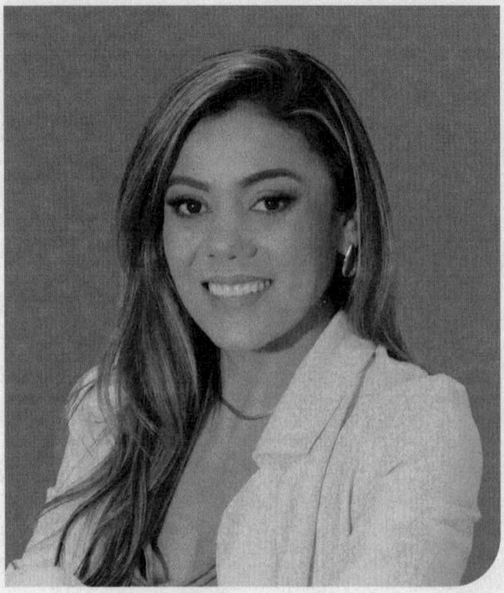

Psicóloga formada pela Universidade de Fortaleza (Unifor), tem especialização em Neuropsicologia pela mesma instituição e pós-graduações em Análise do Comportamento Aplicada (ABA) para Autismo e Deficiência Intelectual e em TDAH pelo CBI of Miami, além de uma especialização em Autismo pela Unichristus. Com ampla experiência no desenvolvimento infantil, atua no diagnóstico e na intervenção de transtornos do neurodesenvolvimento, promovendo estratégias baseadas em evidências para potencializar o aprendizado e a qualidade de vida das crianças.

Contatos: www.erikacardoso.com.br
erikacardoso.psicologa@gmail.com
Instagram: @erikacardoso.psi
@flordelis.complexo
85 99149 0707

Terapia cognitivo-comportamental no tratamento do TDAH infantil

A terapia cognitivo-comportamental (TCC) é uma das abordagens terapêuticas mais eficazes para o tratamento do transtorno do déficit de atenção com hiperatividade (TDAH), sendo reconhecida internacionalmente como um dos pilares das intervenções psicoterapêuticas voltadas para essa condição. Aplicada em diversos contextos – como clínicas, escolas e até em casa –, ela visa modificar padrões de comportamento disfuncionais, ajudando a criança a desenvolver o autocontrole, melhorar a autoestima, aprimorar a atenção e aprender a resolver problemas de maneira eficaz.

Além disso, a TCC pode contribuir para minimizar outros desafios emocionais que frequentemente acompanham o TDAH, como ansiedade e depressão, muitas vezes resultantes de experiências recorrentes de fracasso, rejeição e exclusão social (Ribeiro, 2013). Estudos demonstram que aproximadamente 25% das crianças com TDAH desenvolvem sintomas ansiosos significativos e até 20% apresentam sintomas depressivos ao longo da infância (Pliszka & AACAP, 2007).

Pesquisas indicam que a TCC auxilia no desenvolvimento das funções executivas, permitindo que o paciente aprenda a pausar e refletir antes de agir, organizar melhor seus pensamentos e implementar estratégias para lidar com desafios diários. Para crianças, o aprendizado se torna ainda mais eficaz quando apresentado de forma lúdica, utilizando jogos, brincadeiras e desenhos, permitindo que os conceitos sejam assimilados por meio da experiência prática (Bunge; Gomar & Mandil, 2012).

Um estudo publicado por Young e Amarasinghe (2010) mostra que crianças com TDAH submetidas a intervenções baseadas em TCC apresentaram melhora significativa nos sintomas centrais do transtorno, além de maior adaptação escolar e social. A estrutura da TCC favorece o treino de autorregulação emocional, um dos maiores déficits neuropsicológicos presentes no TDAH, especialmente nas subcategorias combinada e impulsiva.

A escolha das técnicas terapêuticas deve considerar fatores como intensidade dos sintomas, presença de comorbidades, motivação do paciente e envolvimento da família. Embora a TCC siga um modelo estruturado, é essencial que haja flexibilidade na aplicação das técnicas para que elas se adequem às necessidades individuais de cada criança (Lyszkowski & Rohde, 2008). A personalização do tratamento é uma característica-chave que permite à criança sentir-se compreendida e respeitada, fortalecendo seu vínculo com o terapeuta.

Principais técnicas da TCC no TDAH

Diferentes estratégias da terapia cognitivo-comportamental podem ser utilizadas no manejo do TDAH, incluindo:

- **Treinamento de solução de problemas**: ensina a criança a analisar situações, avaliar consequências e tomar decisões mais conscientes.
- **Repetição e verbalização de instruções**: ajuda a internalizar regras e estruturar melhor os pensamentos antes de agir impulsivamente.
- **Treinamento de habilidades sociais**: melhora a interação com os outros, promovendo uma comunicação mais assertiva e reduzindo conflitos interpessoais.
- **Sistema de recompensas**: incentiva comportamentos positivos por meio do reforço positivo, estimulando a motivação interna e o engajamento (Friedberg & McClure, 2004).
- **Reestruturação cognitiva**: ajuda a identificar pensamentos automáticos disfuncionais e a substituí-los por padrões mais adaptativos. Essa técnica é especialmente relevante em crianças com baixa autoestima e padrões recorrentes de autocrítica (Beck, 2014).

Modelo de Barkley (2002): os sete passos para o autocontrole

Russell Barkley (2002), um dos maiores especialistas em TDAH, desenvolveu um método estruturado para o desenvolvimento do autocontrole, permitindo que a criança se torne protagonista de sua própria mudança. Seu modelo inclui sete passos essenciais:

1. Identificar claramente o problema.

2. Definir o objetivo desejado e as possíveis soluções.
3. Listar as opções disponíveis para resolver a situação.
4. Avaliar cada alternativa, atribuindo notas de 1 a 10 (do pior ao melhor cenário).
5. Escolher a melhor solução e aplicá-la por um período determinado. Caso não funcione, testar outras opções.
6. Aceitar falhas como parte do aprendizado e reavaliar as estratégias, ajustando conforme necessário.
7. Monitorar os resultados e reforçar o que funcionou bem.

Esse método incentiva a criança a pensar antes de agir, promovendo a construção de hábitos mais saudáveis e funcionais. Para Barkley (2002), o sucesso da intervenção depende do desenvolvimento da linguagem interna (autodirecionada), que media o comportamento impulsivo e promove a autorregulação.

Programa de Kendall (1993): solução de problemas e autoinstrução

Outra abordagem amplamente utilizada no tratamento do TDAH é o programa de Kendall (1993), que integra técnicas de solução de problemas, autoinstrução e treinamento de habilidades sociais. Esse modelo é especialmente eficaz para crianças que apresentam impulsividade e inflexibilidade cognitiva, ajudando-as a controlar reações automáticas e considerar alternativas antes de agir (Malloy-Diniz *et al.*, 2011).

Estudos longitudinais revelam que o uso dessas estratégias melhora a capacidade de planejamento, memória operacional e flexibilidade cognitiva (Willcutt *et al.*, 2005). Ainda, crianças que participam desses programas demonstram maior capacidade de enfrentamento diante de frustrações cotidianas, o que é fundamental para sua adaptação social.

Além dessas estratégias, o treinamento de pais e professores é crucial para garantir a aplicação das técnicas em diferentes ambientes, permitindo que a criança generalize os aprendizados adquiridos na terapia para seu dia a dia.

O papel da família no tratamento do TDAH

A participação ativa da família é um fator determinante no sucesso da TCC para o TDAH. Crianças com esse transtorno frequentemente enfrentam dificuldades para regular suas emoções, planejar tarefas e interagir socialmente, tornando essencial que seus familiares reforcem as estratégias ensinadas na terapia.

A psicoeducação familiar desempenha um papel fundamental nesse processo, permitindo que os pais compreendam as dificuldades do filho e saibam como lidar com desafios específicos do TDAH no cotidiano (Diamond, 2012). Quando os cuidadores são treinados para reconhecer os padrões de comportamento do TDAH, conseguem reagir de maneira mais empática e estruturada, diminuindo a incidência de punições inadequadas e favorecendo o vínculo afetivo.

Segundo Abikoff *et al.* (2015), programas de treinamento parental aliados à TCC infantil promovem maior adesão ao tratamento e redução nos níveis de estresse familiar. A consistência nas intervenções, tanto em casa quanto em ambiente escolar, é o que garante a generalização dos ganhos terapêuticos.

Entretanto, é importante que a criança não use o transtorno como justificativa para comportamentos inadequados. Definir limites claros, reforçar valores positivos e manter uma rotina estruturada são ações essenciais para promover um desenvolvimento mais equilibrado (Benczik, 2020). A repetição das estratégias ao longo do tempo e o acompanhamento contínuo das funções executivas ajudam a consolidar os ganhos obtidos com a TCC, garantindo resultados duradouros.

Avanços científicos recentes e neuroplasticidade

Um aspecto relevante que reforça a importância da TCC no tratamento do TDAH é sua contribuição para a promoção da neuroplasticidade. Estudos em neuroimagem funcional (fMRI) demonstram que intervenções psicoterapêuticas baseadas em TCC podem induzir alterações funcionais em regiões cerebrais relacionadas à atenção e ao controle inibitório, como o córtex pré-frontal dorsolateral e o cíngulo anterior (Rubia *et al.*, 2019).

Assim, a TCC atua não apenas no alívio sintomático, mas na reestruturação funcional de circuitos cerebrais comprometidos, contribuindo para uma melhora sustentada do funcionamento cognitivo e comportamental. Essa abordagem baseada em evidências oferece uma alternativa segura e eficaz – especialmente quando integrada ao tratamento multidisciplinar –, reduzindo a dependência exclusiva de psicofármacos, cujo uso em crianças deve sempre ser cuidadosamente monitorado.

Conclusão

A terapia cognitivo-comportamental (TCC) é uma ferramenta poderosa no tratamento do TDAH, promovendo mudanças na forma como a criança pensa, sente e se comporta. Por meio de técnicas estruturadas e adaptáveis, ela auxilia na redução da impulsividade, no fortalecimento da autoestima e na melhoria da interação social.

No entanto, a eficácia da TCC depende de um trabalho conjunto entre terapeutas, família e escola, garantindo que as estratégias aprendidas sejam reforçadas e aplicadas na rotina diária da criança. O suporte familiar, o engajamento escolar e o acompanhamento contínuo são elementos-chave para que a criança desenvolva autonomia, autorregulação e habilidades socioemocionais que lhe permitam alcançar seu pleno potencial.

Referências

ABIKOFF, H. B. *et al.* Parent training for preschool ADHD: a randomized controlled trial of specialized and generic programs. *Journal of Child Psychology and Psychiatriy*, v. 56, n. 6, p. 618-631, 2015.

BARKLEY, R. A. *Transtorno de déficit de atenção/hiperatividade*: TDAH – guia completo para pais, professores e profissionais da saúde. Porto Alegre: Penso, 2002.

BECK, J. S. *Terapia cognitivo-comportamental*: teoria e prática. Porto Alegre: Artmed, 2014.

BENCZIK, E. B. *TDAH*: transtorno de déficit de atenção e hiperatividade. São Paulo: Artesã Editora, 2020.

BUNGE, E.; GOMAR, M.; MANDIL, J. *Terapia cognitiva com crianças e adolescentes*: aportes técnicos. São Paulo: Casa do Psicólogo, 2012.

DIAMOND, A. Executive functions. *Annual Review of Psychology*, v. 64, p. 135-168, 2012.

FRIEDBERG, R. D.; MCCLURE, J. *A prática clínica de terapia cognitiva com crianças e adolescentes*. Porto Alegre: Artmed, 2004.

KENDALL, P. C.; BRASWELL, L. *Cognitive-behavioral therapy for impulsive children*. 2. ed. Nova Iorque: Guilford Press, 1993.

LYSZKOWSKI, L. C.; ROHDE, L. A. Terapia cognitivo-comportamental no TDAH. In: CORDIOLI, A. V. *et al. Psicoterapias*: abordagens atuais. 3. ed. Porto Alegre: Artmed, 2008.

MALLOY-DINIZ, L. F. *et al.* Neuropsicologia no transtorno de déficit de atenção/hiperatividade. In: FUENTES, D., L. F. *et al. Neuropsicologia:* teoria e prática. Porto Alegre: Artmed, 2008. p. 241-255.

PLISZKA, S. R.; AACAP WORK GROUP ON QUALITY ISSUES Practice parameter for the assessment and treatment of children and adolescents with attention-deficit/hyperactivity disorder. *Journal of the American Academy of Child and Adolescent Psychiatry*, v. 46, n. 7, p. 894-921, 2007.

RIBEIRO, S. P. TCC e as funções executivas em crianças com TDAH. *Revista Brasileira de Terapias Cognitivas*, v. 12, n. 2, p. 126-134, 2016.

RUBIA, K. *et al.* Functional connectivity changes associated with fMRI neurofeedback of right inferior frontal cortex in adolescents with ADHD. *Neuroimage*, v. 188, p. 43-58, 2019.

WILLCUTT, E. G. *et al.* Validity of the executive function theory of attention-deficit/hyperactivity disorder: a meta-analytic review. *Biological Psychiatry*, v. 57, n. 11, p. 1336-1346, 2005.

YOUNG, S.; AMARASINGHE, K. Practitioner review: non-pharmacological treatments for ADHD: a lifespan approach. *Journal of Child Psychology and Psychiatry*, v. 51, n. 2, p. 116-133, 2010.

CAPÍTULO 29

A ABA como ferramenta de inclusão para pessoas com TDAH

A Análise do Comportamento Aplicada (ABA) é uma ciência eficaz para o tratamento do TDAH, com modificações comportamentais efetivas quando nos referimos a padrões socialmente esperados. Entender as particularidades e os benefícios dela é fundamental para melhorar a qualidade de vida social e a autonomia de cada pessoa diagnosticada.

Evelin Reinisch

EVELIN REINISCH

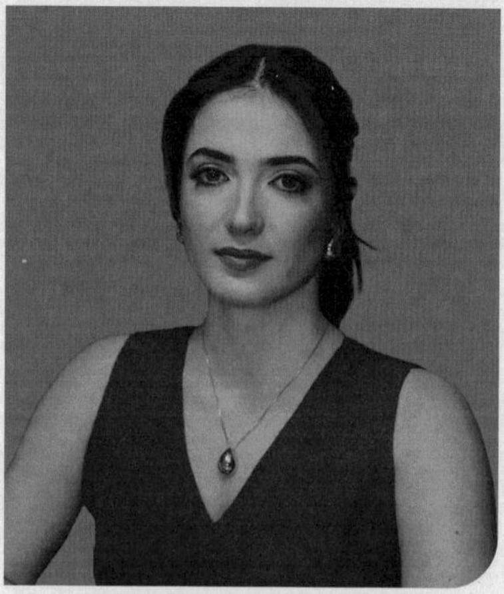

Psicóloga Analista do Comportamento com ênfase em Transtornos do Neurodesenvolvimento. Especialista em Terapia Cognitivo-Comportamental; Psicomotricidade no Autismo e outros Transtornos do Desenvolvimento; pós-graduanda em Neuropsicologia e mestranda em Psicologia. Fundadora e supervisora da Espaço Reintegrar, atuando seguramente no autismo, transtorno do déficit de atenção e outros transtornos do neurodesenvolvimento, com intervenções clínicas, domiciliares, escolares e externas. Por meio de diferentes possibilidades terapêuticas, fundou espaços com simulações de ambientes reais para que o paciente seja exposto de maneira mais segura e estruturada a treinos sociais e de independência. Palestrante e mentora de formações para pais e profissionais da saúde e educação. Formada em intervenções para transtornos do neurodesenvolvimento, PECS, testes de rastreio para autismo e atrasos no desenvolvimento.

Contatos: evelinreinisch@gmail.com
Instagram: @psi.evelinreinisch
67 99945 0344

A Análise do Comportamento Aplicada (ABA) é conhecida como uma ciência que tem alta aplicabilidade e eficácia em tratamentos de pessoas com autismo e transtorno do déficit de atenção com hiperatividade (TDAH), isso porque é "responsável pelas aplicações de princípios comportamentais a problemas socialmente relevantes" (Baer; Wolf & Risley, 1968). Portanto, comportamentos que dificultam o desenvolvimento da socialização, independência e cognição necessitam de estimulação de maneira assertiva.

A ABA, em todas as suas sete dimensões (aplicada, comportamental, analítica, tecnológica, conceitualmente sistemática, efetiva e generalizável), intervém com objetivos muito claros e padronizados, reforçando comportamentos desejáveis e reduzindo os indesejáveis. Dito tudo isso, é crucial que seja esclarecido como essa ciência funciona e quais os benefícios no tratamento de pacientes com TDAH.

Ciência ABA

Vinda do inglês *Applied Behavior Analysis*, a Análise do Comportamento Aplicada (ABA) é uma ciência, baseada em evidências, que estuda o comportamento humano e animal. Com o objetivo de entender como o ambiente influencia o comportamento, ela traz estratégias de modificações comportamentais, utilizando princípios da aprendizagem, como reforço e punição, para produzir mudanças no comportamento.

Ela auxilia no desenvolvimento de habilidades essenciais, como:

- **Funções executivas**: melhorando a atenção, organização, planejamento, flexibilidade cognitiva e controle inibitório, que são áreas frequentemente afetadas no TDAH.

- **Regulação emocional**: por meio de técnicas de modelagem e reforçamento, a ABA ensina a identificar e a lidar com emoções intensas, reduzindo comportamentos impulsivos e reativos.
- **Habilidades sociais**: ensino de habilidades, como comunicação assertiva, empatia, respeito aos limites e resolução de conflitos, cruciais para a inclusão social.

Com planos de tratamento individualizados, envolvimento da família e equipe multiprofissional e escolar, desenvolve e identifica metas com abordagem respeitosa, valorizando o bem-estar do paciente.

Transtorno do déficit de atenção com hiperatividade (TDAH)

Características como desatenção, dificuldade em permanecer sentado, hábito em perder coisas, não se recordar de recados passados, impulsividade, agitação, tagarelice, entre outros, fazem parte do dia a dia da pessoa com esse diagnóstico, desencadeando consequências sociais significativas e impactando diretamente diversas áreas da vida.

Segundo o *Manual diagnóstico e estatístico de transtornos mentais, DSM-5* (APA, 2014), essas diferenças na predominância dos sintomas são classificadas em três subtipos: 1. tipo predominantemente desatento; 2. tipo predominantemente hiperativo/impulsivo; 3. tipo combinado (APA, 2014).

Dito isso, é fundamental que essa pessoa seja acompanhada por profissionais especializados, como, por exemplo, pediatras, psiquiatras, neurologistas ou neuropsicólogos, que, por meio de instrumentos detalhados, direcionam o tratamento para profissionais de outras áreas, mais específicas, a fim de estimular e melhorar a qualidade de vida dessa pessoa. Esses tratamentos também podem ser associados a fármacos, com melhora significativa quando realizados de maneira cuidadosa e personalizada.

Os tratamentos

O tratamento do TDAH deve incluir terapias comportamentais de primeira linha, além de medicamentos, quando necessário, e outras abordagens, como mindfulness e neurofeedback.

A terapia comportamental ajuda a desenvolver habilidades de organização, planejamento e controle dos impulsos, facilitando os contatos sociais e estimulando repertórios adequados para diversas situações. Ela sempre será uma opção insubstituível e deve fazer parte de praticamente todos os encaminhamentos, pois é através da terapia comportamental que o paciente terá a oportunidade de aprender como se regular em momentos mais complexos e, apesar de não apresentar cura, ter redução dos sintomas e melhora na qualidade de vida.

Vida social e grupos terapêuticos

As relações sociais entre pares são prejudicadas em crianças com TDAH, uma vez que são frequentemente rejeitadas quando comparadas com outras crianças sem o transtorno (Hoza *et al.*, 2015). Assim, podem apresentar dificuldades na escola, no trabalho e nos relacionamentos, entretanto, podem apresentar habilidades e talentos únicos que precisam ser explorados, e os grupos terapêuticos surgem como uma oportunidade de manejar modelos sociais mais adequados, estimulando suas potencialidades e, dessa forma, sendo modelos para seus colegas de grupo, o que faz com que o paciente tenha mais oportunidades sociais, sob supervisão do terapeuta, assim como fazer trocas com os colegas a respeito de seus hiperfocos ou habilidades em potencial.

As habilidades sociais são definidas como um conjunto de comportamentos sociais valorizados pela cultura que, quando presentes, são importantes para o sucesso em configurações acadêmicas, de grupos e entre pares, sendo essenciais para a competência social (Del Prette; Del Prette & Peixoto, 2021; Gresham *et al.*, 2011) e funcionando como fator de proteção ao desenvolvimento humano (Elias & Amaral, 2016).

A ABA, quando bem aplicada a grupos terapêuticos, traz resultados extraordinários. Com grupos cuidadosamente formados, tendo como base as avaliações, perfis de cada paciente, preferências, potencialidades e, principalmente, dificuldades, são planejadas sessões em que cada um dos integrantes possa somar com o desenvolvimento dos outros, assim como precisam ser analisados os interesses, e as sessões precisam apresentar objetivos claros e desafios adequados para cada participante, variando as atividades para manter o interesse e estimular as diferentes habilidades.

O terapeuta atua como um facilitador, modelando comportamentos adequados, oferecendo reforçamento positivo e auxiliando na resolução dos conflitos. Assim, é importante que as habilidades sejam generalizadas para outros contextos, como a escola, família e convívio social.

Por isso, o terapeuta precisa estar atento e em comunicação constante com a equipe multiprofissional, família e escola, assim como, em alguns casos, é fundamental que a criança participe de sessões individuais para que possam ser exploradas de maneira mais personalizada as dificuldades apresentadas no grupo.

Exemplos de grupos:

Grupo 1: Danilo e Paulo

Paulo é uma criança muito empática, sempre demonstra grande animação ao ver o amigo Danilo. O vínculo que conseguiram criar ao longo desse tempo que estão juntos é lindo de ver. Danilo apresenta um pouco mais de dificuldade em relação aos seus comportamentos de dividir brinquedos ou pedir emprestado. Paulo, por sua vez, tenta ajudá-lo, explicando que é preciso dividir e pedir emprestado. Mesmo quando Danilo o deixa chateado, Paulo consegue falar sobre isso e, com a ajuda da terapeuta, consegue encontrar uma melhor maneira para resolver essas questões com seu amigo, melhorando, assim, suas habilidades de comunicação.

Grupo 2: Davi e Raul

Raul apresenta um perfil mais tímido e possui dificuldades em fazer amizades novas. Davi, por sua vez, consegue o acolher, por mais que tenha um perfil oposto, não apresentando essa dificuldade, sendo perceptível a tentativa em não deixar seu amigo de lado. É visível o conforto que Raul sente ao ver Davi chegar para as sessões, pois sabe que com ele poderá ter modelos de como se inserir em outros grupos devido às habilidades sociais que o amigo demonstra.

Grupo 3: Emanuel, Marcus e Tiago

Neste grupo social, cada criança tem um perfil diferente. Emanuel é empático e demonstra grande alegria ao estar no grupo, sempre é o primeiro a chegar e, quando vê os amigos, sua alegria é contagiante. Marcus apresenta maiores dificuldades em seus comportamentos, principalmente quando frustrado nos momentos de jogos. Tiago tem um perfil mais reservado, chegando, por vezes, desanimado ao grupo e mais apático. Assim, Emanuel conseguiu criar uma ponte entre eles, mostrando mais empatia quando vê seu amigo Marcus apresentando comportamentos inadequados e, quando percebe que Tiago está cansado, não desiste de fazer o que está sendo proposto, ajudando Tiago a ter mais vontade de fazer as atividades e estimulando o grupo. Já possuem repertórios para brincar sem a intervenção da terapeuta, sabem esperar a vez, fazer combinados e estão aprendendo a aceitar as frustrações.

***

Isso mostra como os grupos terapêuticos beneficiam as crianças, em que, a cada sessão, são expostas a oportunidades de aprendizados em áreas diversas, como a comunicação, coordenação motora, imitações, brincadeiras, regras sociais, contato visual, memória, entre outros. Grupos terapêuticos são ambientes riquíssimos, nos quais podem participar de atividades como: jogar basquete, futebol, jogos de tabuleiro, assistir a filmes, ir na padaria, brincar nos parquinhos, fazer atividades de pintura, plantar temperos ou flores, organizar ambientes como o quarto ou cozinha ou até mesmo a sala de terapia, cozinhar e muitas outras possibilidades.

Com ambientes estruturados e sessões bem planejadas, estamos repletos de oportunidades de ensino, e para planejar a sessão é fundamental que seja analisado detalhadamente o perfil de cada um dos integrantes.

Perfil dos integrantes dos grupos sociais

Para selecionar os integrantes de cada grupo, é imprescindível que sejam analisadas algumas características e pré-requisitos, como:

- A criança apresenta habilidades de mando (fazer pedidos) suficientes para se relacionar com outras pessoas?
- Estão sendo analisados, além das dificuldades, as potencialidades e os interesses de cada um para que o grupo seja um ambiente reforçador para a criança?
- A criança está apresentando comportamentos agressivos que podem trazer riscos para o vínculo do grupo terapêutico?
- Já foram estimuladas de maneira individualizada habilidades de mando, imitação motora e contato visual?
- A criança já atende a comandos simples, como, por exemplo, "Vem aqui" ou "Pega a bola"?
- As habilidades motoras dos integrantes são colocadas em análise para uni-los em um mesmo grupo?
- As habilidades cognitivas estão bem desenvolvidas?

Diante do exposto, fica evidente a importância da Análise do Comportamento Aplicada (ABA) como ferramenta de inclusão para pessoas com transtorno do déficit de atenção com hiperatividade (TDAH).

Por meio de seus princípios e técnicas, a ABA oferece um caminho para o desenvolvimento de habilidades essenciais, como foco, atenção, organização, regulação emocional e habilidades sociais. Os grupos terapêuticos, em particular, representam um espaço valioso para a aplicação da ABA no contexto social, pois ao proporcionar um ambiente estruturado e seguro, esses grupos permitem que crianças com TDAH interajam com seus pares, aprendam a lidar com desafios e desenvolvam habilidades de comunicação e cooperação.

Os exemplos apresentados neste capítulo ilustram o potencial da ABA em transformar a vida de crianças com TDAH. Ao observar Danilo e Paulo aprendendo a dividir e pedir emprestado, Davi e Raul construindo uma amizade, e Emanuel, Marcus e Tiago desenvolvendo empatia e habilidades sociais, podemos vislumbrar um futuro mais inclusivo e promissor para essas crianças.

É importante ressaltar que a ABA não é uma solução mágica para o TDAH. O tratamento exige um esforço contínuo, tanto por parte dos profissionais envolvidos quanto da família e da escola. No entanto, com o apoio adequado e a aplicação consistente dos princípios da ABA, é possível promover um impacto significativo na qualidade de vida de pessoas com TDAH, abrindo portas para o seu desenvolvimento pleno e sua inclusão social.

Referências

ABRAHÃO, A. L. B.; ELIAS, L. C. S. Habilidades sociais em crianças com TDAH: uma revisão de literatura. *Contextos Clínicos*, v. 14, n. 2, p. 142-157, 2021.

AMERICAN PSYCHIATRIC ASSOCIATION (APA). *Manual diagnóstico e estatístico de transtornos mentais, DSM-5*. Porto Alegre: Artmed, 2014.

ANDRADE, R. D.; VELLASCO, J. P. M. D.; RIBEIRO, S. R. C. Os impactos do TDAH na interação social da criança: uma revisão de literatura. *Revista Brasileira de Psicologia*, v. 10, n. 2, p. 50-65, 2023.

BAER, D. M.; WOLF, M. M.; RISLEY, T. R. Some current dimensions of applied behavior analysis. *J. Appl. Behav. Anal.*, v. 1, n. 1, p. 91-97, 1968. Disponível em: https://onlinelibrary.wiley.com/doi/10.1901/jaba.1968.1-91. Acesso em: 23 jun. 2025.

COUTO, T. S.; MELO-JUNIOR, M. R.; GOMES, C. R. A. Aspectos neurobiológicos do transtorno do déficit de atenção e hiperatividade (TDAH): uma revisão. *Neurobiology, Science, Learning and Society*, v. 1, n. 1, p. 1-13, 2022.

DEL PRETTE, Z. A. P.; DEL PRETTE, A.; PEIXOTO, E. M. Social Skill Inventory-2 Del-Prette: expanding and updating psychometric properties. *Estudos de Psicologia*, v. 38, 2021.

ELIAS, L. C. dos S.; AMARAL, M. V. Habilidades sociais, comportamentos e desempenho acadêmico em escolares antes e após intervenção. *Psico-USF*, v. 21, n. 1, 2016.

FERREIRA, C. C. *et al.* TDAH na infância: uma revisão narrativa. *Brazilian Journal of Health Review*, v. 5, n. 5, p. 20815-20824, 2022.

GRESHAM, F. M. *et al.* Comparability of the social skills rating system to the social skill improvement system: content and psychometric comparisons across elementary and secondary age levels. *School Psychology Quarterly*, v. 26, n. 1, p. 27-44, 2011.

HOZA, B. *et al.* A randomized trial examining the effects of aerobic physical activity on attention-deficit/hyperactivity disorder symptoms in young children. *Journal of Abnormal Child Psychology*, v. 43, p. 655-667, 2015.

SELLA, A. C.; RIBEIRO, D. M. (Orgs.). *Análise do comportamento aplicada ao transtorno do espectro autista*. 2. ed. Curitiba: Appris Editora, 2024.

CAPÍTULO 30

Terapia ocupacional colaborando com o desempenho ocupacional do sujeito com TDAH

Neste capítulo, apresento a terapia ocupacional, profissão regulamentada há pouco mais de 50 anos no Brasil. O terapeuta ocupacional é o profissional que tem como objeto de estudo a ocupação humana, e sua formação requer graduação. O profissional tem formação generalista, podendo atuar nas áreas da saúde física e/ou mental, social e no contexto escolar. Apresento algumas das abordagens que o(a) terapeuta ocupacional pode usar no acompanhamento de pessoas com TDAH.

Alessandra Pacheco Braga

ALESSANDRA PACHECO BRAGA

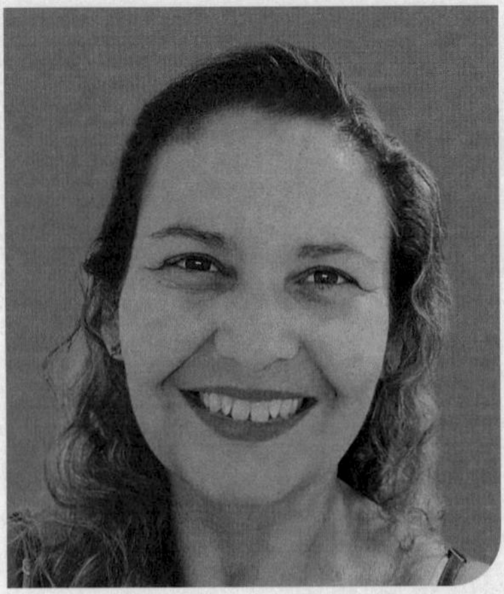

Membro da Associação Brasileira dos terapeutas ocupacionais do Rio de Janeiro (Abrato-RJ) com experiência em atendimento infantojuvenil e adultos, dedica-se a estudar temas relacionados à neurociência com profissionais terapeutas ocupacionais de referência no Brasil e no exterior e áreas afins, objetivando buscar contribuições para o acompanhamento dos clientes. Dentre as formações/capacitações, estão pós-graduação em Educação Especial com Enfoque na Estimulação Precoce, Snoezelen, Integração Sensorial, Método Poli (interocepção), Dispraxia, TEACCH, Seletividade Alimentar, Mutismo Seletivo e estudos ligados às atividades humanas e suas ocupações.

Contatos: alessandratorj@gmail.com
Instagram: @alessandratorj
@alegrareterapias
Lattes:

A terapia ocupacional é uma profissão que visa a saúde e o bem-estar por meio da ocupação, habilitando as pessoas a participarem das atividades cotidianas (WFOT, 2012 *apud* WFOT, c2025).

O objeto de estudo da terapia ocupacional é o ser humano enquanto ser **ocupacional**; a anamnese é o momento em que ouvimos o histórico ocupacional, salientando o desempenho ocupacional da pessoa que vamos acompanhar e também o contexto familiar, valores, cultura e ambientes que fazem parte da sua vida.

Nós também buscamos informações sobre as funções e estrutura do corpo, habilidades, papéis, hábitos, rotinas e contextos. Após anamnese, e uso de alguns protocolos e recursos, delineamos os objetivos do acompanhamento junto ao cliente e/ou responsável – quando este não consegue declarar seus objetivos para as metas do planejamento inicial, buscamos informações de pessoas próximas. Nesse momento do atendimento, cada profissional tem sua linha clínica, e muitos trabalham com a prática centrada no cliente.

O brincar é a ocupação principal da criança, em idade escolar sua ocupação se divide entre as atividades de vida diária (AVDs) – os cuidados de si que são realizados e orientados por seus responsáveis, como o banho – e as atividades instrumentais de vida diária (AIVDs) que, no período da infância, estão ganhando competência das atividades do brincar (funcional e simbólico) e dos deveres escolares, além de trabalhos em grupo, e, assim, surgem novos papéis na vida, não somente o papel de filho, como de estudante, colega/amigo de seus pares e aumenta o entendimento de seus diferentes papéis, que se apresentam ao longo do seu desenvolvimento.

Enquanto jovem/adulto, as responsabilidades ampliam, com ocupações de estudante universitário/acadêmico a trabalhador, por vezes com alterações de papéis de filho para o de pai/marido, construindo sua família e descobrindo novos papéis na vida. A vida é dinâmica, então, temos **diversos** panoramas que atravessam nossos quereres, ativamente ou de forma passiva.

Como os colegas devem ter mencionado, uma das características do TDAH é a diminuição do tempo de atenção, declínios na memória operacional, funções executivas e de velocidade de processamento (Vaidya & Stolstorff, 2008; Uekermann *et al.*, 2010).

Por conta da hiperatividade ser um transtorno do desenvolvimento, muitas das suas características são apresentadas antes do início da fase escolar. Crianças que não param quietas, em parte com desatenção, com baixa exploração de objetos, brinquedos, com interesse em desmontar, impaciência para montar novamente, ou simplesmente quando já viu como é desmontado, "perde" o interesse e não dá continuidade à exploração, ou o desafio foi maior que o esperado. Por esses e outros motivos, necessitam de mediação ou motivação para manter minimamente a atenção e conclusão das tarefas.

A terapia ocupacional passeia pela ocupação, observando e destrinchando suas sequências em grupos de tarefas/atividades. Nos últimos anos, as **AVDs** e as **AIVDs** ficaram em evidência para os profissionais da educação, da saúde e da área social, devido às nomenclaturas fazerem parte da classificação internacional de funcionalidade (CIF). As AVDs são de grande importância porque são atividades que espera-se que façamos sozinhos, sem ajuda, são consideradas básicas e todo e qualquer ser humano deseja ter independência e autonomia para realizá-las.

Independência para fazer da forma que desejamos, aquilo que queremos quando se deseja e precisa. Autonomia para expressar uma preferência, racional ou não, pela ação desejada. Essa liberdade de ação requer capacidade cognitiva, para sermos capazes de agir conforme as nossas escolhas (para tanto, é preciso haver volição/vontade), imprimindo nossa decisão, sem prejuízo ao outro.

Autonomia é um fator decisivo que remete à autoestima e à capacidade de realizar as AVDs e as AIVDs. As AIVDs são atividades mais complexas, porque podem ser realizadas dentro e fora de casa, a depender da atividade.

Então, uma compra no supermercado é uma atividade de AIVD que pessoas com TDAH possam necessitar de ajuda para organizar sua lista de compras, pois é preciso atenção para elaborá-la com o que é necessário dentro de casa (em todos os seus ambientes), se deslocar até o mercado, caminhar pelas gôndolas de produtos, "ticar" na lista o produto escolhido, colocar no carrinho, escolher se o pagamento será em dinheiro, pix ou débito, saber o valor disponível na conta e o custo dos itens comprados, se no cartão de crédito o limite disponível cobre os gastos que irão ser pagos.

Nesse exemplo, ainda que tenhamos atualmente possibilidade de compras pelo aplicativo, há pessoas que desejam escolher pessoalmente seus itens.

Esse é um dos exemplos clássicos, pois nele foram citados o gerenciamento do lar, da mobilidade, das finanças, da comunicação e da segurança. No caso de dificuldades nessas atividades, o terapeuta ocupacional é o profissional indicado conforme esclarecimento da Resolução n. 316 de 19/2006 do Conselho Federal de Fisioterapia e Terapia Ocupacional (COFFITO) conforme seu art. 1º:

> Art. 1º – É de exclusiva competência do Terapeuta Ocupacional, no âmbito de sua atuação, avaliar as habilidades funcionais do indivíduo, elaborar a programação terapêutico-ocupacional e executar o treinamento das funções para o desenvolvimento das capacidades de desempenho das Atividades de Vida Diária (AVDs) e Atividades Instrumentais de Vida Diária (AIVDs) para as áreas comprometidas no desempenho ocupacional, motor, sensorial, percepto-cognitivo, mental, emocional, comportamental, funcional, cultural, social e econômico de pacientes.

Os desdobramentos das AIVDs em pacientes com TDAH vão desde "será que já fiz?" – a mente hiperativa e/ou desatenta nem sempre registra o momento presente, e a procrastinação é uma inimiga quase sempre presente – ao famoso "depois eu faço", que pode prejudicar muito o desempenho ocupacional da pessoa com TDAH.

As funções executivas têm enorme prejuízo, de maneira que o uso de agenda de papel, criação de checklist, agenda eletrônica, post-it e outros recursos devem ser iniciados o quanto antes, colaborando com a execução das tarefas.

O jovem e o adulto podem inserir recursos para colaborar com uma rotina estruturada, para alcançar hábitos saudáveis. E, quando falamos de hábitos, é importante ler sobre o que é um hábito, para entender o tamanho do engajamento nesse processo e da ajuda terapêutica necessária.

Diante de todo o contexto de desafios da pessoa com TDAH, o profissional de terapia ocupacional, pelo arcabouço de repertório do seu objeto de estudo, pode colaborar de modo eficaz. A terapia ocupacional literalmente destrincha todo o fazer humano, esteja ele em qualquer fase do desenvolvimento, para capacitar o viver com independência e autonomia. O desempenho ocupacional de suas atividades é analisado e criamos, juntos, estratégias para os objetivos, partindo das metas que nos são apresentadas e discutidas.

Suponhamos que a dificuldade seja protelar, criando uma desorganização que prejudica o paciente e o outro. Há vários protocolos, questionários específicos que nos evidenciam os pontos em déficits, para os quais devemos direcionar nossa atenção, pensando juntos, o cliente e o terapeuta, em como solucionar a questão, e destacando por onde começar, partindo da organização do dia a dia, analisando as tarefas/atividades e estruturando uma rotina.

Possibilidades de intervenção

Dentre as bases de conhecimentos que tenho afinidade, estão algumas abordagens como a reabilitação neurocognitiva, modelo de ocupação humana, integração sensorial, método Poli, meditação, mindfulness, snoezelen, TEACCH, neuropsicologia da arte, dentre outras capacitações que abrem caminhos para melhor atender as demandas.

A cada cliente, as abordagens são apresentadas e, após a coleta de dados, algumas são inseridas de maneira fluída e outras precisam de apresentações detalhadas com o objetivo de proporcionar o envolvimento necessário do cliente nas tarefas da rotina que estamos estruturando.

Segundo Cruz, Cordeiro e Tedesco (2021), o Modelo de Ocupação Humana surgiu a partir da pesquisa da terapeuta ocupacional Mary Reilly, teórica norte-americana que estudava a teoria do comportamento ocupacional fundamentada nos princípios conceituais da necessidade humana de estar em ocupação – Modelo de Ocupação Humana (MOHO).

É um modelo de referência em que o profissional, ao expandir a visão do indivíduo em relação ao seu "modo de operar", sua habilidade de desempenho, organização de tarefas e atividades, elucida as diversidades de ações que realizamos em diferentes contextos e funções, como pai, filho, trabalhador, esposo, amigo, colega, entre outros. É apenas quando enfrentamos algum obstáculo, que refletimos sobre como a automatização das nossas atividades exige uma base fisiológica, sensorial, motora e cognitiva.

Suas rotinas e hábitos colaboram com a estruturação pessoal. Nesse contexto, ao se deparar com o obstáculo, é que o cliente percebe que o que faz ou não, produz resultado satisfatório ou insatisfatório; nessa percepção dos seus atos, vê seus fazeres se relacionarem em uma causa, ação (causação), na sua forma de Ser/Estar em seus contextos (lar, trabalho, lazer).

Por vezes, o conhecimento científico não é o suficiente, e é preciso informar de maneira simples para conseguir o mínimo de engajamento, que poderá nos favorecer a uma rotina em seguida há uma habituação. Fazendo com que o cliente, muitas vezes, nem se recorde mais do esforço necessário, após a conquista estabelecida.

A Integração Sensorial de Ayres é uma metodologia específica para uso dos terapeutas ocupacionais, pois a primeira profissional a direcionar seu olhar para a integração dos sentidos na ocupação principal das crianças, o brincar, foi a dra. Anna Jean Ayres.

Ela e outros terapeutas ocupacionais, percebendo os prejuízos no déficit do brincar na década de 1960, estudaram áreas afins como a neurobiologia, cinesiologia, entre outras, de maneira que fundamentaram seus questionamentos, alcançando os objetivos na ciência. Atualmente, a sessão de integração sensorial alcança êxito nos atendimentos em várias fases da vida (infantojuvenil e adultos) e em diversas questões de saúde, inclusive TDAH.

O método Poli, introduzido em 2023 no Brasil por uma terapeuta ocupacional, realiza estudos da interocepção (o 8º sentido), conceituando a relação entre o cérebro, víscera e emoções (Pereira, 2023). A abordagem se baseia em estimular as vísceras por meio dos sistemas sensoriais promovendo interpretação assertiva do input visceral, colaborando com a melhora do desempenho ocupacional.

Muitas crianças e adolescentes chegam à fase adulta com diversos estigmas e sem diagnóstico. Em sua maioria aprenderam "sozinhos" a utilizar de ferramentas que otimizam seu tempo, para dar conta das AVDs e AIVDs, e não podemos deixar de fora as atividades de lazer, que são atividades livres, sem vínculo de compromisso, mas, nem por isso, devemos nos abster de incluir na agenda.

Rotinas escolares e o dever de casa também estão incluídos na rotina da casa, no contexto do lar, e introduzir o preparo antecipatório para o ambiente escolar, e o inverso inclui uma rotina de retorno para casa. Quem nunca chegou da escola, jogou a mochila na cama e foi atravessado pelo momento do almoço ou da série para relaxar e postergou os afazeres escolares?

Um organograma se faz necessário para construir a rotina da criança, horários diferenciados e atividades extras. O checklist é bem útil para o momento em que a rotina já está estabelecida a cada dia da semana.

A proibição do uso do celular abriu inúmeras possibilidades de jogos e brincadeiras que, certamente, propiciaram a melhora da atenção, amparando o corpo que precisa de movimento. Havendo um foco, uma atividade de interesse, sabemos da possibilidade do hiperativo conseguir se manter sentado com seu jogo favorito, pois o engajamento no jogo está ligado à recompensa do estímulo que lhe satisfaz.

Descanso e sono são ocupações primordiais na vida de todo e qualquer ser vivo, essas atividades favorecem a homeostase do corpo, o que significa que colabora com o bom desempenho nas demais atividades. A dificuldade de adormecer e o sono agitado são questões prioritárias para o terapeuta ocupacional, que devem estar na anamnese do profissional, pois é uma das questões essenciais para a colaboração da terapia.

Novamente, ficam explícitas questões ocupacionais em disfunção, e devemos incluir o terapeuta ocupacional para contribuir com o bem-estar da pessoa. Algumas ocupações são fundamentais, e podemos observar hierarquias nos cuidados, devendo dar a atenção devida ao sono, pois a modernidade nos expõe em demasia à luz, luz da TV que está no quarto e não mais na sala, no celular com multifunções. Nos dias de hoje, é preciso utilizar da melhor forma as funções dos aplicativos, de maneira a não contribuir para hábitos prejudiciais à nossa saúde.

Implementar rotinas para o sono, como garantir a segurança do ambiente (casa/apartamento), lembrar de fechar as portas, preparar a temperatura ideal quando possível, fechar ou abrir as janelas, arrumar o quarto, a cama, lençol ou cobertor, travesseiros adequados, diminuir a luz do ambiente se não for possível ficar em total escuridão, música ambiente, função *sleep* nos eletrônicos. Qual é o seu ritual? Você tem um ou dorme quando não consegue mais ter autonomia do seu próprio corpo? Isso acontece bastante com os adolescentes, principalmente no período de férias.

Os ambientes precisam ser planejados ou, melhor dizendo, deveriam ser. Caixas organizadoras são ótimas para auxiliar na organização dos ambientes, um porta-chaves na entrada de casa inibe de deixar a chave em qualquer lugar. Eleger em cada ambiente da casa ou do trabalho onde guardar objetos otimiza tempo, diminui a frustração com o pensamento de que sempre perde tudo, melhorando a autoestima. É primordial organizar os ambientes com espaços determinados para cada item.

Nesse sentido, no trabalho, como é sua mesa de trabalho? Arrumada, organizada, ou você se perde nos papéis? Tem identificação nas pastas, gavetas? Isso facilita a vida. Imagine por onde começar, o que desejaria arrumar para facilitar sua atividade e o seu fazer.

Para Annie Fisher (2023), há profissionais que avaliam e estudam a funcionalidade, mas somente o terapeuta ocupacional utiliza a ocupação em todo o processo terapêutico. E, para mim, faz toda a diferença.

Referências

CONSELHO FEDERAL DE FISIOTERAPIA E TERAPIA OCUPACIONAL *Resolução n. 316, de 19 julho de 2006*. Dispõe sobre a prática de Atividades de Vida Diária, de Atividades Instrumentais da Vida Diária e Tecnologia Assistiva pelo Terapeuta Ocupacional e dá outras providências. Disponível em: https://www.coffito.gov.br/nsite/?p=3074. Acesso em: 31 mar. 2025.

CRUZ, D. M. C.; CORDEIRO, J. J. R.; TEDESCO, S. A. O Modelo de Ocupação Humana: teoria e avaliação da participação, funcionamento e papel ocupacional. *In*: MARTINI, A.; VIZZOTTO, A.; COTTING, P.; BUCHAIN, P. (Org.). *Terapia ocupacional baseada em evidências*: instrumentos de avaliação e métodos de intervenção em neuropsiquiatria e saúde mental. 1. ed. São Paulo: Manole, 2021, p. 1-176.

FISHER A. G. Occupation-centred, occupation-based, occupation-focused: same, same or different? *Scand J Occup Ther.*, v. 20, n. 3, p. 162-173, maio 2013.

PEREIRA, T. C. Interoception: sensory integration-based Intervention-Poli Method. *International Journal of Development Research*, v. 13, p. 63942-63952, 2023.

UEKERMANN, J. *et al.* Social cognition in attention-deficit hyperactivity disorder (ADHD). *Neuroscience & Biobehavioral reviews*, v. 34, n. 5, p. 734-743, 2010.

VAIDYA, C. J.; STOLLSTORFF, M. Cognitive neuroscience of attention deficit hyperactivity disorder: current status and working hypotheses. *Dev. Diasabil. Res. Rev.*, v.14, p. 261-267, 2008.

WFOT. WORLD FEDERATION THERAPIST OCCUPATIONAL. About occupational therapy. *WFOT*, c2025. Disponível em: https://wfot.org/about/about-occupational-therapy. Acesso em: 31 mar. 2025.

CAPÍTULO 31

Psicomotricidade

Práticas psicomotoras para crianças e adolescentes com TDAH

Vamos entender o valor real do trabalho de um psicomotricista e o papel da psicomotricidade, que é uma ciência e uma profissão, para crianças e adolescentes que possuem um corpo vivido dentro do TDAH.

Marilane de Cáscia Silva Santos

MARILANE DE CÁSCIA SILVA SANTOS

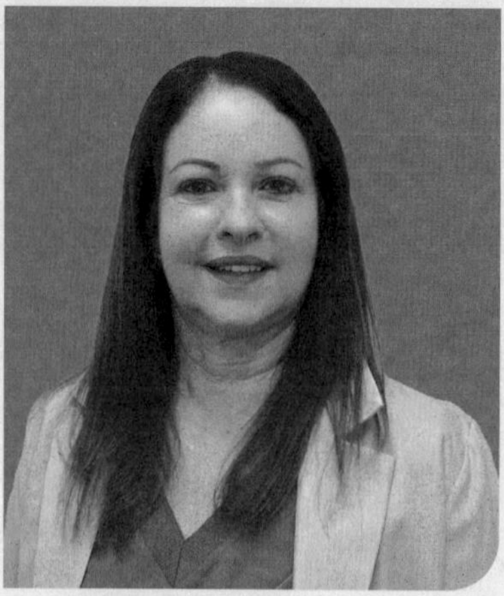

Doutora em saúde, mestra em Motricidade Humana, Psicomotricista, pós-graduada em Atividade Física e Saúde, Práticas Pedagógicas, Neuropsicopedagoga, MBA em Marketing, graduada em Educação Física, Pedagogia e Direito, proprietária da Clínica Crescer Neurotrainer, presidente do Conselho Nacional de Psicomotricistas (CONAP), parecerista e palestrante da FIEPS. Autora do livro *O corpo travestido: a luz da motricidade humana*; escritora de capítulos de livros e artigos científicos.

Contatos: marilanesilva@yahoo.com.br
Instagram: @dra.marilanesantos
@crescer_neurotrainer
31 97150 7333 (Clínica Neurotrainer)
31 98873 5515

A psicomotricidade estuda o homem, seu universo cognitivo, motor e afetivo, tanto que, para Santos (2009), existe uma relação entre motricidade e afetividade, e que não devemos considerar apenas que são exercícios estimuladores e isolados, mas sim ter em mente uma ação capaz de proporcionar estímulos para o desenvolvimento saudável da vida intelectual, emocional e comportamental da criança, ou seja, o movimento psicomotor prepara o indivíduo para as relações de interação cognitiva, afetiva e comportamental com o mundo exterior.

Essa ciência se baseia nas capacidades coordenativas e possui ações preventivas diante dos estímulos, ofertadas principalmente para crianças e adolescentes, sendo necessário que as mesmas se desenvolvam através das vivências e experiências cognitivas, motoras e afetivas, principalmente para quem apresenta DCM – Distúrbios da Coordenação Motora, que está inserido no CID 10 e poderá se estender para a vida adulta.

O terapeuta/psicomotricista, que tem sua profissão regulamentada pela Lei n. 13.794/2019 (Brasil, 2019), que atua no ambiente clínico e escolar, é um profissional capacitado para trabalhar com a relação entre movimento, cognição, emoção e comportamento, dando sentido ao corpo que necessita de pensamento e movimento para aprender a se relacionar e sobreviver neste espaço. Ao paciente e/ou aluno que possui o TDAH, este profissional irá ajudar e melhorar o controle corporal, a coordenação motora global, a autorregulação, o equilíbrio e a organização espaço/temporal, incluindo a lateralidade e a lateralidade cruzada, o que trará enormes comprometimentos para esses indivíduos.

Cortés, Martínez e Fuentes (2017) sugerem que o treinamento motor fino deve ser uma parte essencial do tratamento abrangente do TDAH, ressaltando a necessidade de melhorar o desempenho motor em crianças com esse transtorno.

O TDAH afeta diretamente o desenvolvimento psicomotor da criança, existindo a necessidade do conhecimento de si, possuindo uma relação direta com os aspectos e as capacidades coordenativas nas áreas: equilíbrio, noção espaço-temporal e o esquema corporal. É caracterizado por quadros como a hiperatividade, a desorganização, a agitação, a falta de atenção, a impulsividade, entre outros.

Esses indivíduos, em sua maioria, apresentam a lateralidade cruzada e têm sido o diferencial do meu trabalho na clínica, com olhar apurado para o ambiente escolar, onde as avaliações têm promovido melhoras significativas com as sessões de psicomotricidade.

Conhecer e explorar este corpo é desenvolver, nas crianças e adolescentes, aumento de autonomia, emoções, sentimentos e melhora nos comportamentos, apresentando condições e respaldo para sobrevivência, conseguindo, assim, perpassar de um corpo individual para um corpo em plena consonância com a sociedade. Segundo Rennó (2012), não é necessário estabelecer a relação do movimento com o psiquismo nas fases iniciais do desenvolvimento, pois ele é o próprio psiquismo.

A concepção de corpo se altera constantemente ao longo da história e, nas sessões de psicomotricidade, é perceptível que os indivíduos com TDAH apresentam-se de forma diferenciada, sem a menor estrutura corporal, desde a maneira de sentar para iniciar qualquer tarefa com ou sem comando.

Outra necessidade é compreender os motivos da não condição de ouvir e compreender o comando. Esse corpo hiperativo e ou desatento não está preparado para realizar tarefas com o tempo de reação ideal. A maneira como esse corpo é percebido, definido e sentido vem com características e necessidades individuais pensadas e sentidas, pois é por meio da expressão corporal que é revelado o modo como um grupo se comporta, se relaciona ou se expressa (Santos, 2009).

A psicomotricidade e o TDAH

A psicomotricidade constitui-se numa abordagem multidisciplinar do corpo e da motricidade humana, sendo o humano total em suas relações com o corpo, quer sejam elas integradoras, emocionais, simbólicas ou cognitivas, propondo-se desenvolver faculdades expressivas do sujeito (Fonseca, 1988).

Essa mesma psicomotricidade está vinculada ao processo de ensino-aprendizagem a partir da concepção de que a criança é livre para vivenciar situações que contribuam no seu desenvolvimento psicomotor. Para Rangel (2024), as alterações motoras no TDAH estão intimamente ligadas às disfunções neurobiológicas subjacentes ao transtorno.

A partir de cada movimento realizado pela criança, é construído um aprendizado significativo, colaborando na construção do processo de alfabetização, e a psicomotricidade contribui para este necessário desenvolvimento da criança e do adolescente, para estimular e melhorar a coordenação motora, as funções executivas, o freio inibitório; e as tarefas de praxia global e fina, que, por sua vez, ajudarão na aprendizagem da leitura, escrita, concentração e raciocínio lógico.

O TDAH é um distúrbio do neurodesenvolvimento que pode aparecer na infância e persistir por toda a vida. Irá afetar o desenvolvimento psicomotor do indivíduo, trazendo prejuízos ao equilíbrio e à noção espaço-temporal, baixo tônus muscular, dificuldades sensoriais, desatenção, baixo interesse em assuntos de não preferência ou interesses absurdos em temas e tarefas de seu gosto, a ponto de não focar em mais nada ao seu redor, sendo caracterizado por quadros como a hiperatividade, a desorganização, a agitação, a falta de atenção, a impulsividade, entre outros.

Portanto, como a criança pode apresentar desatenção, dificuldade em se concentrar ou finalizar tarefas, agitação motora excessiva, impulsividade e falta de controle das emoções e prejuízos no desenvolvimento psicomotor, a psicomotricidade, como ciência, contribui e ajuda a regular e oferecer técnicas e estratégias para tratar esse corpo em movimento por meio dos aspectos cognitivos, motores, sociais e comportamentais.

As sessões psicomotoras são aplicadas de forma a conduzir a criança para uma melhor organização corporal, espaço e tempo, diretamente voltada aos aspectos cognitivos aplicados aos comandos e aspectos motores, emocionais, afetivos e comportamentais. Cada estímulo psicomotor irá adequar de forma precoce as tomadas de decisões organizadas pelo cérebro, ainda que a milésimos de segundos, proporcionando, à criança, condições e percepções de como receber a informação e como estruturar, de maneira integral, a aplicabilidade dessa tomada de decisão, com possibilidade de levar cada experimentação a se tornar concreta e significativa para a resposta corporal e fazer sentido para este corpo/mente/ambiente.

A educação corporal da criança e do adolescente evidencia seus desejos e necessidades de se relacionar e movimentar seu próprio corpo, considerando a faixa etária, a cultura corporal e os interesses destinados às funções motoras, perceptivas, afetivas, sócio-motoras e comportamentais.

O trabalho com o corpo se faz necessário para o desenvolvimento das habilidades que são adquiridas, trabalhadas e melhoradas ao longo da vida. É preciso garantir e direcionar as atividades da vida da criança para que se tornem prazerosas, estimulantes, dinâmicas e aumentem a capacidade de se relacionar com emoções e organizações de tempos e espaços de forma a garantir que esse indivíduo consiga se inserir nos grupos sociais.

Segundo Santos (2015), a execução de qualquer movimento tem como base as capacidades coordenativas, sendo elas capacidades determinantes e predominantes nos processos de condução nervosa. Isto é, elas possuem a capacidade de organizar e regular o movimento, constituindo-se, portanto, na base para a aprendizagem, a execução e domínio dos gestos técnicos. Seja na vida cotidiana ou na iniciação esportiva, o aperfeiçoamento das capacidades coordenativas tem na infância a sua principal contribuição para a evolução motora do ser humano.

Os desejos de uma criança são relacionados à sua vivência e o ambiente proporciona uma conquista de espaços com condições de explorar tudo à sua volta, tentar, manusear e compreender essas relações de erros e acertos. Ela traz consigo sua história, suas necessidades, satisfações e frustrações de maneira a serem expressas simbolicamente e em forma de comunicação diversa, sem receita de igualdade, por meio de gestos, choro, gritos, dramas, desenhos e emoções.

A psicomotricidade está presente nos menores gestos e em todas as atividades que desenvolvem a motricidade da criança, visando ao conhecimento e despertando o EU corporal. Através do domínio do próprio corpo e da comunicação, a criança integra os fatos culturais ao desenvolvimento pessoal. Ao estimular uma criança, proporcionamos adaptações visomotoras e elevamos seu desenvolvimento psicomotor pelas descobertas, tomadas de decisões e resolução de conflitos, que a torna consciente cognitivamente e geram importantes sinapses para adquirir e melhorar as habilidades; e competências emocionais, formando respostas motoras e aumentando a maturidade que ela necessita para um crescimento integral.

A psicomotricidade ajuda quem tem o TDAH a desenvolver as partes comportamental, sensorial, motora, da linguagem e a capacidade de perceber ambientes sociais, sendo sustentada por três conhecimentos básicos – o movimento, o intelecto e o afeto – e estruturada por três pilares – o querer fazer (emocional/sistema límbico), o poder fazer (motorsistema reticular) e o saber fazer (cognitivo/córtex cerebral). Os aspectos da intervenção nessa área são destacados para basicamente três áreas de atuação: educação, reeducação e terapia psicomotora.

Os objetivos dessa ciência são melhorar os movimentos do corpo, a noção do espaço onde se está, a coordenação motora, equilíbrio e, também, o ritmo. Nessa vertente, a psicomotricidade apresenta três diferentes linhas de atuação, sendo elas preventiva, que apresenta promoção e estimulação do desenvolvimento, incluindo a melhoria/manutenção de competências e habilidades de funções executivas, freio inibitório, autonomia, e regulação e consciência corporal para estimular o desenvolvimento global e psicomotor.

Por meio da psicomotricidade, avaliamos o movimento, ofertando autonomia da consciência corporal e da capacidade de expressão mental sobre a expressão motora. Os aspectos cognitivos, motores e sociais são adquiridos e treinados ao longo das sessões psicomotoras e vêm justificar o ser humano à margem das normas mentais, fisiológicas, neurológicas ou afetivas. A cada estímulo oferecido, espera-se uma resposta elaborada a partir dos movimentos e uma valorização da imagem e consciência corporal.

No dia a dia do consultório, ofereço estímulos que levam a criança e o adolescente a se desenvolver de forma global e, através da avaliação psicomotora comportamental, adoto critérios e objetivos de forma individualizada, respeitando a faixa etária ainda que, dentro do marco do desenvolvimento, a idade biológica e cronológica não sejam as mesmas, pois a idade cronológica está associada ao tempo real ao que você vive e, a cada ano, sua idade vai aumentando de forma contínua. Já a biológica faz referência ao seu organismo e ao processo terapêutico no qual ele, como um todo, fomenta e apresenta ter, priorizando também os processos os quais você sente, promovendo bem-estar e saúde integral do indivíduo. Nesse processo, todas as variáveis são estudadas e respeitadas, os objetivos psicomotores e afetivos comportamentais são prioridades nas sessões terapêuticas até a regulação desse corpo.

Os momentos de satisfação, de socialização e afetividade estão correlacionados como papel essencial para bom convívio e uma educação completa nos níveis cognitivos, emocionais e morais para proporcionar a competência social. As descobertas do corpo através do movimento se tornam essência para um desenvolvimento global do indivíduo. As maturações deste corpo transformam esses movimentos mais simples em mais complexos, o que se encaminhará para um melhor repertório motor e de comunicação. Assim, as vivências de elementos psicomotores na infância e na adolescência são transferidas ao longo da vida para futuros contextos históricos culturais, afetivos e do necessário controle emocional.

O corpo fala, e com ele expressamos todos os nossos desejos, interesses, alegrias, medos e frustrações, pois somos parte integral do ser humano, nos associamos a perspectivas físicas, cognitivas e emocionais e, sendo assim, este corpo consciente se liberta de problemas e preocupações, com capacidade de avaliar e tomar decisões de forma racional, ainda que contra os nossos desejos.

Referências

BRASIL. *Lei n. 13.794, de 3 de janeiro de 2019*. Dispõe sobre a regulamentação da atividade profissional de psicomotricista e autoriza a criação dos Conselhos Federal e Regionais de Psicomotricidade. Brasília, DF: Diário Oficial da União, 2019.

CORTÉS, J. F; MARTÍNEZ, A. G.; FUENTES, L. J. The role of inattention and hyperactivity/impulsivity in the fine motor coordination in children with ADHD. *Research in Developmental Disabilities*, v. 69, p. 77-84, 2017.

FONSECA, V. *Psicomotricidade*. 2. ed. São Paulo: Martins Fontes, 1988.

RANGEL, R. *Simplificando o TDAH*: desafios e caminhos de sucesso para pais, profissionais e curiosos do TDAH, 1. ed. [S.l.]: [s.n.], 2024.

RENNÓ, E. *Psicomotricidade*: da melodia cinética ao corpo político. Belo Horizonte: ArteSã, 2012.

SANTOS, M. C. S. *O corpo travestido*: a luz da ciência da motricidade humana. Rio de Janeiro: LECSU, 2009.

SANTOS, M. C. S. A importância da psicomotricidade no processo de aprendizagem através das capacidades coordenativas. *FIEP BULLETIN*, v. 85, special edition, Article II, 2015. Disponível em: https://ojs.fiepbulletin.net/fiepbulletin/article/view/85.a2.33. Acesso em: 31 mar. 2025.

CAPÍTULO 32

Exercício físico, ABA e TDAH

Este capítulo apresenta a possibilidade de incorporação do exercício físico (ExF) em terapias baseadas na Análise do Comportamento Aplicada (ABA) para pessoas com transtorno do déficit de atenção com hiperatividade (TDAH). Sustentando-se em evidências científicas, são discutidas as possibilidades do ExF na redução dos sintomas do TDAH e na melhora da qualidade de vida das pessoas com o transtorno. A inclusão do ExF em terapias comportamentais permite ampliar o acesso a tratamentos eficazes para o TDAH. Porém, a intervenção deve ser personalizada, com decisões colaborativas baseadas em dados, além de supervisionada, seguindo as dimensões da ABA.

Paulo Chereguini

PAULO CHEREGUINI

CREF: 011865-G/CE

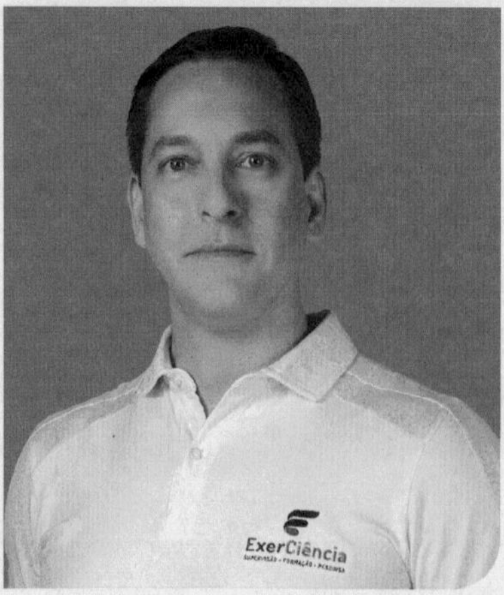

Possui doutorado e mestrado em Educação Especial pela UFSCar/SP e é especialista em Ciência do Exercício Físico na Promoção da Saúde. Atua como profissional de Educação Física. É Analista do comportamento honorário pela Associação Brasileira de Ciências do Comportamento (ABPMC), coordenador (2022-2025) da Comissão de Acreditação da ABPMC, de reconhecimento de analistas do comportamento no Brasil. Foi o desenvolvedor do Modelo ExerCiência® de Intervenção e Supervisão ABA na Ed. Física Especial ao desenvolvimento atípico, além de ser instrutor internacional PCM de prevenção e gerenciamento de crises. Possui vasta experiência em Educação Física Escolar, Professor da Educação Básica II (PEB-II) e em escolas particulares, em Educação Física Adaptada, com domínio nas áreas: depressão, envelhecimento e PcDs. Foi docente universitário em centros universitários e na Federal do Ceará (UFC). É ainda docente de várias pós-graduações sobre ABA ao autismo, deficiência intelectual e desenvolvimento atípico.

Contatos: modeloexerciencia@gmail.com
Instagram: @modeloexerciencia
16 99179 3831

Apresentarei e discutirei informações práticas e científicas sobre os benefícios e as estratégias com mais chances de sucesso, as chamadas de práticas baseadas em evidência (PBEs), especialmente sob a ótica da ciência da análise do comportamento aplicada (ABA), projetando incorporação do exercício físico (ExF) como possível parte da carga horária de terapia baseada em ABA para as pessoas com transtorno do déficit de atenção com hiperatividade (TDAH).

Compartilharei conteúdos que domino, estudo e ensino a outros profissionais há mais de 20 anos, desde a minha primeira pós-graduação em Ciências do Exercício Físico, passando pelo mestrado e doutorado em Educação Especial, até os muitos anos formando profissionais em cursos de graduação, de pós-graduação e supervisões em ABA na educação física especializada que sou responsável atualmente pelo Modelo ExerCiência®.

Alguns leitores podem ter a expectativa de encontrar informações sobre a "cura" ou tratamento do TDAH por meio do ExF. Seria ambicioso, talvez impreciso, dizer que a sua prática, ainda que específica e particularizada, funcione como tratamento do TDAH, menos ainda sobre a cura. Entretanto, o ExF, certamente, se caracteriza como uma intervenção eficiente, em combinação (adjunta), segura, de baixo custo e parte do tratamento, com possíveis benefícios em curto e longo prazo, tanto para o aumento da qualidade de vida de pessoas com TDAH quanto para o alívio de sintomas relativos à hiperatividade, impulsividade e déficit de atenção.

Ainda que haja significativos estudos descrevendo possíveis benefícios da prescrição e prática de ExF para pessoas com TDAH, precisamos de mais pesquisas com rigorosa metodologia científica para esclarecer informações precisas em termos de frequência e intensidade.

Destaca-se que a atividade física gera possibilidade de aumento no nível de catecolaminas, as quais, por sua vez, podem produzir efeitos semelhantes aos de parte das medicações estimulantes, sugerindo redução de determinados sintomas do TDAH, especialmente em crianças (Kotulska *et al.*, 2023).

Nossa análise funcional, de causa-efeito, é mais precisa se diferenciarmos alguns termos. O termo "exercício físico" é utilizado para descrever uma prática planejada e sistematizada com objetivos claros e específicos, prescrita no Brasil por profissionais de Educação Física, enquanto o termo "atividade física" se refere a qualquer ação humana que viabilize gasto energético.

Dessa maneira, uma pessoa com padrão fisicamente "hiperativo" tem gasto energético observado, mas que não necessariamente contribui para a redução dos sintomas do TDAH, podendo, a despeito de ser fisicamente ativo, apresentar os típicos prejuízos do TDAH.

Por outro lado, profissionais de Educação Física (não "educadores físicos" – termo incorreto e em desuso desde os anos 1980) e outros profissionais da área de movimento podem contribuir com a prescrição de ExF e a aplicação de PBEs para redução dos sintomas do TDAH. Recomendo com esse texto a busca de formação para além da graduação, dado que nessa etapa de estudo não há aprofundamento.

O ExF tem mostrado efeitos positivos na redução dos sintomas do TDAH, melhorando funções executivas e habilidades motoras (Vysniauske *et al.*, 2020). Nessa meta-análise realizada foi possível esclarecer que a sua prática tem potencial positivo em aspectos funcionais do TDAH, com um tamanho de efeito de 0,627, ou seja, um impacto modesto sobre funções executivas e habilidades motoras. Em geral, práticas de médio e longo prazos estiveram consistentemente associadas a efeitos mais significativos. Além disso, a magnitude dos ganhos não era necessariamente relacionada à intensidade do exercício, tampouco à idade dos participantes ou gênero.

Na revisão sistemática da literatura conduzida por Neudecker *et al.* (2019), os programas de intervenção foram classificados em quatro grupos: exercícios agudos de corrida ou ciclismo, programas de exercícios mistos de longo prazo, programas de exercícios específicos e treinamento sensório ou perceptivo-motor. Foram os programas de exercícios mistos de longo prazo, que visavam melhorar a aptidão física, incluindo atividades como corrida, saltos, tarefas de coordenação, estações de exercícios ou jogos de bola) para aprimorar determinados aspectos como resistência, força e equilíbrio, que viabilizaram a melhoria dos sintomas de TDAH para além da precisão motora fina.

Ainda que haja pesquisas, a partir das revisões de literatura realizadas por Ng *et al.* (2017) e por Christiansen *et al.* (2019) que apresentaram, em alguns casos, com a prática consistente, sistematizada e particularizada de ExF, em médio e longo prazo, combinada com outros fatores, substituindo a medicação, especialmente em crianças, os mecanismos neurofisiológicos pelo quais esse processo de impacto nas funções cognitivas não está bem esclarecido e conclusivo.

Na revisão sistemática conduzida por Ng *et al.* (2017), em que levantaram informações a partir de 30 estudos, um dos principais achados em consenso foi o de que a prática do ExF, especialmente aeróbico de intensidade moderada à intensa, tende a ser bem tolerada por crianças e adolescentes, permitindo aliviar os sintomas cognitivos, comportamentais e físicos do TDAH.

A possível redução na dosagem medicamentosa, que pode ter efeitos colaterais em curto e longo prazos, incluindo riscos cardíacos e psicológicos, como resultado da prática sistematizada de ExF, em combinação com a terapia comportamental, estabelece valor ampliado às intervenções não medicamentosas, ainda que precisemos analisar esses efeitos de forma parcimoniosa e pragmática.

A partir da minha formação sólida como cientista comportamental, destaco que o grande diferencial do efeito positivo em comparação com nenhum efeito diante da prática do ExF sobre os sintomas do TDAH está na aplicação da forma de ensino do exercício proposto. Aqui se dá o ponto em que muitos profissionais do movimento falham, mesmo que atuem com ExF como ferramenta de intervenção. Deve-se saber sobre qual aspecto, qual comportamento, está o alvo prioritário de ensino. Esse questionamento é fundamental para o sucesso e deve substituir a ideia de "estimular tudo quanto possível", amadora, generalista e equivocada.

Assim como trouxe essa análise cuidadosa para, primeiro de tudo, em equipe inter e transdisciplinar ABA ao TEA, definir colaborativa e precisamente o que é prioridade da intervenção por meio do ExF (tendo-o como ferramenta, e não como fim), nos artigos de minha autoria de 2022 e 2023, a mesma lógica se aplica na intervenção dos sintomas do TDAH.

Não se deve projetar efeitos genéricos, mas sim a seleção de prioridades do que ensinar (o que não quer dizer ter poucos benefícios) e, então, programar as ocasiões mais oportunas de ocorrências específicas dos efeitos, ou seja, desatenção, hiperatividade e impulsividade em termos comportamentais em contextos de jogos, brincadeiras e/ou ExF. Os exercícios permitirão a ocasião de "ensinar", contemplando consequências imediatas (o sistema de reforçamento diferencial) à ocorrência de determinados comportamentos.

Sugere-se a seleção de comportamentos pivotais e centrados no aprendiz, ou seja, aqueles comportamentos (sejam de natureza comunicativa, social, intelectual ou motora) que, se aprendidos – melhorados/modelados –, possam causar impacto direto e significativo para o(a) aprendiz e sua família, bem como maiores chances de aprendizado de muitas outras habilidades.

Trata-se de aplicar no contexto de ExF a perspectiva da análise do comportamento aplicada (ABA), que, segundo a revisão Leonardi e Rubano (2012), que contemplou 40 anos de publicação no *Journal of Applied Behavior Analysis* (JABA), vem sendo uma intervenção com muito sucesso sobre comportamentos tipicamente relativos ao diagnóstico do TDAH.

Para tanto, além da análise funcional sobre o que ensinar pelo ExF, para caracterizar-se no âmbito do que se tem acostumado chamar de "terapia ABA", uma intervenção em educação física especial aplicada ao TDAH deveria contemplar todas as sete dimensões da ABA, bem como a compaixão. Uma prática que possa ser incluída, com base em evidências científicas, para atuação por profissionais de Educação Física, na tabela SIGTAP do SUS e no rol da ANS, para fins de compor parte da carga horária de terapia comportamental, deveria medir e documentar continuamente os desempenhos, tomar decisões baseadas em dados, estar sob supervisão de especialista, produzir com eficácia e com generalidade ganhos para o aprendiz, em detrimento de escolha de objetivos segmentados por área de atuação ou formação acadêmica.

Um exemplo de intervenção baseada em ABA está descrito em Seftiani, Jati e Hayati (2023), que demonstraram reduzir significativamente o comportamento distraído em crianças com TDAH. Em seu estudo, apenas com um exemplo dentre tantos outros possíveis, utilizando o delineamento experimental com metodologia rigorosa de sujeito único, crianças de cinco a seis anos que apresentavam alta frequência de episódios de distração tiveram as ocorrências, em média, reduzidas de 112 para 30 vezes a partir das intervenções baseadas em ABA, demonstrando seus impactos sobre a redução de sintomas de desatenção e hiperatividade. A aplicação de tecnologia ABA em contextos com ExF com aprendizes com desenvolvimento atípico pode ser compreendida em Chereguini, Fonseca e Assis (2024).

Referências

CHEREGUINI, P. A. C. *et al.* Educação física e análise do comportamento aplicada (ABA) ao transtorno do espectro do autismo (TEA): o que é e como fazer. *In*: KIRCHNER, L. de F.; FONSECA JÚNIOR, A. R. (Orgs.). *Comportamento em foco*: análise do comportamento aplicada à saúde, educação e sociedade – Volume 14. Curitiba: ABPMC, 2022, p. 50-63.

CHEREGUINI, P. A. C. *et al.* Prescrição de exercício físico na terapia analítico-comportamental do autismo por meio do VB-MAPP. *In*: FONSECA JÚNIOR, A. R.; KIRCHNER, L. de F. (Orgs.). *Comportamento em foco*: reflexões teórico-filosóficas, metodológicas e aplicadas na análise do comportamento – Volume 15. Curitiba: ABPMC, 2023, p. 159-173.

CHEREGUINI, P. A. C.; FONSECA, S. A.; ASSIS, C. R. Tecnologias comportamentais para planejamento da intervenção baseada em ABA na educação física ao TEA. *In*: LUZIA, J. C.; MURARI, S.; DE SOUZA, S. R.; HAYDU, V. B. (Orgs.). *Psicologia e análise do comportamento*: reflexões teóricas e diversidade de aplicações. Londrina, PR: Ed. dos Autores, 2024, p. 73-86.

CHRISTIANSEN, L. *et al.* Effects of exercise on cognitive performance in children and adolescents with ADHD: potential mechanisms and evidence-based recommendations. *Journal of Clinical Medicine*, v. 8, n. 6, 2019. DOI: 10.3390/jcm8060841.

KOTULSKA, M. *et al.* The influence of physical activity on reducing ADHD symptoms – a systematic review. *Journal of Education, Health and Sport*, v. 31, n. 1, p. 46-54, 2023. DOI: 10.12775/jehs.2023.31.01.004.

LEONARDI, J. L.; RUBANO, D. R. Fundamentos empíricos da análise do comportamento aplicada para o tratamento do transtorno do déficit de atenção e hiperatividade (TDAH). *Perspectivas em análises do comportamento,* v. 3, n. 1, p. 1-19, 2012. Disponível em: http://pepsic.bvsalud.org/scielo.php?script=sci_arttext&pid=S2177-35482012000100001&lng=pt&nrm=iso. Acesso em: 4 mar. 2025.

NEUDECKER, C. *et al.* Exercise interventions in children and adolescents with ADHD: a systematic review. *Journal of Attention Disorders*, v. 23, p. 307-324, 2019. DOI: 10.1177/1087054715584053.

NG, Q. *et al.* Managing childhood and adolescent attention-deficit/hyperactivity disorder (ADHD) with exercise: a systematic review. *Complementary Therapies in Medicine*, v. 34, p. 123-128, 2017. DOI: 10.1016/j.ctim.2017.08.018.

PUJALTE, G. *et al.* Considerations in the care of athletes with attention deficit hyperactivity disorder. *Clinical Journal of Sport Medicine*, v. 29, n. 3, p. 245-256, 2019. DOI: 10.1097/JSM.0000000000000508.

SEFTIANI, A.; JATI, S.; HAYATI, R. Effectiveness of applied behavior analysis therapy against decreased distracted behavior in children attention deficit hyperactive disorder. *Psikostudia: Jurnal Psikologi*, v. 12, n. 1, 2023. DOI: 10.30872/psikostudia.v12i1.9876.

VYSNIAUSKE, R. *et al.* The effects of physical exercise on functional outcomes in the treatment of ADHD: A meta-analysis. *Journal of Attention Disorders*, v. 24, n. 5, p. 644-654, 2020. DOI: 10.1177/1087054715627489.

[illegible] SOUZA [illegible]

[illegible]

[illegible]

[illegible]

[illegible]

[illegible]

[illegible]

[illegible]

[illegible]

[illegible]

CAPÍTULO 33

Dietoterapia e comportamento alimentar no TDAH

O que sabemos até agora

O transtorno do déficit de atenção com hiperatividade (TDAH) é influenciado por padrões alimentares e estilos de vida, com dietas ricas em alimentos ultraprocessados e baixa densidade de nutrientes sendo associadas ao agravamento dos sintomas. Alterações nas funções executivas, como controle inibitório, memória de trabalho e flexibilidade cognitiva, contribuem para padrões alimentares desregulados e exageros alimentares.

Alana Barroco de Mello e Mariana Catta-Preta

ALANA BARROCO DE MELLO

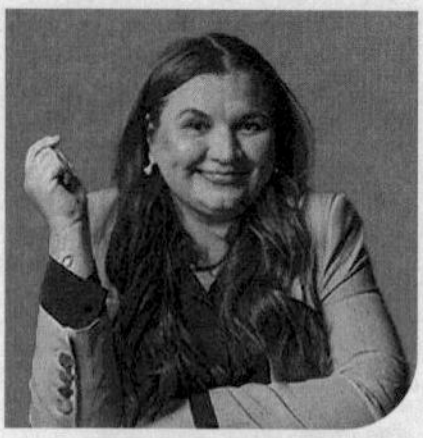

É nutricionista pediátrica, pós-graduada em Terapia Nutricional e em Pediatria pela Universidade Federal do Rio de Janeiro (UFRJ), e em Desenvolvimento Infantil, além de pós-graduanda em ABA. É especialista em Transtornos do Neurodesenvolvimento e Transtornos Alimentares e possui capacitação em Parentalidade, Terapia Alimentar e Nutrição Comportamental, com formação internacional em Seletividade Alimentar. Ainda, tem certificado PRT® nível 1 – Koegel Autism Center e aprimoramento em Transtorno Alimentar Restritivo Evitativo pela Universidade de São Paulo (USP). Atua como terapeuta alimentar SOS Approach to Feeding e é sócia do Espaço CORES.

Contatos: alanabarroco@gmail.com
Instagram: @anutridofuturo
21 98770 1491

MARIANA CATTA-PRETA

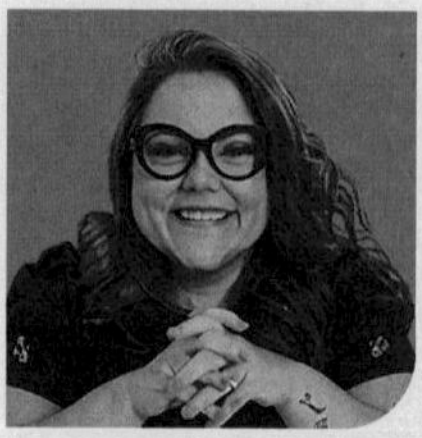

Formada em Nutrição pela Unirio, é mestre e doutora pela Universidade Estadual do Rio de Janeiro (UERJ). Possui capacitação em Transtorno do Espectro Autista (TEA), Parentalidade e Terapia Alimentar. Seu currículo conta com formações internacionais em Seletividade Alimentar e Sensorialidade Oral, e outra pelo Get Permission Institute, instituição da qual é membro. Atua como terapeuta alimentar SOS Approach to Feeding e apresenta aprimoramento em Transtorno Alimentar Restritivo Evitativo e em Transtornos Alimentares na Infância e Adolescência, ambos pela Universidade de São Paulo (USP) e é fundadora do Instituto Ressignificar.

Contatos: dramarianacattapreta@gmail.com
Instagram: @mariana_catta_preta
21 99954 7075

O transtorno do déficit de atenção com hiperatividade (TDAH) é uma condição neurobiológica influenciada por fatores de estilo de vida, especialmente alimentação. Estudos recentes apontam a relação entre padrões alimentares e sintomas do TDAH, como impulsividade, desregulação emocional e controle inibitório reduzido. Indivíduos com TDAH são mais suscetíveis a dietas desreguladas e há evidências de que o consumo de alimentos ultraprocessados e pobres em nutrientes essenciais, como ômega-3, ferro e zinco, pode agravar seus sintomas. Por outro lado, estratégias baseadas em alimentos integrais e planos nutricionais individualizados apresentam benefícios na atenção e regulação emocional (Tistarelli *et al.*, 2020).

As funções executivas, que incluem memória de trabalho, controle inibitório e flexibilidade cognitiva, são essenciais para a regulação comportamental. Groves *et al.* (2022) avaliaram essas funções em 151 crianças com TDAH (8-13 anos) e observaram déficits proporcionais à gravidade do quadro. Tais alterações comprometem a autorregulação emocional e cognitiva, influenciando padrões alimentares. Segundo Salvat *et al.* (2022), esses déficits estão associados à obesidade, seletividade alimentar e transtornos alimentares, destacando a interação entre funções executivas e comportamento alimentar no TDAH.

Estudos importantes apontam que o controle inibitório reduzido, uma característica central do TDAH, pode aumentar o consumo de alimentos altamente calóricos e palatáveis. Essa dificuldade em resistir a impulsos alimentares frequentemente resulta em episódios de "comer na ausência de fome" (*eating in the absence of hunger*), como descrito no estudo de Hilbert *et al.* (2018). Essa tendência pode ser atribuída a alterações na regulação dopaminérgica, comum em indivíduos com TDAH.

A memória de trabalho é essencial para planejar escolhas alimentares equilibradas e saudáveis. No entanto, indivíduos com TDAH muitas vezes apresentam dificuldade em reter informações sobre os benefícios de uma dieta nutritiva, favorecendo escolhas alimentares imediatistas e de menor qualidade nutricional. De acordo com Dassen *et al.* (2018), a redução da capacidade de memória de trabalho está associada ao sobrepeso, à obesidade e ao aumento da ingestão de alimentos ultraprocessados, especialmente em combinação com o comer compulsivo.

Outro componente basilar é a flexibilidade cognitiva, que permite a adaptação a diferentes situações alimentares e a aceitação de novos alimentos. Indivíduos com TDAH frequentemente apresentam rigidez cognitiva, principalmente em quadros em que o transtorno do espectro autista (TEA) é coexistente, contribuindo para padrões alimentares seletivos. Um estudo realizado por Foinant, Lafraire e Thibaut (2022) identificou que crianças com seletividade alimentar e neofobia possuem níveis de flexibilidade cognitiva mais baixos, situação que sustenta a probabilidade de recusar alimentos desconhecidos, levando a uma dieta nutricionalmente limitada e monótona.

A desregulação emocional, comumente associada ao TDAH, também interage com as funções executivas para influenciar negativamente o comportamento alimentar. Emoções como ansiedade e frustração podem desencadear episódios de comer emocional, exacerbando padrões alimentares inadequados. Uma revisão sistemática conduzida por El Archi *et al.* (2020) destacou que a combinação entre controle inibitório reduzido e desregulação emocional aumenta significativamente o risco de compulsão alimentar em indivíduos com TDAH.

Os achados destacam ainda a importância de intervenções que considerem o impacto das funções executivas no comportamento alimentar em indivíduos com TDAH. A combinação de treinamento cognitivo, suporte nutricional personalizado e estratégias de regulação emocional é fundamental para melhorar hábitos alimentares e qualidade de vida. O fluxograma a seguir ilustra essas interações e possíveis abordagens interventivas.

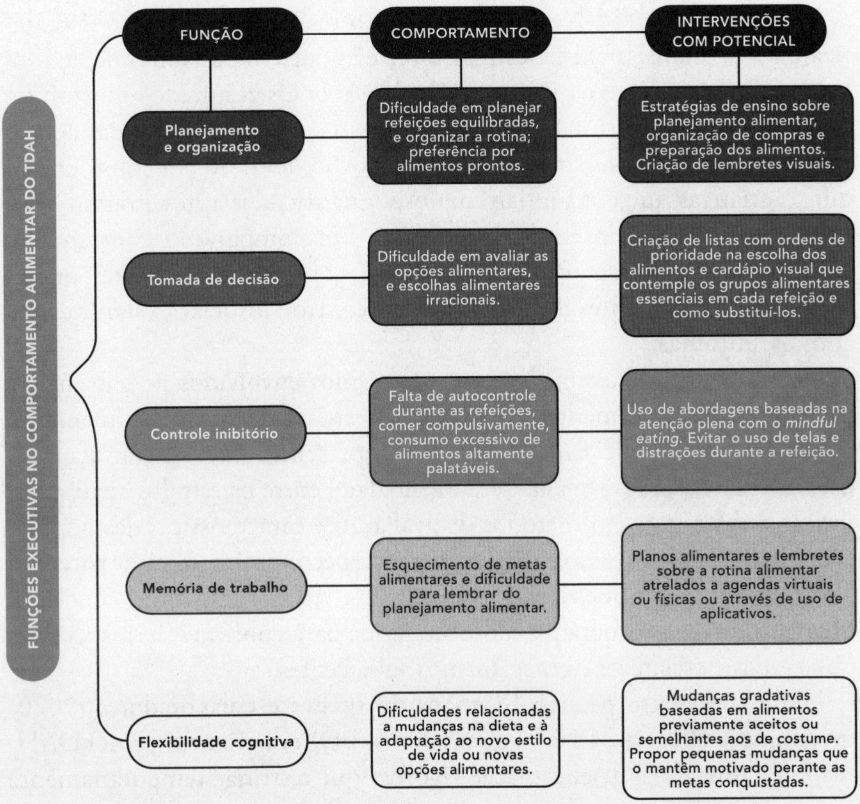

Fluxograma – Funções executivas no comportamento alimentar do TDAH.
Fonte: elaborado pelas autoras.

Nesse sentido, o manejo das funções executivas em indivíduos com TDAH requer abordagem multidisciplinar, integrando intervenções cognitivas, comportamentais e nutricionais. Treinamento cognitivo, organização ambiental e rotinas mostram-se também eficazes na compensação de déficits executivos. Além disso, a psicoterapia, como terapia cognitivo-comportamental e reabilitação neuropsicológica, aliada à educação alimentar, é essencial para promover melhorias abrangentes.

A interação entre o TDAH e a nutrição se destaca pela influência dos padrões alimentares nos sintomas e no manejo do transtorno. A exemplo, dietas ocidentais, ricas em açúcares refinados, gorduras saturadas e alimentos processados, estão associadas a impactos negativos na integridade da barreira intestinal, na plasticidade sináptica, na resistência à insulina e no aumento do estresse oxidativo, fatores que podem agravar os sintomas do TDAH, como hiperatividade e desatenção (Kilic & Koksal, 2024).

O estudo de Farsad-Naeimi *et al.* (2020) realizou uma revisão sistemática e meta-análise para investigar a relação entre o consumo de açúcar, bebidas açucaradas e os sintomas de TDAH. Os resultados mostraram uma associação positiva significativa entre o consumo de bebidas açucaradas e o aumento dos sintomas do transtorno, levando em consideração que as crianças que consumiam maiores quantidades apresentaram 40% mais chances de manifestar os sintomas em comparação com aquelas com menor consumo. Por outro lado, o consumo de açúcares provenientes de outras fontes dietéticas não apresentou associação significativa com os sintomas.

O estudo sugere, assim, que os mecanismos envolvidos podem incluir picos de insulina, aumento de epinefrina e efeitos de aditivos alimentares, como corantes artificiais e conservantes, presentes nas bebidas açucaradas. Apesar disso, houve alta heterogeneidade entre os estudos analisados, devido a diferenças em métodos de avaliação e características das populações; fatores de confusão, como status socioeconômico e estilo parental, ainda podem ter influenciado os resultados. Assim, os autores concluem que mais estudos elaborados são necessários para confirmar as associações observadas e esclarecer os mecanismos subjacentes.

Um estudo retrospectivo (Roman) de Pelsser e colaboradores (2020) investigou a eficácia da Few-Foods Diet (FFD) em crianças com TDAH. A FFD é uma dieta de eliminação rigorosa que restringe temporariamente a alimentação a poucos alimentos considerados seguros, com o objetivo de identificar possíveis gatilhos alimentares para os sintomas de TDAH. Após a fase inicial de eliminação (cinco semanas), os alimentos são reintroduzidos gradualmente para determinar quais causam reações adversas.

O estudo incluiu 57 crianças de 2 a 16 anos atendidas em centros de saúde especializados nos Países Baixos. O comportamento foi avaliado antes e após a dieta usando escalas como a ADHD Rating Scale (ARS). Cerca de 60% das crianças (34 de 57) apresentaram melhorias comportamentais significativas, com a redução de pelo menos 40% nos sintomas. Para crianças com transtorno opositor desafiador (TOD), que frequentemente ocorre junto ao TDAH, 65% responderam positivamente à FFD.

Não foram reportados efeitos colaterais significativos durante a intervenção. Entretanto, a reintrodução de alimentos pode ser longa e trabalhosa, muitas vezes levando até um ano e meio para que se possa identificar completamente os alimentos problemáticos. Isso exige comprometimento familiar, especialmente em famílias com estrutura menos consistente (Pelsser *et al.*, 2020).

Já o trabalho de Breda *et al.* (2022) analisa o potencial das intervenções dietéticas no manejo do TDAH em adultos, destacando um tema ainda pouco explorado, especialmente em comparação aos estudos realizados em crianças.

Cerca de 30% dos adultos com TDAH não respondem adequadamente aos tratamentos convencionais, como medicamentos ou intervenções psicossociais, ou enfrentam efeitos colaterais adversos, o que incentiva a busca por abordagens complementares. A dieta é apontada como uma possível aliada do tratamento, influenciando o funcionamento cerebral por meio da modulação de processos inflamatórios, do eixo intestino-cérebro e do fornecimento de nutrientes essenciais para neurotransmissores, como dopamina e serotonina.

Padrões dietéticos, como a dieta mediterrânea e a DASH, têm se mostrado promissoras. A dieta mediterrânea, rica em frutas, vegetais, gorduras saudáveis e peixes, está associada à melhora da saúde mental e à redução de inflamações, fatores que podem estar ligados ao TDAH. A dieta DASH, por sua vez, foca na redução do consumo de sódio e alimentos processados, promovendo alimentos integrais e ricos em nutrientes que favorecem a saúde cerebral.

A FFD, amplamente estudada em crianças, também é considerada relevante por sua abordagem de eliminação rigorosa para identificar alimentos que agravam os sintomas, embora sua aplicação em adultos ainda careça de evidências robustas. Os mecanismos pelos quais a dieta pode impactar o TDAH incluem a melhora da microbiota intestinal, que influencia o funcionamento cerebral e reduz a inflamação, e o fornecimento de nutrientes como ômega-3, zinco, ferro e magnésio, essenciais para a regulação dos neurotransmissores.

Além disso, dietas ricas em antioxidantes e com propriedades anti-inflamatórias podem reduzir o estresse oxidativo e melhorar a cognição. Apesar do potencial, os estudos enfrentam desafios metodológicos, como dificuldades em controlar variáveis de confusão, garantir a adesão dos participantes e realizar cegamento adequado (Breda *et al.*, 2022).

O trabalho de Klaus W. Lange *et al.* (2023) revisa estudos sobre o papel da nutrição no manejo do TDAH. Destaca-se que deficiências de micronutrientes, como magnésio, ferro e zinco, podem estar associadas ao TDAH, mas os resultados são inconsistentes. A suplementação de magnésio combinada com vitamina D mostrou benefícios em alguns estudos, enquanto a de zinco e ferro apresentou resultados variáveis, indicando que os efeitos podem depender de fatores individuais.

Ácidos graxos ômega-3 também demonstraram benefícios modestos, especialmente em indivíduos com deficiência prévia, embora os dados gerais sejam inconclusivos. A microbiota intestinal surge como um possível modulador do TDAH, com probióticos como *Lactobacillus rhamnosus* mostrando potencial para melhorar a qualidade de vida.

Assim como em estudos anteriores, eles também encontram que padrões dietéticos, como a dieta mediterrânea e DASH, estão associados à redução de sintomas, enquanto dietas ocidentais, ricas em açúcar e alimentos processados, podem agravá-los. O estudo conclui que, embora intervenções nutricionais mostrem potencial, evidências mais robustas são necessárias, especialmente para subgrupos específicos de pacientes, destacando a importância de estratégias dietéticas como parte de um tratamento integrado para o TDAH.

Em 2024, Abhishek e colaboradores revisaram 14 ensaios clínicos randomizados para avaliar o impacto de intervenções dietéticas e suplementos no manejo do TDAH. A dieta sem glúten demonstrou benefícios em sintomas mesmo na ausência de sensibilidade celíaca, enquanto a dieta DASH reduziu significativamente os sintomas devido ao foco em alimentos ricos em nutrientes e pobres em açúcares e processados. A FFD foi eficaz para 78% das crianças, permitindo reduzir ou suspender o uso de medicamentos. Suplementos de vitamina D e magnésio mostraram melhorias comportamentais e emocionais.

Ainda destaca-se o papel de probióticos na modulação da microbiota intestinal e seus efeitos nos sintomas. Corantes artificiais foram associados a aumentos leves nos sintomas de desatenção em alguns casos. Apesar do potencial dessas abordagens, limitações nos estudos, como períodos curtos de avaliação e heterogeneidade metodológica, restringem a generalização dos resultados. O artigo recomenda mais pesquisas de longo prazo e personalizadas para integrar intervenções dietéticas aos tratamentos convencionais do TDAH.

Em resumo, não existe dieta padronizada para o TDAH. Padrões dietéticos, como a dieta mediterrânea e DASH, são boas opções para o manejo dos sintomas e a FFD é promissora para crianças, mas faltam estudos em adultos. Além disso, a suplementação com vitamina D e magnésio foram as mais consistentes, mas sem valores determinados.

Referências

ABHISHEK, F. *et al.* Dietary interventions and supplements for managing attention-deficit/hyperactivity disorder (ADHD): a systematic review of efficacy and recommendations. *Cureus*, v. 16, n. 9, p. e69804, 2024.

BREDA, V. *et al.* Is there a place for dietetic interventions in adult ADHD? *Progress in Neuropsychopharmacology & Biological Psychiatry*, v. 119, p. 110613, 2022.

DASSEN, F. C. M. *et al.* Gamified working memory training in overweight individuals reduces food intake but not body weight. *Appetite*, v. 124, p. 89-98, 2018.

EL ARCHI, S. *et al.* Negative affectivity and emotion dysregulation as mediators between ADHD and disordered eating: a systematic review. *Nutrients*, v. 12, n. 11, p. 32-39, 2020.

FARSAD-NAEIMI, A. *et al.* Sugar consumption, sugar sweetened beverages and attention deficit hyperactivity disorder: a systematic review and meta-analysis. *Complementary Therapies in Medicine*, v. 53, p. 102512, 2020.

FOINANT, D.; LAFRAIRE, J.; THIBAUT, J. P. Relationships between executive functions and food rejection dispositions in young children. *Appetite*, v. 176, 2022.

GROVES, N. B. *et al.* Executive functioning and emotion regulation in children with and without ADHD. *Research on Child and Adolescent Psychopathology*, v. 50, n. 6, p. 721-735, 2022.

HILBERT, A. *et al.* Cue reactivity, habituation, and eating in the absence of hunger in children with loss of control eating and attention-deficit/hyperactivity disorder. *International Journal of Eating Disorders*, v. 51, n. 3, p. 223-232, 17 jan. 2018.

KILIC, E. B.; KOKSAL, E. The interaction between attention deficit and hyperactivity disorder and nutrition. *Current Nutrition Reports*, v. 14, n. 1, p. 1, 2024.

LANGE, K. W. *et al.* Nutrition in the management of ADHD: a review of recent research. *Current Nutrition Reports*, v. 12, n. 3, p. 383-394, 2023.

PELSSER, L. *et al.* Retrospective Outcome Monitoring of ADHD and Nutrition (ROMAN): the effectiveness of the few-foods diet in general practice. *Frontiers in Psychiatry*, v. 11, p. 96, 2020.

SALVAT, H. *et al.* Nutrient intake, dietary patterns, and anthropometric variables of children with ADHD in comparison to healthy controls: a case-control study. *BMC Pediatrics*, v. 22, n. 70, 2022.

TISTARELLI, N. *et al.* The nature and nurture of ADHD and its comorbidities: a narrative review on twin studies. *Neuroscience and Biobehavioral Reviews*, v. 109, p. 63-77, 2020.

CAPÍTULO 34

Nutrologia

Diagnóstico nutricional, hábitos saudáveis e suplementação

Este capítulo tem o objetivo de dividir a experiência médica da autora com pacientes, profissionais da saúde e da educação, familiares e cuidadores de pessoas com diagnóstico de transtorno do déficit de atenção com hiperatividade. Faz-se necessário educação alimentar, o combate ao sedentarismo e o entendimento global para o risco aumentado que esses pacientes têm em relação à deficiência de nutrientes. O comportamento alimentar, os hábitos de vida e o uso de medicações geram impacto no diagnóstico nutricional.

Nathassia Sousa

NATHASSIA SOUSA

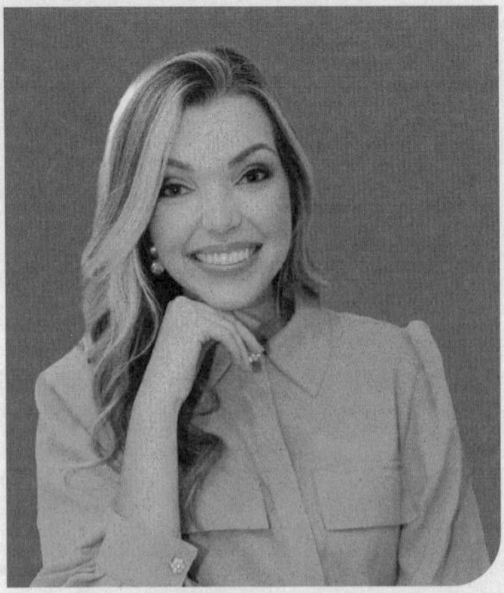

Médica formada em 2013, trabalhou inicialmente com atendimento voltado para saúde integral da família. Em 2016, realizou residência médica em Pediatria pelo Hospital Municipal de Piedade no Rio de Janeiro, e se especializou na área pela Sociedade Brasileira de Pediatria. Em 2019, cursou residência médica em Nutrologia Pediátrica pela Universidade Federal do Rio de Janeiro, obtendo o registro de especialista. Realizou curso para abordagem em seletividade alimentar pela CBI of Miami. Trabalha diretamente com Terapia Nutricional cuidando de crianças com doenças crônicas, comorbidades e transtornos que cursam com erros e dificuldades alimentares. Mãe de uma linda menina chamada Liz, reside em Niterói, no Rio de Janeiro, prestando assistência médica local em hospitais e consultório e em outros estados através da Telemedicina. Sua mensagem para o mundo é praticar a medicina que cura quando for necessário e a que previne sempre, através da promoção de saúde. Atua no combate à falta ou excesso de nutrientes, zela pelo melhor desenvolvimento do ser humano.

Contatos: drnathassiasousa@gmail.com
Instagram: @nathassiasousa_pediatra
21 97175 5645

Estado nutricional

Nutrologia é a especialidade médica que diagnostica e trata doenças relacionadas aos nutrientes no corpo humano. Avaliando o estado nutricional, carência ou excesso de vitaminas e minerais, necessidade ou não de suplementação de nutrientes, corrige hábitos alimentares, previne e diagnostica doenças metabólicas, entre outras atribuições, visando promover saúde e prevenir comorbidades.

Segundo dados da Federação Mundial do TDAH (Faraone *et al.*, 2021), pessoas com diagnóstico de TDAH têm maior risco de obesidade, asma, alergias, diabetes mellitus, hipertensão arterial, distúrbios do sono, doenças imunológicas e metabólicas, que ainda se somam a impactos na qualidade de vida, desempenho educacional e convívio social.

No diagnóstico de TDAH, a dietoterapia e a suplementação de nutrientes muitas vezes são apontadas como terapias coadjuvantes, isto é, aquela que apoia a terapia medicamentosa e o acompanhamento multiprofissional. Portanto, hábitos de vida saudáveis emergem como ferramentas promissoras ao tratamento do TDAH, visando promover boa alimentação, atividade física regular, tempo de sono adequado, redução de fatores de estresse e garantia de saúde emocional.

O eixo cérebro-intestino (*brain-gut axis*)

O intestino tem relação fundamental com o cérebro devido a uma comunicação bidirecional entre ambos, que conecta o sistema nervoso central ao chamado sistema nervoso entérico; esses sistemas se mantêm conectados pelo nervo vago.

O intestino possui bactérias, vírus, fungos e protozoários responsáveis pela saúde da microbiota intestinal. Além de possuir mais de cem trilhões de neurônios, o sistema nervoso entérico produz e libera diversos neurotransmissores, como serotonina, dopamina, acetilcolina e norepinefrina. Somado a isso, há mais faixas de circulação do intestino em direção ao cérebro que o contrário, provando a relação de problemas gastrointestinais e afecções neurológicas. Em resumo, a saúde neurológica humana está diretamente relacionada com o tipo de alimento consumido por esses seres vivos da microbiota intestinal. Assim, sendo o TDAH um transtorno neurobiológico de etiologia multifatorial, o zelo com a saúde do trato gastrointestinal faz parte do futuro promissor dentro do pilar de tratamento interdisciplinar.

A dietoterapia no TDAH

Na dietoterapia, destaca-se o impacto negativo dos alimentos ultraprocessados e alguns estudos concluem com aplicação positiva a dieta com poucos alimentos nos pacientes com TDAH. A prescrição da dieta com poucos alimentos, ou *few-foods diet*, termo original em inglês, precisa ser orientada em conjunto pelo profissional nutricionista, pois ela favorece a utilização de alimentos *in natura* e/ou minimamente processados. A dieta tem se mostrado promissora no tratamento do TDAH, especialmente entre crianças (Pelsser *et al.*, 2017), já que prioriza o consumo de proteína animal magra, carboidratos complexos, grãos integrais, leguminosas, oleaginosas, sementes, frutas e verduras, e evita-se consumo de açúcar (sacarose), cafeína e aditivos alimentares, como corantes artificiais e conservantes. É importante, assim, o profissional estar atento a demandas individuais de seletividade alimentar e deficiências nutricionais, cabendo, ainda, destacar o papel fundamental da atuação interprofissional para a boa adesão ao tratamento e promoção de melhor qualidade de vida (Breda *et al.*, 2022; Brazilian Journal of Health Review, 2024). Em contrapartida, padrões alimentares caracterizados pelo alto consumo de alimentos denominados como *junk food* podem aumentar as manifestações clínicas do TDAH, destacando-se principalmente o impacto ao público infantil. Segundo Pinto *et al.* (2022), o padrão alimentar ocidental demonstrou aumentar o risco de TDAH de 51% a 92%.

A indicação do uso de suplemento nutricional no TDAH

O tratamento com suplementos acontece de forma individualizada quando o paciente possui alguma deficiência/insuficiência nutricional suspeitada ou documentada, ou se possui diagnóstico de alergia ou intolerância, havendo restrição de grupos alimentares. Quando há peso e/ou índice de massa corporal inadequados, em crianças, por exemplo, o acompanhamento das curvas de crescimento e dados antropométricos, como circunferência muscular do braço e circunferência abdominal, são relevantes. São inúmeras questões a serem avaliadas pelo profissional de saúde que definirá a necessidade individual de suplementação de cada paciente.

Os estudos apontam que deficiências de minerais, como ferro, zinco, magnésio, além de vitamina D e ácidos graxos poli-insaturados, têm sido reportadas com maior frequência em pacientes com TDAH. Muitos trabalhos nos últimos dez anos evidenciam a importância do tratamento dessas desordens nutricionais e veem nesses casos que necessitam de suplementação, a importância de terapias coadjuvantes ao tratamento multidisciplinar do TDAH.

Ômega-3

Estudos indicam que indivíduos com TDAH frequentemente apresentam níveis reduzidos de ômega-3 no sangue, sugerindo uma correlação entre essa deficiência e a piora dos sintomas clínicos (Chang & Su, 2020). Ômega-3 são ácidos graxos poli-insaturados (PUFAs) que possuem dupla ligação entre os carbonos 3 e 4, contados a partir do radical metila, que o corpo humano não produz e precisa receber via dieta. Os ácidos graxos ômega-3 são o ácido alfa-linolênico (ALA), o ácido eicosapentaenoico (EPA) e o ácido docosa-hexaenoico (DHA). O ALA está presente em fontes vegetais, como óleo de linhaça, óleo de canola, chia, nozes e vegetais de folhas verdes. Já as fontes alimentares de EPA e DHA incluem algas e peixes de águas frias, como salmão, cavala e sardinha.

A dieta ocidental é sabidamente pobre em fontes alimentares de ômega-3 e rica em fontes de ômega-6, que tem ação pró-inflamatória. Por esse desequilíbrio na dieta, a suplementação de ômega-3 é prescrita em pacientes com diagnóstico de transtorno de neurocomportamento. A maioria das revisões de literatura indica que seu uso regular melhora a atenção e concentração e reduz a impulsividade e a função cerebral global. Isso porque o ômega-3 faz parte da composição das membranas neuronais. Além disso, ele também desempenha papéis importantes no sistema nervoso, como a regulação dos neurotransmissores e das sinapses nervosas e a sobrevida dos neurônios. Para eleger um bom suplemento de ômega-3, deve-se estar atento a boas proporções de EPA e DHA em sua composição e ser livre de metais pesados, como alumínio, arsênio, chumbo e níquel. É essencial ainda que o ômega-3 esteja combinado com a vitamina E, para efeito antioxidante do produto, e o formato com triglicerídeos reesterificados garante melhor aproveitamento do suplemento.

Vitamina D

A vitamina D, além de sua conhecida função no metabolismo ósseo, tem função neurotrófica, atua na síntese de dopamina e serotonina, além de modular a imunidade no organismo. A exposição ao sol é a principal fonte de vitamina D, mas ela também pode ser encontrada em alimentos como peixes gordurosos, ovos e produtos fortificados. Estudos duplo-cegos randomizados mostram que pacientes com TDAH recebendo terapia medicamentosa psicoestimulante e suplementados com vitamina D concomitantemente tiveram melhora dos sintomas de impulsividade, desatenção e disfunções de comportamento.

Ferro

A falta de ferro é a deficiência mineral mais comum na população brasileira. O ferro está envolvido na produção de dopamina e norepinefrina, atuando como cofator da tirosina hidroxilase, além de transportar oxigênio por todo o corpo, participando do processo de síntese energética. Pacientes com TDAH têm sido associados a níveis mais baixos de ferritina sérica, em comparação aos não diagnosticados com TDAH. As principais fontes na dieta são carnes, espinafre, feijão e cereais fortificados. Estudos sobre os efeitos da suplementação com dose extra de ferro sobre os sintomas do TDAH são escassos na literatura. Já a suplementação de ferro no TDAH com diagnóstico de anemia ferropriva mostram resultados promissores de controle de sintomas. Em uma abordagem racional nutroterápica, a correção de deficiências nutricionais identificadas na rotina de avaliação clínica e nutrológica deve ser sempre implementada como passo inicial.

Zinco

O zinco é um mineral, cofator para milhares de enzimas no organismo, dentre as quais centenas de nucleoproteínas envolvidas na expressão gênica. O zinco possui uma ação reguladora sobre o transportador de dopamina (*dopamine transporter* – DAT), uma proteína da membrana celular expressa pelos neurônios especificamente dopaminérgicos e que media a ação de psicoestimulantes e neurotoxinas dopaminérgicas. Também tem ação na modulação de serotonina. Suas fontes naturais são carnes, nozes, sementes e grãos integrais. A deficiência de zinco se correlaciona com sintomas de desatenção. Até o momento, não existe evidência suficiente de que a suplementação com dose extra de zinco, associada à medicação psicoestimulante, possa ser benéfica para pacientes com TDAH. A prescrição acontece para os pacientes com diagnóstico, suspeita ou alto risco de deficiência do mineral.

Magnésio

É um mineral que regula a função neuromuscular e melhora a resposta ao estresse, atualmente mais conhecido por seus efeitos calmantes no sistema nervoso e sua capacidade de reduzir a ansiedade e a irritabilidade. Adquirimos ele na dieta principalmente por vegetais verdes folhosos, amêndoas, sementes de abóbora e abacates. A deficiência de magnésio pode aumentar os sintomas de hiperatividade e dificuldades de concentração. Mas a suplementação com dose extra não é recomendada, e na literatura, até o momento, nenhum estudo duplo-cego randomizado demonstrou a eficácia da suplementação com magnésio em pacientes com TDAH.

A importância do estado nutricional e da suplementação de forma individualizada nos pacientes com TDAH vem sendo reconhecida exponencialmente. As prescrições coadjuvantes ao tratamento principal trazem respostas terapêuticas no indivíduo.

Referências

ABDEL-HAQ, R. *et al.* Microbiome-microglia connections via the gut-brain axis. *Journal of Experimental Medicine*, v. 216, n. 1, p. 41-59, 2019. Disponível em: https://rupress.org/jem/article/216/1/41/42450/Microbiome-microglia-connections-via-the-gut-brain. Acesso em: 31 mar. 2025.

AL ASSAL, K. Permeabilidade intestinal, o que é e quais os riscos à saúde? *Karina Al Assal*, 12 jul. 2021. Disponível em: https://www.karinaalassal.com.br/post/permeabilidade-intestinal-o-que-%C3%A9-e-quais-os-riscos-%C3%A0-sa%C3%BAde. Acesso em: 20 maio 2022.

AGOSTINI, C. *et al.* The role of omega-3 fatty acids in developmental psychopathology: a systematic review on early psychosis, autism, and ADHD. *International Journal of Molecular Sciences*. v. 18, n. 12, p. 1-25, 2017.

BLOCH, M. H.; MULQUEEN, J. Nutritional Supplements for the treatment of attention-deficit hyperactivity disorder. *Child Adolesc Psychiatr Clin N Am*. v. 23, n. 4, p. 883-897, 2014.

BRASIL. Ministério Da Saúde. Secretaria de Atenção Especializada à Saúde. Secretaria De Ciência, Tecnologia, Inovação E Insumos Estratégicos Em Saúde. *Portaria conjunta n. 14, de 29 de julho de 2022. Aprova o Protocolo Clínico e Diretrizes Terapêuticas do Transtorno do Déficit de Atenção com Hiperatividade*. Brasília: Ministério da Saúde, 2022. Disponível em: https://www.gov.br/conitec/pt-br/midias/protocolos/portariaconjuntan14pcdttranstornododeficitdeatencaocomhiperatividadetdah.pdf. Acesso em: 31 mar. 2025.

BRAZILIAN JOURNAL OF HEALTH REVIEW. Curitiba, v. 7, n. 1, jan./fev. 2024. Disponível em: https://ojs.brazilianjournals.com.br/ojs/index.php/BJHR/issue/view/228. Acesso em: 09 jun. 2025.

BREDA, S. J. *et al.* Decreasing patellar tendon stiffness during exercise therapy for patellar tendinopathy is associated with better outcome. *Journal of Science and Medicine in Sport*, [*S.l.*], v. 25, n. 5, p. 372-378, mai. 2022. DOI: 10.1016/j.jsams.2022.01.002.

CHANG, J. P.; SU, K. Nutritional neuroscience as mainstream of psychiatry: the evidence-based treatment guidelines for using omega-3 fatty acids as a new treatment for psychiatric disorders in children and adolescents. *Clin Psychopharmacol Neurosci*, v. 18, n. 4, p. 469-483, 2020.

FARAONE, S. V. *et al.* The world federation of ADHD international consensus statement: 208 evidence-based conclusions about the disorder. *Neuroscience & Biobehavioral Reviews*, v. 128, p. 789-818, 2021. Disponível em: https://pubmed.ncbi.nlm.nih.gov/33549739/. Acesso em: 31 mar. 2025.

MARQUES, F. M. S.; NETO, J. C. A.; FILHO, R. C. A. G. Eficácia do ácido graxo ômega-3 sobre o transtorno do déficit de atenção e hiperatividade (TDAH) em crianças (0 a 12 anos de idade): uma revisão de literatura. *Revista Saúde e Desenvolvimento Humano*. v. 10, n. 3, p. 1-10, 2022.

PELSSER, L.; STOBERNACK, T.; FRANKENA, K. Physical complaints decrease after following a few-foods diet in children with ADHD. *Nutrients*, v. 14, n. 15, p. 3036-3061, 2022. Disponível em: https://www.ncbi.nlm.nih.gov/pmc/articles/PMC9332265/. Acesso em: 31 mar. 2025.

PELSSER, L. M. *et al.* Diet and ADHD, reviewing the evidence: a systematic review of meta-analyses of double-blind placebo-controlled trials evaluating the efficacy of diet interventions on the behavior of children with ADHD. *PLoS ONE*, v. 12, n. 1, e0169277, 2017. Disponível em: https://journals.plos.org/plosone/article?id=10.1371/journal.pone.0169277. Acesso em: 31 mar. 2025.

PINTO, S. *et al.* Eating patterns and dietary interventions in ADHD: a narrative review. *Nutrients*, v. 14, n. 20, 2022

CAPÍTULO 35

Neuronutrição no TDAH

O transtorno do déficit de atenção com hiperatividade requer uma abordagem multidisciplinar para seu tratamento, envolvendo diversas áreas da saúde, abrangendo a nutrição, a fim de elaborar uma alimentação que forneça os nutrientes necessários para a redução dos sintomas do transtorno em um paciente.

Sabrine Zambiazi da Silva

SABRINE ZAMBIAZI DA SILVA

CRN 8-4261

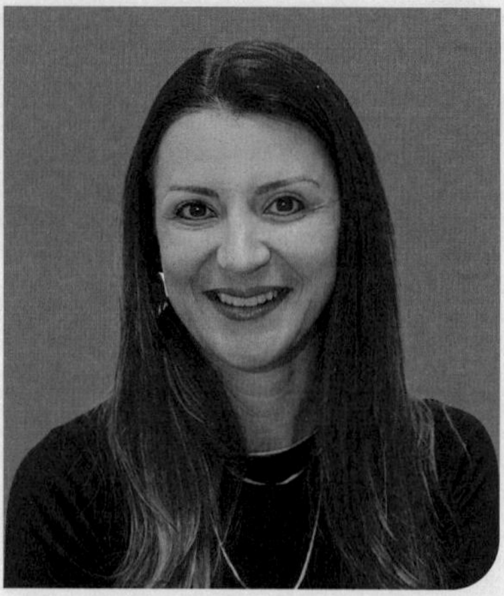

Nutricionista apaixonada por transformar e melhorar a qualidade de vida de seus pacientes de forma individualizada e única. É formada em Nutrição e possui pós-graduação em Nutrição Materno-Infantil, Nutrição Funcional com foco no Transtorno do Espectro Autista e em Nutrição voltada ao Autismo, Síndrome de Down e TDAH, além de uma formação em Fitoterapia. Seu objetivo é identificar as raízes dos desequilíbrios para promover saúde e vitalidade e, juntos, fazer a diferença na vida das pessoas, criando um ambiente de apoio e compreensão.

Contatos: sazambiazi@yahoo.com.br
45 99966 6737

Nutrição, alimentação e comportamento

O tratamento do TDAH requer uma abordagem multidisciplinar, envolvendo diversas áreas da saúde, incluindo a Nutrição, a fim de elaborar uma dieta que forneça os nutrientes necessários para a redução dos sintomas do transtorno.

O cérebro é o órgão que possui maior complexidade no organismo humano, com alta e constante demanda de insumos, sabendo disso, a nutrição torna-se essencial para o funcionamento adequado do cérebro, não somente pelo aporte energético necessário, atribuído principalmente através dos carboidratos, mas também pelo aporte adequado dos demais macro e micronutrientes indispensáveis para a síntese de neurotransmissores e componentes proteicos. Os chamados "neuronutrientes" são constituídos também pelas vitaminas, minerais e entre outros componentes presentes na dieta.

A neuronutrição salienta o impacto dos alimentos adequados no cérebro e suas funções rotineiras, tendo em vista que o consumo de alimentos, fontes de nutrientes, tem o objetivo de auxiliar no equilíbrio da saúde, atuando na prevenção de transtornos mentais. Sabendo que o consumo de alimentos ricos em nutrientes auxilia na prevenção de transtornos mentais.

Desta forma, uma alimentação equilibrada, rica em nutrientes essenciais, pode minimizar os sintomas correlacionados ao transtorno do déficit de atenção com hiperatividade. Em contrapartida, o consumo de alimentos ultraprocessados e corantes alimentícios pode potencializar os sintomas, uma vez que o fluxo sanguíneo ideal para o cérebro requer diversos nutrientes, incluindo ácidos graxos ômega-3, tiamina (B1), piridoxina (B6) e ácido fólico (B9). Deficiências desses compostos podem contribuir para a piora dos sintomas do TDAH.

Durante o processo de desenvolvimento da criança e na adolescência, há uma necessidade aumentada de nutrientes essenciais em relação à sua composição corporal, ou seja, peso, comparado com os adultos. Existe um maior risco de carências nutricionais quando alguns aspectos aparecem como, por exemplo, pouco apetite, consumo limitado de alimentos, alimentos pobres em nutrientes, com excessos de substâncias químicas, fatores antinutricionais, ou mesmo gordura trans, quando consumidos com frequência.

A necessidade energética do cérebro é alta e precede as demais. Nesse contexto, ressalta-se que os ômegas 6 e 3 são importantes na formação de uma complexa rede de bilhões de células que constituem o cérebro e o sistema nervoso central. Em média, 60% do cérebro é composto de gordura (essa quantidade é maior do que em qualquer órgão e, aqui, a maior parte é de ácidos graxos essenciais, principalmente DHA).

Ainda, crianças do sexo masculino possuem o impacto mais alto, pois a necessidade de ácido graxo essencial é muito mais alta. Desequilíbrio em ácidos graxos vem geralmente combinado com deficiências de zinco, pois este mineral é necessário para converter ácidos graxos essenciais em prostaglandinas.

Os neurotransmissores são moléculas especializadas que permitem que as células nervosas se comuniquem e interajam entre si. Sem os neurotransmissores, seríamos incapazes de perceber, pensar, aprender, nos relacionarmos, enfim, vivermos. Todos esses neurotransmissores atuam em conjunto no processamento de pensamento, percepções sensoriais e tomadas de decisões e ações.

Embora o córtex, a substância cinzenta enrugada do cérebro, seja encarregado de tomar as decisões executivas, o cérebro parece funcionar como uma espécie de democracia. Os diversos neurotransmissores proporcionam equilíbrio, em que, provavelmente, mais de um tipo de neurotransmissor e um grupo de células nervosas participam do desempenho de cada uma das complexas tarefas mentais e emocionais.

Para a formação e ação adequada dos neurotransmissores, precisamos de matéria-prima necessária para formá-los, por exemplo: aminoácidos, vitaminas e minerais, bem como carboidratos e energia adequada para o bom funcionamento cerebral adequado. A ingestão adequada de aminoácidos os transforma em neurotransmissores.

- **Serotonina**: a produção natural da serotonina começa com o aminoácido L triptofano. Ferro, vitamina C, vitamina B6, ácido fólico e magnésio são necessários para converter o aminoácido em serotonina, necessária para controlar: ansiedade, depressão, alteração da qualidade de sono, compulsão, principalmente por carboidratos (regula a saciedade), alteração de humor e da memória, entre outros. A serotonina cumpre o papel de regular a função dos outros neurotransmissores.

- **Ácido Gama Aminobutírico – GABA**: o aminoácido L glutamina é convertido em L glutâmico na presença da vitamina B6 e magnésio. O GABA tem efeito calmante e tranquilizador (freia a agitação do cérebro e controla o pensamento), exercendo grande influência sobre a resposta ao estresse e o alívio da ansiedade.
- **Dopamina**: formada a partir da fenilalanina e da tirosina, que são convertidas primeiramente para L dopa e, posteriormente, para dopamina. Os principais nutrientes necessários neste processo são a B6, vitamina C, ferro, magnésio, manganês, cobre, zinco e ácido fólico.
- **Noradrenalina**: formada pelos mesmos caminhos da dopamina, mudando a enzima e coenzima. Sua falta também está associada à depressão.
- **Acetilcolina**: formada pela associação da colina e acetil coenzima A, em uma reação catalisada pela enzima colina acetiltransferase. A vitamina B6 e o magnésio estão intensamente envolvidos na produção dessa substância química do cérebro, bem como a Vitamina B12, que está associada com a memória, percepção e aquisição de conhecimento.

Disbiose intestinal e alteração da permeabilidade

A integridade da parede intestinal, que determina a permeabilidade adequada da mucosa intestinal, será responsável pela sua capacidade de selecionar o que deve e o que não deve entrar no organismo. Entre as várias funções da mucosa intestinal estão: produção de hormônios, enzimas, células de defesa e neurotransmissores, absorção de vitaminas, minerais, entre outros nutrientes.

Além disso, possui a função de evitar a entrada no organismo de macromoléculas proteicas (consideradas alergênicas), de metais tóxicos e outros xenobióticos, bem como evitar a absorção de toxinas que são desencadeadas por infecções crônicas, bacterianas, fúngicas e parasitárias.

A disbiose é considerada um desequilíbrio entre as más e boas bactérias, com predomínio das patogênicas e de fungos (supercrescimento bacteriano). No entanto, a microbiota saudável é responsável pela integridade da parede intestinal e alguns fatores podem desequilibrar a microbiota e, com isso, alterar a permeabilidade intestinal.

Os distúrbios da destoxificação, comumente relatados quando se fala em distúrbios de comportamento, principalmente o autismo e o TDAH, acontecem quando recebemos a capacidade de selecionar o que deve ou não ser absorvido e/ou se existe uma carência de nutrientes e fitoquímicos necessários para sua eliminação.

Aditivos, açúcares e alergênicos

Os aditivos alimentares, açúcar e aspartame são considerados fatores negativos no desenvolvimento do TDAH e, assim, os estudos de intervenção dietética com dietas especiais, incluindo dietas sem aditivos e eliminação de açúcar, têm sido realizados. As dietas livres de corante, conservantes de alimentos e salicilatos naturais têm sido amplamente utilizadas para tratar crianças com TDAH, desde que foram introduzidas na década de 1970.

Há relações dos sintomas de TDAH com a hipersensibilidade a alimentos e/ou aditivos alimentares. Crianças hipersensíveis são propensas à atopia, à irritabilidade, aos distúrbios do sono e do comportamento, como também à impulsividade.

As crianças de 2 a 12 anos são as mais suscetíveis por apresentar déficit fisiológico de IgA secretora, uma imunoglobulina que protege o intestino. Então, quanto mais alimentos mal digeridos, como as proteínas, maior a chance de passarem intactas para o sangue, provocando o que alguns autores nomeiam de "alergias cerebrais", acarretando distúrbios do comportamento, excitação e impulsividade.

Além dos aditivos, o consumo excessivo de carboidratos e de açúcar refinado pode afetar negativamente a capacidade de aprendizado e comportamento agressivo e agitado em crianças neurotípicas e de forma mais intensa em crianças com TDAH.

A serotonina, por sua vez, gera sensação de bem-estar, mas tira o foco de atenção. Esse sintoma pode estar associado à desatenção cognitiva induzida por açúcar, ou seja, pode ser uma hipoglicemia reativa, uma vez que baixos níveis de açúcar estão próximos com uma diminuição da atividade elétrica normal do córtex cerebral e aumento da ativação do córtex frontal, que está envolvido com o controle de atenção.

Pesquisas nos relatam alguns sintomas indesejáveis quando há consumo de aditivos como:

- **Eritrozina**: corante utilizado para fabricação de guloseimas, que evidências comprovam como potente inibidor da dopamina.
- **Benzoatos**: utilizados em recheios de biscoitos com sabor de frutas, doces, molhos para saladas, refrigerantes etc., foram relacionados diretamente com a hiperatividade na infância.
- **Ativos neurotóxicos**: presentes em grande número de produtos alimentícios de consumo diário, quando presentes no cérebro em maior quantidade, podem provocar uma ação nos receptores dos neurônios fazendo com que ele permaneça excitado, levando esta célula a um processo de exaustão.

As citocinas também afetam a percepção sensorial, memória, orientação no tempo e espaço, cognição e habilidades motoras. Os danos provocados podem gerar grandes explosões de raiva incontrolável, tendência à violência e alterações de comportamento.

Os principais produtos excitatórios são derivados das seguintes substâncias: glutamato monossódico (realçador de sabor) e aspartame (edulcorante).

Recomendações e terapia nutricional

Nosso organismo é formado por aproximadamente 100 trilhões de células, cada uma dessas formadas por, no mínimo, 44 nutrientes. Dessa maneira, a única matéria-prima necessária para formar uma célula são os nutrientes presentes nos alimentos.

Tudo o que forma nosso organismo e que é necessário para as suas funções (funcional) é totalmente dependente da matéria-prima diária que deve fornecer energia regular, inclusive para o sistema nervoso central. Os nutrientes são necessários, assim, para formar toda a nossa parte estrutural, ou seja, pele, cabelo, unhas, ossos, músculos e demais tecidos e órgãos, além de hormônios reguladores, enzimas digestivas, enzimas antioxidantes, células de defesa, neurotransmissores, neuromoduladores, citocinas, eicosanoides e outras.

São os nutrientes que executam "facilmente" as funções antioxidantes, antialérgicas, anti-inflamatórias, detoxificantes, anticarcinogênicas, analgésicas, entre outros.

Para resgatar e preservar as funções orgânicas, devemos utilizar todos os meios disponíveis conhecidos para efetivamente nutrir a célula, que tem como base um hábito alimentar adequado, somando-se a ele, a utilização específica e individualizada de suplementos nutricionais para, mais facilmente, tratar dos desequilíbrios já mencionados.

A suplementação nutricional, isoladamente, não terá eficácia se não existir uma correta mudança no comportamento alimentar. É importante fazer uma avaliação da necessidade da prescrição para atender e adequar as funções: digestivas, imunológicas, anti-histamínicas (alérgicas), antioxidante, detoxificante, reparação intestinal, recuperação da disbiose e adequação do estado nutricional.

A suplementação alimentar com probiótico para a recuperação e manutenção da microbiota gastrointestinal vai atuar em vários fatores, pois precisamos ajustar o pH intestinal, permeabilidade da mucosa para absorção de nutrientes e eliminação de substâncias estranhas, melhorando assim o perfil imunológico, bem como suporte digestivo e para a detoxificação, combater fungos e bactérias patogênicas, dificultando as infecções intestinais e melhorando o estado nutricional como um todo.

Ainda que todos os micronutrientes e ácidos graxos essenciais sejam determinantes para as funções do SNC, o magnésio e a vitamina B6 entram na formação de todos os neurotransmissores, sem exceção. Nutrientes como metilfolato, vitamina B12, vitamina B6, zinco, magnésio e betaína são necessários para a formação do S-adenosil-L-metionina (SAMe), fundamental para a metilação e formação de todos os neurotransmissores. Por isso, a suplementação deve ser individualizada, pois esses determinam a química cerebral.

Nutrientes como a vitamina D, A, C e E, complexo B, zinco, magnésio, selênio, ferro, manganês, cobre, ômega 3, entre outros, determinam nossas funções imunológicas.

Os aminoácidos são determinantes para a formação de neurotransmissores, porém, sem um equilíbrio da alimentação na nossa rotina, é difícil manter o aporte de aminoácidos necessários.

O aminoácido lisina, por exemplo, é precursor da acetil L-carnitina, que transporta os ácidos graxos de cadeia longa para a mitocôndria, onde ocorre a produção de energia para o cérebro. Outros aminoácidos têm sido estudados por seu potencial na diminuição dos sintomas de hiperatividade e déficit de atenção, incluindo: GABA (Ácido Gama-Aminobutírico) e glicina, que possuem efeito tranquilizante, reduzindo hiperatividade e a ansiedade; L-teanina, que acalma e melhora atenção por aumentar ondas alfa no cérebro; L-tirosina, que é precursor de dopamina e norepinefrina; taurina, por seus efeitos tranquilizantes e redutores de ansiedade; 5-hidroxitriptofano (5-HTP), que aumenta a síntese de serotonina; e S-adenosil-L-metionina (SAMe), que possui ação antidepressiva, por ser essencial para a síntese de neurotransmissores.

Além dos aminoácidos, incluir minerais, como zinco e ferro, na prescrição dietética é crucial.

O zinco executa funções importantes na estrutura e função do cérebro e atua com a vitamina B2 na conversão da piridoxina (vitamina B6) à sua forma ativa, a qual é necessária, bem como as vitaminas B9 e B12, para conversão do triptofano em serotonina, além de estar envolvido na produção e modulação de melatonina, necessária para o metabolismo da dopamina, neurotransmissor de coordenação motora.

A suplementação do zinco afeta a conversão da piridoxina para sua forma ativa, implícita no processo de conversão do triptofano em serotonina, assim, o zinco contribui para o aumento de funções serotoninérgicas, o que diminuiria os sintomas relacionados à impulsividade, associada ao TDAH.

Também no que tange aos macronutrientes, neste caso, os carboidratos, devem compor cerca de 55% a 65% do valor energético total (VET) da dieta, evitando formas refinadas. Há evidências de que o consumo elevado de alimentos açucarados está associado ao comportamento hiperativo em indivíduos com TDAH.

O magnésio é fundamental para a formação de serotonina, neurotransmissor representado quimicamente como 5-hidroxitriptamina (5-HT), sintetizado no organismo pela conversão do triptofano por meio da enzima hidroxilase que é dependente, principalmente, deste mineral. A serotonina é conhecida como hormônio da felicidade, sendo suas concentrações baixas implicadas em alterações de humor, ansiedade, irritabilidade, nervosismo e hiperatividade.

O ferro e o cobre servem como cofatores na síntese dos neurotransmissores do cérebro, como dopamina, norepinefrina e serotonina, além de proteger as membranas celulares neuronais por suas capacidades antioxidantes. O ferro é fundamental para a oxigenação do cérebro e a produção de dopamina, neurotransmissor envolvido na regulação do comportamento e da atenção.

A deficiência de ferro é uma das carências nutricionais mais comuns no mundo. E o ferro é necessário para a síntese de hemoglobina. Desempenha um papel importante na estrutura e funcionamento do sistema nervoso central, sendo essencial para a neurotransmissão. A deficiência em ferro tem sido associada a um pobre desenvolvimento cognitivo e comportamental, devido ao seu papel como cofator da hidroxilase tirosina, enzima envolvida na síntese de dopamina.

Já a cobalamina, ou vitamina B12, é essencial no metabolismo de ácidos graxos, por ser substrato da enzima metilmalonil-CoA mutase, que participa do metabolismo do ácido propiônico, interferindo na síntese normal de ácidos graxos e mielinização, sendo responsável por alterações neurológicas quando em níveis deficientes.

Em relação aos ácidos graxos ômega 3 e ômega 6, eles também desempenham papéis importantes na saúde cerebral. O ômega 3, encontrado em peixes e algumas sementes, é conhecido por sua propriedade anti-inflamatória e pela capacidade de melhorar a função cognitiva.

Os ácidos graxos essenciais (AGE), ômega 3 e 6 (ω-3 e ω-6), principalmente os ω-3, por possuírem ação em fases decisivas desse desenvolvimento, são fundamentais para a prevenção de falhas no desenvolvimento do córtex pré-frontal, correlacionado com memória associativa e flexibilidade cognitiva.

Há evidências de que o DHA é necessário para a mielinização das células nervosas e é, portanto, essencial para a transmissão nervosa. É importante ressaltar que os níveis de DHA nas membranas neurais podem variar de acordo com a ingestão dietética de ácidos graxos poli-insaturados (PUFA).

Baixas concentrações sanguíneas de ômega-3 foram relatadas em crianças com TDAH e comportamento relacionado ou dificuldades de aprendizagem.

Considerações finais

A compreensão de como os nutrientes interagem com o sistema nervoso e afetam a função cerebral é crucial. A neuronutrição oferece perspectivas promissoras para a melhoria do diagnóstico e do tratamento do TDAH, tanto como terapia complementar quanto como estratégia preventiva.

Além disso, a conscientização sobre a relação entre a dieta e o TDAH pode levar a mudanças nos hábitos alimentares em crianças e adultos, promovendo um desenvolvimento cognitivo e comportamental mais saudável.

Conhecer o que realmente o nosso corpo precisa para funcionar bem requer adotar hábitos saudáveis. Estaremos mais sensíveis às reações do nosso organismo, daremos cada vez mais importância para aquilo que nos fará sentir bem e teremos um olhar mais crítico para as informações que nos cercam.

Referência

GUIMARÃES, S. de C.; ARAÚJO, V. de C. A. A nutrição no transtorno de déficit de atenção e hiperatividade (TDAH). *Anais do UNIC - Congresso de Iniciação Científica, Congresso de Professores e Congresso de Pós-Graduação*, v. 6, n. 1, 2023.

CAPÍTULO 36

Associação entre constipação intestinal e TDAH

A constipação intestinal é a desordem gastrointestinal funcional (DGIF) mais comum e tem maior prevalência em pacientes com TDAH. Ela ocorre por alterações na dieta e na mobilidade intestinal, tendo como tratamento intervenções nutricionais, comportamentais e medicamentosas, que visam manter as fezes pastosas. O acompanhamento deve ser de longo prazo e multidisciplinar, envolvendo gastroenterologista, psiquiatra, psicólogo e nutricionista.

Maria Luiza Nascimento Mourão

MARIA LUIZA NASCIMENTO MOURÃO

CRM: 52.92660-4

RQE: 24729 e 31773

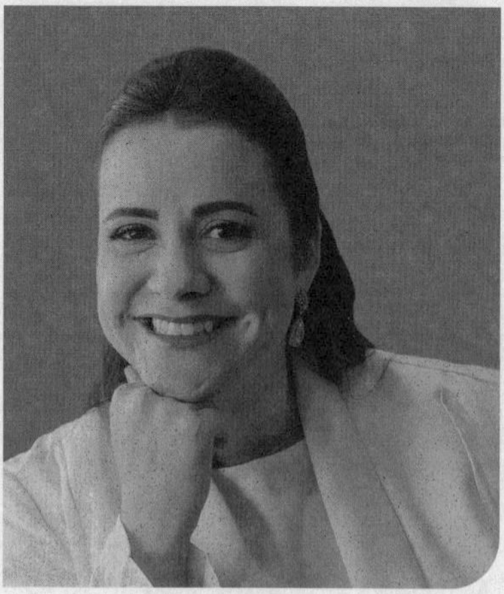

Médica gastroenterologista pediátrica formada pelo Instituto de Puericultura e Pediatria Martagão Gesteira (IPPMG – UFRJ), com título de especialista em Pediatria e Gastroenterologia Pediátrica, membro da Sociedade Brasileira de Pediatria. É pediatra do Hospital Universitário Gaffrée e Guinle (HUGG – UNIRIO) e, nos últimos anos, passou a concentrar a maior parte do tempo em seu consultório particular, um ambiente lúdico, onde busca proporcionar o atendimento acolhedor, com escuta empática e atenta, e orientar detalhadamente tudo o que for necessário para tranquilizar a família e ajudar o paciente.

Contatos: marialuizagastroped@gmail.com
Instagram: @marialuizagastroped
WhatsApp: 21 99653 0224

Qual a associação entre constipação intestinal e TDAH e como o seu tratamento pode melhorar a qualidade de vida do paciente?

Os distúrbios gastrointestinais funcionais (DGIF) são condições comuns entre crianças e são caracterizados por sintomas gastrointestinais recorrentes que não são atribuíveis a anormalidades estruturais ou bioquímicas, ou como uma comorbidade de doença orgânica (Lewis *et al.*, 2016).

Os DGIF podem ser causados por vários fatores, como hipersensibilidade visceral, distúrbios na motilidade intestinal, na função da mucosa e da imunidade, na microbiota intestinal e no processamento do sistema nervoso central (Sperber *et al.*, 2021).

Em crianças, levam a uma carga significativa de sintomas com sofrimento psicológico associado, redução da qualidade de vida, absenteísmo escolar, maiores gastos com saúde e faltas no trabalho para os pais (Caplan, Walker & Rasquin, 2005).

O diagnóstico de DGIF pode ser feito usando os critérios de Roma, que são diretrizes baseadas em sintomas, desenvolvidas usando evidências científicas e experiência clínica (Hyams *et al.*, 2016).

Dentre as DGIFs, a mais prevalente em crianças maiores de quatro anos é a constipação intestinal (Vernon-Roberts Alexander & Day, 2021).

Embora a associação entre constipação intestinal e TDAH não tenha sido muito estudada, pesquisas indicam uma conexão indireta que pode estar relacionada a comorbidades e à influência de medicamentos. A constipação intestinal é mais prevalente na população com TDAH, levantando questões sobre a interação entre os sistemas nervosos central e entérico (o sistema nervoso do intestino), bem como o impacto do uso de medicamentos estimulantes (Kedem *et al.*, 2020).

Estudos sugerem que crianças com TDAH podem apresentar uma falha na comunicação entre esses sistemas nervosos, resultando em uma percepção alterada de sinais gastrointestinais e motilidade intestinal desordenada. Além disso, há indícios de um possível mecanismo neurobiológico comum que poderia unir TDAH e problemas gastrointestinais, como a constipação. Essa possibilidade é apoiada pela conhecida associação de TDAH com disfunção de esvaziamento urinário.

A gravidade do TDAH e a dose das medicações não afetam a intensidade da constipação. Ademais, pacientes mulheres com TDAH, independentemente de tratamento medicamentoso, apresentam mais distúrbios gastrointestinais funcionais do que homens (Bazmamoun *et al.*, 2021).

A constipação intestinal em crianças é caracterizada por dificuldades e desconforto no ato de evacuar. Ela é um sintoma e não um diagnóstico, caracterizada por dificuldade para evacuar e retenção anormal de fezes, que podem ser ressecadas, volumosas, expelidas com dificuldade e/ou com menor frequência, representando cerca de 3% das consultas de pediatria geral e até 25% das consultas em gastroenterologia pediátrica (Madani, Tsang & Kamat, 2016). A prevalência mundial é estimada em 9,5% (Koppen *et al.*, 2018).

É importante ressaltar que a constipação intestinal funcional é a forma mais comum, desencadeada por fatores alimentares, comportamentais e medicamentosos, sem uma doença intestinal como causa. A definição de constipação intestinal funcional na infância mais aceita foi proposta pelos critérios de Roma, com atualização publicada em 2016 (Drossman *et al.*, 2016). Os critérios para diagnóstico em crianças maiores de quatro anos até a adolescência são representados por dois ou mais dos critérios seguintes, presentes ao menos uma vez por semana por, pelo menos, um mês:

- Até duas evacuações no banheiro por semana.
- Pelo menos um episódio de incontinência fecal por semana.
- História de comportamento de retenção ou retenção voluntária excessiva de fezes.
- História de dor ou dificuldade para evacuar.
- História de fezes de grande diâmetro que podem obstruir o vaso sanitário.
- Grande massa fecal no reto.

Deve haver critérios insuficientes para o diagnóstico de síndrome do intestino irritável nos pacientes com idade superior a quatro anos. Os sintomas não devem ser plenamente explicados por outra condição médica.

A constipação intestinal e o comportamento subsequente de retenção fecal costumam ocorrer após uma experiência dolorosa ou desagradável durante a evacuação. A criança começa a parecer ansiosa, fica com o corpo rígido, pálida, pernas cruzadas, pulando e, muitas vezes, correndo para um canto ou se escondendo atrás do sofá ou da cortina.

Os pais costumam confundir e achar que é uma tentativa de evacuar, mas, na realidade, é uma tentativa de reter a saída das fezes. Devido às tentativas repetidas e eficazes de retenção das fezes, o reto se dilata e enche de grandes quantidades de material fecal, podendo complicar com incontinência fecal retentiva, com saída involuntária de fezes nas roupas íntimas, afetando diretamente a vida social da criança (Tabbers *et al.*, 2014).

O uso de medicamentos estimulantes, como metilfenidato e anfetaminas, que atuam no sistema nervoso central melhorando a concentração e o controle dos impulsos, aumenta a produção de ácido clorídrico, reduz o apetite, diminui a motilidade intestinal, irrita e inflama a mucosa, podendo ter efeitos colaterais gastrointestinais como dor abdominal, náusea e constipação intestinal. Esta última é a mais comum e ocorre devido à redução do apetite e alterações no padrão alimentar, levando a uma ingestão inadequada de fibras e líquidos e diminuição da motilidade intestinal (Holmskov *et al.*, 2017). Somadas a isso, as dificuldades relacionadas à organização atrapalham o planejamento de atividades físicas e de refeições balanceadas e regulares, essenciais para a manutenção de um sistema digestivo saudável (Kedem *et al.*, 2020).

Além dos efeitos diretos dos medicamentos no trato gastrointestinal, a presença de comorbidades, como transtornos de ansiedade, depressão e distúrbios do sono, frequentemente associadas ao TDAH, pode exacerbar ainda mais as dificuldades intestinais, devido a seus efeitos sobre o comportamento alimentar e o sistema nervoso entérico.

Nos últimos anos, a conexão entre TDAH e disbiose intestinal também ganhou atenção. Alterações na microbiota intestinal podem afetar negativamente a digestão e a motilidade, contribuindo para a constipação (Mathee *et al.*, 2020). No entanto, ainda não há recomendação em pediatria para o uso de nenhum tipo de probiótico que possa ajudar no tratamento da constipação.

Para um diagnóstico mais preciso e um tratamento eficaz, é fundamental que os pacientes com TDAH que enfrentam problemas gastrointestinais consultem um gastroenterologista.

A base do tratamento da constipação intestinal funcional é o consumo adequado de fibras e água, devendo ocorrer uma reestruturação na dieta de toda a família. No entanto, após a instalação da constipação, faz-se necessário o tratamento com educação e aconselhamento a respeito do que é e como se maneja a constipação. Para um tratamento adequado, é necessário o esvaziamento do cólon e a manutenção (prevenção da retenção) com ajuda do tratamento farmacológico, preferencialmente com polietilenoglicol (PEG) por pelo menos dois meses (Tabbers *et al.*, 2014).

Na indisponibilidade do PEG, outros laxantes podem ser utilizados, como lactulose, óleo mineral, leite de magnésia e laxantes estimulantes, sendo os três últimos considerados como tratamento adicional ou de segunda linha. O óleo mineral deve ser evitado em pacientes menores de dois anos ou com distúrbios de deglutição associados, e nunca deve ser administrado à força às crianças, pelo risco de aspiração.

É frequente, na prática, observar o fracasso do programa terapêutico devido à falta de adesão ao tratamento. Quando este for iniciado, é importante garantir o esvaziamento completo do cólon para assegurar o sucesso terapêutico e evitar complicações, como incontinência fecal por aumento de fluxo de fezes.

A opção pela modalidade de esvaziamento depende da gravidade da retenção e da colaboração do paciente e dos familiares. O uso do PEG via oral ou do enema/clister via retal são igualmente efetivos para o esvaziamento do cólon, entretanto, o uso do PEG é recomendado como tratamento de primeira linha por ser mais confortável e menos invasivo, apesar de estar associado à maior frequência de incontinência fecal durante a fase inicial da desimpactação (Tabbers *et al.*, 2014).

O objetivo do tratamento contínuo é manter a evacuação de fezes pastosas diárias ou a cada dois dias, para prevenir retenção fecal e evitar a passagem de fezes volumosas, ajudando assim a dissociar a evacuação da dor. Os elementos principais incluem o uso de medicamentos, a modificação da dieta e o recondicionamento do hábito intestinal. O PEG é seguro para uso a longo prazo em qualquer faixa etária, tem poucos e toleráveis efeitos colaterais e sua aceitação via oral é boa. Todos os sintomas de constipação intestinal devem estar ausentes por, pelo menos, um mês antes da redução gradual da dosagem.

Além do tratamento medicamentoso, é importante considerar a qualidade da alimentação, que tem grande importância no início e na perpetuação da constipação intestinal. A ingestão adequada de fibras deve ser recomendada, mas não sua suplementação. Deve ser estimulado o consumo de alimentos crus, como frutas, com casca e bagaço quando possível, leguminosas, hortaliças, cereais e pães integrais.

Faz parte do recondicionamento do hábito de evacuar o treinamento para sentar-se no vaso em horários regulares, principalmente após as refeições, para tirar vantagem do reflexo gastrocólico, permanecendo por um período de cinco a dez minutos, na tentativa de esvaziar o reto por completo. É importante o uso de suporte para os pés e "redutores" do vaso sanitário. Deve-se evitar ameaçar ou punir a criança quando a mesma não consegue evacuar ou mesmo quando estiver tentando reter as fezes.

Apesar de haver associação entre os problemas comportamentais e psicológicos com a retenção e a incontinência fecal, o tratamento clínico apropriado geralmente leva à melhora das tensões emocionais do paciente e dos familiares, mas alguns problemas comportamentais e psiquiátricos devem ser acompanhados em conjunto pela psicologia. Outros medicamentos e procedimentos terapêuticos devem ser indicados, quando necessário, após avaliação pelo especialista em gastroenterologia pediátrica. Neuromoduladores de ação central são um dos pilares de tratamento dos distúrbios gastrointestinais funcionais (DGIF), devendo ser considerados em casos específicos.

Devido à variedade de medidas necessárias para um tratamento adequado da constipação intestinal, é indicado acompanhamento multidisciplinar, envolvendo ao menos os especialistas em gastroenterologia, psiquiatria, nutrição e psicologia.

Referências

BAZMAMOUN, H. *et al.* How common is attention deficit hyperactivity disorder (ADHD) in a cohort of children with functional constipation, and does ADHD treatment improve functional constipation? *Archives of Medical Science*, v. 19, n. 2, p. 381-384, 25 mar. 2021.

CAPLAN, A.; WALKER, L.; RASQUIN, A. Development and preliminary validation of the questionnaire on pediatric gastrointestinal symptoms to assess functional gastrointestinal disorders in children and adolescents. *Journal of Pediatric Gastroenterology and Nutrition*, v. 41, p. 296-304, 2005.

DROSSMAN, D. A. *et al.* (ed.) *Rome IV*: diagnostic algorithms for common GI symptoms. 2 ed. Raleigh: The Rome Foundation, 2016.

HOLMSKOV, M. *et al.* Gastrointestinal adverse events during methylphenidate treatment of children and adolescents with attention deficit hyperactivity disorder: a systematic review with meta-analysis and Trial Sequential Analysis of randomized clinical trials. *PLOS ONE*, 15 jun. 2017.

HYAMS, J. S. *et al.* Childhood functional gastrointestinal disorders: Child/adolescent. *Gastroenterology*, v. 150, p. 1456-1468.e2, 2016.

KEDEM, S. *et al.* Attention deficit hyperactivity disorder and gastrointestinal morbidity in a large cohort of young adults. *World Journal of Gastroenterology*, v. 26, n. 42, p. 6626-6637, 14 nov. 2020.

KOPPEN, I. J. N. *et al.* Prevalence of functional defecation disorders in children: a systematic review and meta-analysis. Journal of Pediatrics, v. 198, p. 121-130.e6, 2018.

LEWIS, M. L. *et al.* Prevalence of functional gastrointestinal disorders in children and adolescents. *Journal of Pediatrics*, v. 177, p. 39-43.e3, 2016.

MADANI, S.; TSANG, L.; KAMAT, D. Constipation in children: a practical review. *Pediatrics Annals*, v. 45, n. 5, p. e189-e196, 2016.

MATHEE, K. *et al.* The gut microbiome and neuropsychiatric disorders: implications for attention deficit hyperactivity disorder (ADHD). *Journal of Medical Microbiology*, v. 69, p. 14-24, 2020.

SPERBER, A. D. *et al.* Worldwide prevalence and burden of functional gastrointestinal disorders, results of Rome Foundation global study. *Gastroenterology*, v. 160, p. 99-114.e3, 2021.

TABBERS, M. M. *et al.* European Society for Pediatric Gastroenterology, Hepatology, and Nutrition; North American Society for Pediatric Gastroenterology. Evaluation and treatment of functional constipation in infants and children: evidence-based recommendations from ESPGHAN and NASPGHAN. *Journal of Pediatric Gastroenterology and Nutrition*, v. 58, n. 2, p. 258-274, 2014.

VERNON-ROBERTS, A.; ALEXANDER, I.; DAY, A. S. Systematic review of pediatric functional gastrointestinal disorders (Rome IV criteria). *Journal of Clinical Medicine*, v. 10, n. 21, p. 5087, 29 out. 2021.

CAPÍTULO 37

Tratamento farmacológico do transtorno do déficit de atenção com hiperatividade (TDAH)

Neste capítulo, abordaremos as principais medicações utilizadas no tratamento do TDAH, incluindo os psicoestimulantes e os não psicoestimulantes. Discutiremos as características essenciais desses fármacos e sua aplicação como parte do arsenal terapêutico disponível, destacando sua importância no manejo eficaz do transtorno.

Rafael Rodrigues Matias

RAFAEL RODRIGUES MATIAS

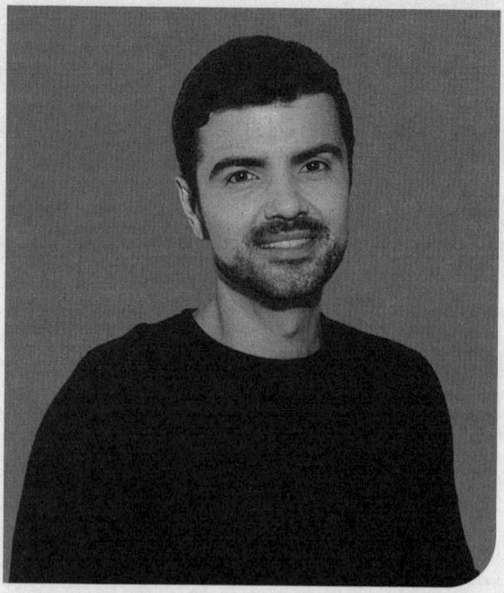

Médico formado pela Universidade Federal Fluminense (UFF), psiquiatra pela Universidade do Estado do Rio de Janeiro (UERJ) e pós-graduado em Psicologia Positiva pela PUC-RS. Título de especialista em psiquiatria pela Associação Brasileira de Psiquiatria (ABP). Atualmente, é professor de graduação em Medicina e de pós-graduação em Psiquiatria, com experiência na área acadêmica.

Contatos: rafaelmatiaspsiquiatra@gmail.com
Instagram: @dr_rafaelpsiquiatra

O transtorno do déficit de atenção com hiperatividade (TDAH) é uma condição complexa que envolve a interação entre fatores genéticos, ambientais, psicossociais e neurobiológicos, semelhante ao que ocorre nos demais transtornos mentais. No que diz respeito aos aspectos neurobiológicos, precisamos relembrar a relação entre sintomatologia do TDAH, estrutura cerebral e neurotransmissores.

Estudos de neuroimagem indicam que o lobo frontal e as estruturas subcorticais a ele relacionadas apresentam disfunções nos pacientes com TDAH. O córtex pré-frontal (CPF), especialmente, desempenha um papel crucial no transtorno, pois está envolvido em funções cognitivas/executivas, tais como: tomada de decisões, organização e planejamento de atividades, inibição comportamental, dentre outras.

O TDAH, portanto, estaria relacionado a uma hipofunção do córtex pré-frontal, reduzindo sua atividade e, consequentemente, afetando suas capacidades executivas. Essa alteração levaria à desatenção, hiperatividade e impulsividade, sintomas cardinais do transtorno. Os neurotransmissores envolvidos no processo são, principalmente, a dopamina e a noradrenalina.

Do ponto de vista farmacológico, portanto, o tratamento do TDAH é fundamentado no uso de medicamentos que irão atuar nesse sistema, promovendo uma melhora na neurotransmissão dopaminérgica e noradrenérgica e, consequentemente, na redução dos sintomas do transtorno. Entre as opções terapêuticas disponíveis, destacam-se os psicoestimulantes, como o metilfenidato e a lisdexanfetamina, e os fármacos não psicoestimulantes, como a atomoxetina, a bupropiona, os antidepressivos tricíclicos e os agonistas alfa-2 adrenérgicos.

Tabela 1 – Principais medicações utilizadas no tratamento do TDAH.

Classificação	Medicação	Mecanismo de ação	Efeitos colaterais comuns
Primeira linha	Metilfenidato (liberação imediata)	Inibe a recaptação de noradrenalina e dopamina.	Perda de apetite, insônia, ansiedade, taquicardia.
	Metilfenidato (liberação prolongada)	Inibe a recaptação de noradrenalina e dopamina (efeito prolongado).	Perda de apetite, insônia, ansiedade, taquicardia.
	Lisdexanfetamina	Pró-fármaco de liberação lenta. Inibe a recaptação de noradrenalina e dopamina.	Insônia, perda de apetite, boca seca, ansiedade.
Segunda linha	Atomoxetina[1]	Inibidor seletivo da recaptação de noradrenalina. Aumento indireto da dopamina seletivamente no córtex pré-frontal.	Náusea, tontura, diminuição do apetite, irritabilidade.
	Guanfacina	Agonista alfa-2 adrenérgico (mais seletivo).	Tontura, hipotensão. Sedação.
	Clonidina	Agonista alfa-2 adrenérgico (menos seletivo).	Boca seca, tontura, hipotensão, sedação.
	Bupropiona	Inibidor da recaptação de noradrenalina e dopamina.	Insônia, boca seca, dor de cabeça, aumento da ansiedade.
	Tricíclicos (p. ex. nortriptilina, desipramina)	Inibidor da recaptação de serotonina e noradrenalina.	Boca seca, constipação, sonolência, ganho de peso.
Outros	Modafinila[2]	Inibidor da bomba de recaptação de dopamina; diminui GABA, aumenta histamina e orexina.	Perda de apetite, cefaleia, ansiedade, náusea.

Fonte: elaborada pelo autor.

Dito isso, é importante ressaltar que a abordagem medicamentosa do TDAH está bem consolidada na literatura, e sua eficácia é avaliada não apenas pela redução dos sintomas cardinais do transtorno, mas também

1 A atomoxetina é considerada como "primeira linha não estimulante" por alguns autores.

2 Menor evidência dentre os fármacos apresentados.

pela melhora em diversos outros desfechos clínicos. Isso inclui indicadores de qualidade de vida, redução da taxa de mortalidade geral, melhora no desempenho acadêmico, entre outros.

Além disso, é fundamental considerar a presença de comorbidades psiquiátricas no tratamento do TDAH, como transtornos de ansiedade, transtornos disruptivos, depressão e transtorno por uso de substâncias. O manejo adequado dessas condições é essencial, pois elas podem agravar ou até mesmo mimetizar muitos dos sintomas do TDAH, exigindo abordagens terapêuticas específicas para cada caso.

Medicações psicoestimulantes

As medicações psicoestimulantes, que possuem efeito simpaticomimético e atuam estimulando a neurotransmissão em áreas específicas do sistema nervoso central (SNC), são as medicações de escolha e consideradas como primeira linha no tratamento do TDAH. Dentre essas medicações, destacam-se o metilfenidato e a lisdexanfetamina, que são amplamente utilizados tanto em crianças quanto em adultos.

Estudos controlados demonstram que essas substâncias apresentam taxas de resposta que podem ultrapassar 70%, um índice significativamente superior ao observado em muitos outros transtornos psiquiátricos. Essa alta eficácia reforça a importância do tratamento farmacológico no controle e na melhora dos sintomas do TDAH.

As medicações psicoestimulantes são consideradas seguras para a maioria dos pacientes, apresentando poucos efeitos colaterais. No entanto, é essencial realizar uma monitorização adequada antes e durante o tratamento. Recomenda-se realizar história clínica detalhada, contendo antecedentes cardiovasculares pessoais e familiares, história psiquiátrica, buscando outras comorbidades, e histórico de uso de substâncias.

É aconselhada avaliação cardiológica mais detalhada, principalmente naqueles que têm histórico familiar/pessoal positivo. Em crianças recomenda-se acompanhamento da estatura.

Além disso, é importante a avaliação nutricional, pois os psicoestimulantes podem reduzir o apetite e levar à perda de peso. Os efeitos colaterais relacionados ao uso de psicoestimulantes geralmente são leves, transitórios e incluem:

- **Insônia**: por isso, recomenda-se administrar a medicação longe do horário de dormir.
- **Palpitações**: geralmente leves e autolimitadas.
- **Ansiedade**: por isso, a importância de se avaliar a presença de comorbidades, como transtornos de ansiedade, antes de iniciar a medicação.

- **Cefaleia.**
- **Boca seca.**
- **Irritabilidade.**

Outra consideração relevante sobre o uso de estimulantes está relacionada ao seu potencial de abuso. De modo geral, quando utilizados de forma adequada, prescritos por médicos, em doses terapêuticas e para a condição psiquiátrica apropriada, os psicoestimulantes são geralmente seguros.

Os maiores riscos de abuso ocorrem em pacientes que fazem uso inadequado de psicoestimulantes (geralmente para melhorar concentração e estado de alerta) sem prescrição médica, principalmente aqueles de meia-vida mais curta.

O uso não médico de psicoestimulantes é considerado um problema de saúde pública e deve ser cuidadosamente avaliado, tanto no contexto clínico quanto no social, para prevenir consequências negativas.

Medicações de primeira linha

Metilfenidato

O metilfenidato é um psicoestimulante que age principalmente bloqueando a bomba de recaptação de dopamina e de noradrenalina, aumentando a disponibilidade desses neurotransmissores na fenda sináptica. Em conjunto com outros mecanismos, irá promover a ativação de determinadas áreas cerebrais, promovendo a estimulação do SNC.

Temos usualmente dois tipos de metilfenidato, o de liberação rápida e o de liberação prolongada. O metilfenidato de liberação rápida apresenta rápida absorção e metabolização, o que pode gerar a necessidade de mais de uma tomada ao longo do dia (dependendo da posologia), sendo um desafio em alguns casos.

Já o metilfenidato de liberação prolongada gera menos picos plasmáticos, proporcionando uma ação terapêutica mais prolongada, concedendo um maior conforto posológico (menos tomadas diárias), muitas vezes melhorando a adesão ao tratamento.

Lisdexanfetamina

A lisdexanfetamina ou dimesilato de lisdexanfetamina é um pró-fármaco, ou seja, um composto biologicamente inativo que só é ativado após a liberação da parte farmacologicamente ativa da molécula no organismo, a uma taxa constante. Essa combinação (pró-fármaco inativo e a taxa de liberação lenta) é responsável por proporcionar um menor potencial de abuso em comparação a outras anfetaminas. O efeito terapêutico da droga é prolongado, facilitando a posologia única diária e diminuindo a chance de uso indevido.

O mecanismo de ação da lisdexanfetamina se dá pela ação do composto ativo, por meio do bloqueio da bomba de recaptação de dopamina e noradrenalina no neurônio pré-sináptico, aumentando as concentrações dos neurotransmissores na fenda sináptica e, consequentemente, promovendo a psicoestimulação. Adicionalmente, pode aumentar a liberação de dopamina quando em doses mais altas.

Medicações de segunda linha

As medicações de segunda linha são indicadas para pacientes que não toleraram, não apresentaram resposta adequada ou têm contraindicações clínicas para os medicamentos de primeira escolha (metilfenidato ou lisdexanfetamina). Nesse grupo, estão incluídos fármacos como a atomoxetina, antidepressivos (como a desipramina e a bupropiona), clonidina, guanfacina e a modafinila. Este último, embora seja um psicoestimulante, também é classificado como opção de segunda linha.

A atomoxetina é um fármaco não psicoestimulante que atua como um inibidor potente e seletivo da bomba de recaptação de noradrenalina, aumentando os níveis desse neurotransmissor. Além disso, ela eleva, de forma indireta, os níveis de dopamina de maneira seletiva no córtex pré-frontal. Ela é considerada como a primeira opção dentre os tratamentos de segunda linha aqui descritos.

O efeito dopaminérgico localizado confere à atomoxetina algumas vantagens em relação aos psicoestimulantes. A atomoxetina não exacerba tiques ou outros sintomas motores e tem um potencial pequeno de causar abuso ou dependência justamente por não aumentar a dopamina em áreas motoras ou no sistema de recompensa (ao contrário dos psicoestimulantes).

Antidepressivos, como a bupropiona (inibidor da recaptação de noradrenalina e dopamina) e os antidepressivos tricíclicos (como a nortriptilina e a desipramina), também são opções de tratamento. A bupropiona é geralmente melhor tolerada e figura como uma das possíveis alternativas terapêuticas, apresentando poucos efeitos colaterais, como insônia, boca seca, cefaleia e aumento da ansiedade. Por outro lado, os antidepressivos tricíclicos podem ser menos tolerados devido ao maior número de efeitos colaterais (que diferem entre os fármacos dessa classe), incluindo efeitos anticolinérgicos (boca seca, constipação, aumento da frequência cardíaca), efeitos anti-histamínicos (sonolência e aumento do apetite) e efeitos secundários ao bloqueio dos receptores alfa-1 adrenérgicos (hipotensão postural e tontura). Além disso, os tricíclicos apresentam um risco maior de intoxicação em comparação com outras classes de antidepressivos, quando em superdosagem.

Como opções adicionais ao tratamento do TDAH, destacam-se a clonidina e a guanfacina, que são agonistas dos receptores alfa-2 adrenérgicos. Ambas as medicações demonstraram eficácia no tratamento do transtorno, sendo a guanfacina um agonista mais seletivo em comparação à clonidina.

A modafinila, um psicoestimulante não anfetamínico, tem evidências mais modestas no tratamento do TDAH. Ela promove a inibição da recaptação de dopamina, embora com menor intensidade do que os estimulantes tradicionais. Adicionalmente, promove redução nos níveis de GABA e elevação da histamina e da orexina, o que contribui para seu perfil farmacológico distinto. Apresenta baixo potencial de abuso e dependência. Deve ser utilizada somente quando outras opções falharam, especialmente em casos de sonolência excessiva diurna. Os efeitos colaterais incluem perda de apetite, cefaleia e ansiedade.

Em suma, do ponto de vista do tratamento farmacológico, podemos afirmar que o TDAH conta com uma ampla variedade de medicações disponíveis, capazes de melhorar tanto a sintomatologia principal quanto outros sintomas associados, além de contribuir para diversos desfechos clínicos positivos, melhorando a qualidade de vida dos pacientes. Dentre as opções terapêuticas, há medicamentos classificados como psicoestimulantes e não psicoestimulantes.

A escolha entre os fármacos deve levar em consideração diversos fatores, como a eficácia, a presença de comorbidades, contraindicações específicas, custo e disponibilidade da medicação. Portanto, a decisão sobre qual fármaco utilizar deve sempre ser individualizada, guiada por evidências científicas e pelas particularidades clínicas de cada paciente, como ocorre no tratamento de qualquer transtorno mental.

Referências

AHMAD, S. *Manual de farmacologia psiquiátrica de Kaplan & Sadock*. São Paulo: Artmed, 2024.

CANADIAN ADHD RESOURCE ALLIANCE (CADDRA). *Canadian ADHD Practice Guidelines*. 4. ed. Toronto: CADDRA, 2018.

CORDIOLI, A. V. *et al. Psicofármacos*: consulta rápida. 4. ed. Porto Alegre: Artmed, 2010.

DEBATISTA, C.; SCHATZBERG, A. F. *Schatzberg's manual of clinical psychopharmacology*. 10. ed. Arlington: American Psychiatric Association Publishing, 2024.

FARAONE, S. V. Understanding the effect size of lisdexanfetamine dimesylate for treating ADHD in children and adults. *Journal of Attention Disorders*, v. 16, n. 2, p. 128-137, 2012.

GODFREY, J. Safety of therapeutic methylphenidate in adults: a systematic review of the evidence. *J Psychopharmacol.*, v. 23, n. 2, p. 194-205, 2009.

KREDLOW, M. A. *et al.* The efficacy of Modafinil as a cognitive enhancer: a systematic review and meta-analysis. *J Clin Psychopharmacol.*, v. 39, n. 5, p. 455-461, 2019.

NATIONAL INSTITUTE FOR HEALTH AND CARE EXCELLENCE (NICE). *Attention deficit hyperactivity disorder*: diagnosis and management. Londres: NICE, 2018.

STAHL, S. M. *Psicofarmacologia clínica*: bases neurocientíficas e aplicações práticas. 5. ed. Porto Alegre: Artmed, 2022.

SCHWARTZ S.; CORRELL C. U. Efficacy and safety of atomoxetine in children and adolescents with attention-deficit/hyperactivity disorder: results from a comprehensive meta-analysis and metaregression. *J Am Acad Child Adolesc Psychiatry*, v. 53, n. 2, p. 174-187, 2014.

CAPÍTULO 38

Novos horizontes no tratamento do TDAH

A era da neuromodulação

A neuromodulação cada vez mais vem ganhando espaço no tratamento de diversos transtornos. Hoje, já é uma realidade no arsenal de tratamento do transtorno do déficit de atenção com hiperatividade em vários países. Neste capítulo, resumo as técnicas mais utilizadas e quais são as suas aplicabilidades na clínica.

Lya Ximenez de Souza Rodrigues

LYA XIMENEZ DE SOUZA RODRIGUES

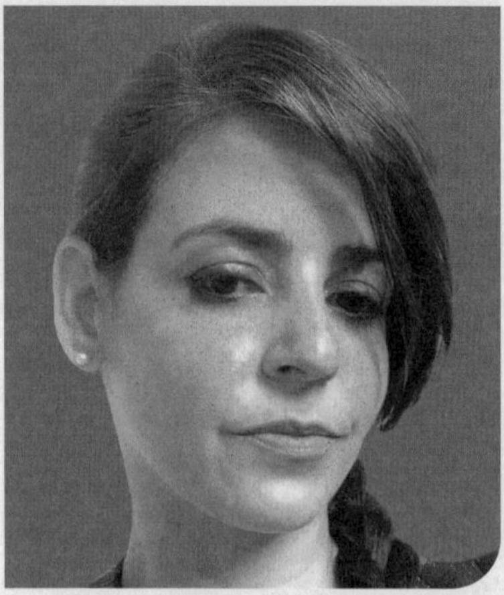

Médica especializada em Estimulação Magnética Transcraniana pela Berenson Allen Center of Noninvasive Brain Stimulation (BA-CNBS)/ Harvard Medical School em 2014. Chefiou o serviço de psiquiatria do Hospital Municipal Dr. Abdon Gonçalves de 2019 a 2022. Responsável pelo serviço de neuromodulação da Clínica ABcomport, sob direção clínica da dra. Ana Beatriz Barbosa Silva, de 2015-2017. Responsável pelo serviço de neuromodulação da Clínica Interpsi, sob direção clínica do dr. Leonardo Lessa desde 2018. Diretora Clínica da Nexus Neuromodulação, onde atualmente dedica-se ao uso da EMTr e outras formas de neuromodulação não invasiva para o tratamento de transtornos diversos. Membro da equipe de saúde mental do Ambulatório de Hepatites Virais (IOC/Fiocruz). Autora, em colaboração com dra. Ana Beatriz Barbosa da Silva, dos livros *Corações descontrolados, Mentes que amam demais, Mentes consumistas, Mentes e manias, Mentes depressivas* e *Mentes ansiosas.*

Contatos: nexusneuromodulacao@gmail.com
Instagram: @nexusneuromodulação
21 99926 9429

Os avanços da medicina já estão trazendo frutos, tais quais os tratamentos não medicamentosos, como a neuromodulação, que prometem trazer alívio aos sintomas de pacientes que sofrem por transtornos mentais, e com o mínimo de efeitos colaterais. Este capítulo é um resumo sobre as técnicas neuromodulatórias mais utilizadas no tratamento do TDAH.

A neuromodulação é um conjunto de técnicas aplicadas ao sistema nervoso central e/ou periférico, que tem como objetivo alterar o funcionamento cerebral ou neuronal de um ou mais circuitos. Entre estas, aqui abordarei especificamente três técnicas: o neurofeedback (NB), a estimulação transcraniana por corrente contínua (ETCC) e a estimulação magnética transcraniana repetitiva (EMTr).

O que é neurofeedback (NB)?

É uma técnica derivada do biofeedback. Para quem desconhece o termo, trata-se de um treinamento o qual o indivíduo aprende a adquirir controle de funções do corpo que normalmente não teríamos, como, por exemplo, os batimentos cardíacos. Isso é feito por meio de um monitor e um software que guiam o usuário com auxílio do profissional.

O NB utiliza o mesmo princípio, mas com ondas cerebrais. Existem quatro subtipos de padrão eletroencefalográficos descritos de portadores de TDAH e cada um desses possui um protocolo de tratamento diferente (Castellanos & Tannock, 2002).

O NB foi trazido para o Brasil na década de 1990 e desde então tem sido aprimorado e aplicado em portadores de TDAH, ansiedade, entre outros. Hoje é realizado associado a outras técnicas, como a ETCC e a EMTr, que potencializam seu efeito (Hill & Fitzgerald, 2016).

Em média são realizadas 30 sessões iniciais, sendo de 2 a 3 vezes por semana. Como efeito colateral mais comum, observa-se a fadiga mental. Os casos com hiperatividade física importante ou associados aos outros transtornos mentais devem estar estáveis para conseguirem realizar o tratamento sem frustrações.

As evidências e recomendações

A Sociedade Americana de Psiquiatria da Infância e Adolescência e a Associação Americana de Psicologia reconhecem a técnica como uma opção para o tratamento do TDAH. Hoje, países como Alemanha, Reino Unido, Holanda e Canadá já incluem o NB em seus *guidelines* como opção para o tratamento do TDAH. Ao mesmo tempo, assim como a Associação Americana de Psiquiatria (APA), fazem também uma ressalva em relação à necessidade de mais estudos controlados (Pliszka & AACAP Work Group on Quality Issues, 2007; APA, 2017; APA, c2025).

Diante do exposto, podemos dizer que é um tratamento seguro e recomendado em diversos países, assim deveria ser considerado no manejo dos sintomas de TDAH (Arns; Heinrich & Strehl, 2014; Pliszka & AACAP Work Group on Quality Issues, 2007; APA, c2025; Castellanos & Tannock, 2002; DGKJP, 2018; NICE, 2018; NVvP, 2017; Ostinelli; Schulze & Zangani, 2025; Rossi *et al.*, 2021).

Estimulação transcraniana por corrente contínua (ETCC)

A ETCC foi desenvolvida e testada desde 1960. Hoje a técnica é utilizada no tratamento de diversos transtornos neurológicos e psiquiátricos na modalidade *off-label* (Arns; Heinrich & Strehl, 2014).

A técnica consiste em posicionar dois eletrodos (um ânodo e outro cátodo) em áreas distintas da cabeça, presas por uma fita e molhadas com soro fisiológico. A sessão tem 20 minutos de duração e deve ser aplicada duas vezes por dia e ser realizada em no mínimo 20 sessões.

O estímulo pode provocar em alguns pacientes comichão, coceira, formigamento ou ardência no local de aplicação. A voltagem normalmente utilizada é de um a dois miliamperes, a mesma de uma pilha comum. O estímulo tem como objetivo facilitar a despolarização de neurônios, ajudando o funcionamento de áreas hipo ou hiperativas no córtex pré-frontal (Fregni; Boggio & Brunoni, 2012; Hill & Fitzgerald, 2016).

Hoje muitos países já utilizam a técnica com vários objetivos terapêuticos. O resultado em crianças e adolescentes é superior do que em adultos, e tem mostrado uma ferramenta com grande potencial terapêutico para o TDAH, principalmente combinada com terapia cognitivo-comportamental e/ou treinamento cognitivo. Apesar disso ainda se faz necessário mais estudos sobre o tema (Hill & Fitzgerald, 2016; Ostinelli; Schulze & Zangani, 2025; Yang & Kim, 2025).

Estimulação magnética transcraniana repetitiva (EMTr)

A EMTr foi desenvolvida na década de 80 por Barker e sua equipe na Inglaterra. Após, o equipamento foi amplamente testado e melhorado para tratamento de transtornos e estudos neurofisiológicos. Hoje já é amplamente estudada e aplicada em diversos países, apesar de ser ainda pouco difundida no Brasil (Arns; Heinrich & Strehl, 2014; Hill & Fitzgerald, 2016; Epstein; Wassermann & Ziemann, 2008).

O tratamento é aprovado nos Estados Unidos da América para transtorno depressivo maior, transtornos de ansiedade, tabagismo e transtorno obsessivo compulsivo, apesar de que na prática já vem sendo aplicada para TDAH. No Brasil, para depressão uni e bipolar e esquizofrenia (CFM, 2012). No que se diz respeito ao uso no TDA(H), ainda é considerado *off-label*, a despeito de já ser oferecida e realizada em clínicas (Cohen *et al.*, 2022; Fregni; Boggio & Brunoni, 2012; Wu *et al.*, 2024; Yang & Kim, 2025; Yen; Valentine & Chiang, 2024).

Mecanismo de ação

O tratamento da EMTr é realizado em consultório e consiste na aplicação de pulsos repetitivos sobre uma região da cabeça.

O pulso é gerado por uma corrente elétrica alternada pelo princípio da Lei de Faraday. Este, quando atinge o córtex cerebral, induz uma corrente, provocando a facilitação ou a própria despolarização de interneurônios, glutamatérgicos (estímulo excitatório) ou gabaérgicos (inibitório), e a liberação de fatores de crescimento neuronal, induzindo assim a neuroplasticidade cerebral (Fregni; Boggio & Brunoni, 2012; Epstein; Wassermann & Ziemann, 2008). Esse estímulo ajuda a resgatar a conectividade e comunicabilidade do circuito, regulando a excitabilidade da membrana neuronal, restabelecendo a responsividade dos receptores, criando e fortalecendo conexões funcionais.

Alguns fármacos, como antidepressivos e estimulantes prescritos para TDAH, podem agir de forma sinérgica, potencializando seu efeito. Efeitos colaterais mais comuns são desconforto local e cefaleia (Fregni; Boggio & Brunoni, 2012; Epstein; Wassermann & Ziemann, 2008).

Aplicação em crianças e adolescentes com TDAH

O uso da EMTr em crianças e adolescentes com TDAH vem sido estudado e aplicado de forma experimental ou *off-label*.

Na fase do desenvolvimento cerebral e a associação frequente a outros transtornos mentais, torna-se necessário grande cautela e experiência na aplicação da técnica.

Seus resultados têm sido promissores e sua aplicação já vem sendo feito nos EUA e no Brasil, contudo mais estudos se fazem necessários para garantir uma melhor segurança e eficácia (Pliszka & AACAP Work Group on Quality Issues, 2007; Yang & Kim, 2025).

Aplicação em adultos com TDAH

O tratamento pode variar muito de acordo com a sintomatologia prevalente do paciente. A maioria dos protocolos testados utilizou-se de parâmetros diferentes, o que traz um desafio para inferir a sua eficácia. Diante disso, os estudos demonstraram respostas muito variadas em relação à resposta terapêutica comparada ao placebo (Hill & Fitzgerald, 2016; NICE, 2018).

Apesar de *off-label*, os resultados para o tratamento de TDAH têm sido bons e promissores (Hill; Fitzgerald & Hoy, 2016; Lefaucheur *et al.*, 2020; NICE, 2018).

Considerações finais

Os portadores de TDAH podem se beneficiar das técnicas de neuromodulação para tratamento de diversos sintomas, porém têm como principal ponto negativo o custo elevado. A realização de exames neurofuncionais são importantes para maior assertividade do protocolo a ser escolhido. Fatores como: o uso de medicamentos, o uso de drogas, a presença de outras doenças, a qualidade do sono, a alimentação e a psicoterapia, impactam diretamente no resultado do tratamento.

O neurofeedback é a técnica que possui mais evidências no momento e é praticamente livre de efeitos colaterais. Muitos países já citam como opção terapêutica, principalmente de forma complementar. O seu uso associado aos outros tratamentos como medicações, psicoterapia, ETCC, EMTr trazem melhores resultados.

A ETCC apesar de não possuir evidências científicas robustas, muitos estudos apontam o benefício do tratamento para diversos sintomas do TDAH especialmente combinada com o NB, treinamento cognitivo e/ou psicoterapia. É um tratamento considerado seguro e bem tolerado. Na prática, é bastante prescrita por profissionais de saúde não médicos.

Esse tratamento apesar de poucos efeitos colaterais, potencialmente pode modificar o comportamento através da alteração do funcionamento dos circuitos cerebrais como também interage com medicamentos. Faz-se necessário um acompanhamento multidisciplinar e o esclarecimento aos pacientes sobre as evidências científicas e a eficácia reduzida quando comparada aos medicamentos.

A EMTr é também *off-label* e tem eficácia menor que os tratamentos convencionais, entretanto, muitos estudos já apontam benefícios para essa indicação. Sua eficácia parece ser superior à ETCC. Só deve ser considerada em casos moderados a graves, com falha terapêutica, incluindo NB e ETCC, e/ou na impossibilidade, ou recusa, de tratamento medicamentoso. Cada caso deve ser avaliado individualmente e esclarecido sobre riscos e benefícios da técnica. Em relação a perspectivas futuras, temos a estimulação do nervo trigêmeo (eTNS) aprovado em 2019 pelo Food and Drug Administration (FDA), que parece melhorar a função executiva. Porém, pesquisas ainda estão em andamento para avaliar seu valor no tratamento do TDAH.

Referências

AMERICAN PSYCHIATRIC ASSOCIATION (APA). Attention deficit/hyperactivity disorder. In: AMERICAN PSYCHIATRIC ASSOCIATION (APA). *The American Psychiatric Association practice guidelines for the Psychiatric Evaluation of Adults*. 3. ed. American Psychiatric Publishing, 2017, p. 1-23.

AMERICAN PSYCHOLOGICAL ASSOCIATION (APA). ADHD. *American Psychological Association*, c2025. Disponível em: https://www.apa.org/topics/adhd. Acesso em: 6 jun. 2025.

ARNS, M.; HEINRICH, H.; STREHL, U. Evaluation of neurofeedback in ADHD: the long and winding road. *Biological Psychology*, v. 95, p. 108-115, 2014.

CASTELLANOS, F. X.; TANNOCK, R. Neuroscience of attention-deficit/hyperactivity disorder: the search for endophenotypes. *Nature Reviews Neuroscience*, v. 3, n. 8, p. 617-628, 2002.

CAUMO, W. Segurança no uso da neuromodulação. *In*: FREGNI, F.; BOGGIO, P. S.; BRUNONI, A. R. *Neuromodulação terapêutica*: princípios e avanços da estimulação cerebral não invasiva em neurologia. São Paulo: Sarvier, 2012.

COHEN, S. L. *et al.* A visual and narrative timeline of US FDA milestones for transcranial magnetic stimulation (TMS) devices. *Brain Stimulation*, v. 15, n. 1, p. 73-75, 2022.

CONSELHO FEDERAL DE MEDICINA (CFM). *Resolução CFM n. 1.986, de 22 de março de 2012*. Brasília, DF: CFM, 2012.

DEUTSCHE GESELLSCHAFT FÜR KINDER- UND JUGENDPSYCHIATRIE UND PSYCHOTHERAPIE (DGKJP). *Langfassung der interdisziplinären evidenz- und konsensbasierten (S3) Leitlinie „Aufmerksamkeitsdefizit- / Hyperaktivitätsstörung (ADHS) im Kindes-, Jugend- und Erwachsenenalter"*. AWMF-Registernummer 028-045 p. 60-61.

EPSTEIN, C. M.; WASSERMANN, E. M.; ZIEMANN, U. (Eds.). *Oxford handbook of transcranial stimulation*. Oxford: Oxford University Press, 2008.

FOOD AND DRUG ADMINISTRATION (FDA). FDA permits marketing of first medical device for treatment of ADHD. Press Announcements. *FDA*, 19 abr. 2019. Disponível em: https://www.fda.gov/news-events/press-announcements/fda-permits-marketing-first-medical-device-treatment-adhd. Acesso em: 17 jul. 2025.

FREGNI, F.; BOGGIO, P. S.; BRUNONI, A. R. *Neuromodulação terapêutica:* princípios e avanços da estimulação cerebral não invasiva em neurologia, reabilitação, psiquiatria e neuropsicologia. São Paulo: Sarvier, 2012.

FU, B. *et al.* Efficacy and safety of transcranial magnetic stimulation for attention-deficit hyperactivity disorder: a systematic review and meta-analysis. *Brain and Behavior*, v. 15, n. 1, e70246, 2025.

HILL, L. J.; FITZGERALD, P. B. ; HOY, K. E. Effects of Anodal transcranial direct current stimulation on working memory: a systematic review and meta-analysis of findings from healthy and neuropsychiatric populations. *Brain stimulation*, v. 9, n. 2, 2016.

HIMMELMEIER, L.; WERHEID, K. Neurofeedback training in children with ADHD: a systematic review of personalization and methodological features facilitating training conditions. *Clinical EEG and Neuroscience*, v. 55, n. 6, 2024. DOI: 10.1177/15500594241279580

LEFAUCHEUR, J.-P. *et al.* Evidence-based guidelines on the therapeutic use of repetitive transcranial magnetic stimulation (rTMS): an update (2014-2018). *Clinical Neurophysiology*, v. 131, n. 2, p. 474-528, jan. 2020.

LOO, S. K. *et al.* Trigeminal nerve stimulation for attention-deficit/hyperactivity disorder: cognitive and electrophysiological predictors of treatment response. *J Am Acad Child Adolesc Psychiatry*, v. 60, n. 7, 2020.

LUCENA, R.; VIEIRA, C.; MATOS, M. Transtornos do desenvolvimento. *In*: FREGNI, F.; BOGGIO, P. S.; BRUNONI, A. R. *Neuromodulação terapêutica*: princípios e avanços da estimulação cerebral não invasiva em neurologia. São Paulo: Sarvier, 2012.

NATIONAL INSTITUTE FOR HEALTH AND CARE EXCELLENCE (NICE). *Attention deficit hyperactivity disorder*: diagnosis and management. NICE Guideline NG87. Londres: NICE, 2018.

NEDERLANDSE VERENIGING VOOR PSYCHIATRIE (NVvP). *Richtlijn voor de diagnostiek en behandeling van ADHD bij kinderen en jongvolwassenen.* Utrecht: Nederlandse Vereniging voor Psychiatrie, 2017.

OSTINELLI, E. G.; SCHULZE, M.; ZANGANI, C. Comparative efficacy and acceptability of pharmacological, psychological, and neurostimulatory interventions for ADHD in adults: a systematic review and component network meta-analysis. *The Lancet Psychiatry*, Londres, v. 12, n. 1, p. 32-43, 2025.

PLISZKA, S. R. *et al.* Practice parameter for the assessment and treatment of children and adolescents with attention-deficit/hyperactivity disorder. *Journal of the American Academy of Child and Adolescent Psychiatry*, v. 46, n. 7, p. 894-921, jul. 2007. DOI: 10.1097/chi.0b013e318054e724.

ROSSI, S. *et al.* Safety and recommendations for TMS use in healthy subjects and patient populations, with updates on training, ethical and regulatory issues: expert guidelines. *Clinical Neurophysiology*, v. 132, n. 1, p. 269-306, jan. 2021. DOI: 10.1016/j.clinph.2020.10.003.

WU, G. *et al.* Comparative efficacy of neurofeedback interventions for attention-deficit/hyperactivity disorder in children: a network meta-analysis. *Brain and Behavior*, v. 14, n. 12, p. e70194, 2024.

YANG, C.; KIM, J. W. Neuromodulation as a potential intervention for children with attention-deficit/hyperactivity disorder. *Journal of the Korean Academy of Child and Adolescent Psychiatry*, v. 36, n. 1, p. 2-10, 2025.

YEN, C.; VALENTINE, E. P.; CHIANG, M. C. The use of transcranial magnetic stimulation in attention optimization research: a review from basic theory to findings in attention-deficit/hyperactivity disorder and depression. *Life*, v. 14, n. 3, 2024.

SEÇÃO 06

SUPORTE
E DIREITOS

CAPÍTULO 39

A atenção básica como chave para o diagnóstico precoce do TDAH

Este capítulo defende a autonomia do médico da atenção primária no diagnóstico do TDAH. Dados os impactos do transtorno e sua alta prevalência, argumenta acerca da competência do Médico de Família, com base em suas atribuições legais e teóricas, e propõe soluções sistêmicas, políticas públicas e desmistificação do encaminhamento. Conclui-se a urgência da capacitação médica para esta abordagem.

Karen de Albuquerque Mendonça Melo

KAREN DE ALBUQUERQUE MENDONÇA MELO

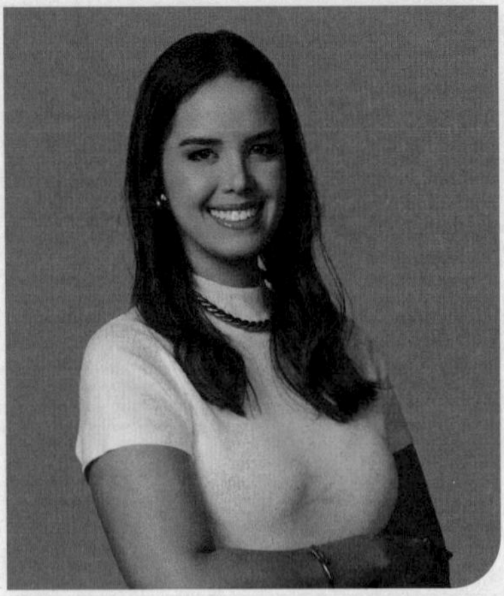

Médica formada pela Universidade Tiradentes (Unit), especialista em Medicina de Família e Comunidade. Pós-graduada em Pediatria, UTI Pediátrica e Psiquiatria, e pós-graduanda em Psiquiatria da Infância e da Adolescência. Possui aprimoramento em Autismo pelo CBI of Miami, certificação em Autismo (CTC III) e formação em Transtornos do Neurodesenvolvimento (TND III). Sua vivência como autista e mãe atípica é uma motivação poderosa para o aprofundamento no cuidado de crianças e famílias atípicas.

Contatos: drakaren.albuquerque@hotmail.com
Instagram: @drakarenalbuquerque
79 99938 4497

Para contextualizar, um breve relato:

Laura, desde cedo, apresentou dificuldades na escola. Ela tinha dificuldades em se concentrar, esquecia tarefas simples, ficava facilmente distraída e, muitas vezes, não conseguia seguir as instruções da professora. As outras crianças já estavam aprendendo a ler e escrever, enquanto Laura parecia estar sempre um passo atrás. Seus pais, preocupados, procuraram o médico da unidade básica de saúde do seu bairro, mas receberam respostas vagas como: "cada criança tem seu tempo!".

Conforme Laura crescia, suas dificuldades se intensificavam. Na escola, seus professores notavam que ela não conseguia se organizar, esquecia materiais, se distraía facilmente e tinha grande dificuldade em concluir as tarefas. Laura começou a se sentir cada vez mais "inadequada", além de apresentar notas insatisfatórias nas avaliações. Novamente, seus pais procuraram ajuda: dessa vez, o pediatra a encaminhou ao neuropediatra, mas essa consulta parecia nunca chegar.

Ao entrar na adolescência, os problemas se agravaram. Seus colegas já estavam se destacando em diversas áreas, enquanto ela não conseguia nem mesmo manter uma rotina regular de estudos. As dificuldades com foco e impulsividade faziam-na sentir-se incapaz, e ela se via à margem das conquistas dos outros. Laura começou a se afastar de amigos e começou a pensar que não havia solução para suas dificuldades. A ideação suicida se tornou presente em sua vida, alimentada pela sensação de fracasso contínuo.

Aos 16 anos, Laura foi ao posto de saúde e, mais uma vez, foi encaminhada ao neurologista, porém a agenda estava cheia, e Laura nunca conseguiu passar pelo especialista. Sem um diagnóstico, ela seguiu sua vida, lutando com a crescente sensação de desesperança.

Com o tempo, Laura abandonou o ensino médio, e começou a trabalhar em empregos simples, sem perspectiva de crescimento. O sentimento de inadequação a levou ao abuso de álcool.

Foi somente na vida adulta, aos 26 anos de idade, depois de muito sofrimento, que ela conseguiu um diagnóstico de transtorno do déficit de atenção com hiperatividade (TDAH). O diagnóstico foi um alívio e, ao mesmo tempo, uma dor. A sensação era de que as peças finalmente se encaixavam, mas também havia a frustração por não ter recebido o diagnóstico antes, quando poderia ter evitado tanto sofrimento.

Com o diagnóstico em mãos, Laura começou a se tratar. A terapia a ajudou a lidar com as questões emocionais profundas, enquanto a medicação lhe deu o suporte necessário para melhorar seu foco e organização.

Embora ainda enfrentasse desafios, Laura reconstruiu sua vida, retomou os estudos e conseguiu alcançar um nível de estabilidade que nunca imaginara ser possível. Ela passou a sentir que sua vida tinha mais sentido. O diagnóstico tardio não apagava os anos de sofrimento, mas lhe dava uma nova perspectiva, uma chance de recomeçar.

O relato, fictício, reúne as dificuldades enfrentadas por diversos pacientes que chegam ao meu consultório. O diagnóstico precoce e o tratamento adequado são direitos do paciente e um dever do médico. Assim, neste capítulo, propõe-se um alerta sob a premissa de que os diagnósticos eficazes e precoces realizados por médicos de família podem minimizar os prejuízos enfrentados por seus portadores.

Prejuízos do TDAH

Conforme apresentado por Pires *et al.* (2024), os adolescentes portadores do TDAH acumulam prejuízos que se caracterizam como: comportamentais, sociais, biológicos, psicopatológicos, psicológicos, cognitivos e neurológicos. Conclui-se, dessa forma, que este transtorno é dispendioso para o seu portador, predizendo uma perspectiva negativa a longo prazo.

Quanto aos diagnósticos, de acordo com Abdelnour, Jansen e Gold (2022), os dados indicam que muitos pacientes com TDAH estão sendo subdiagnosticados e negligenciados. Além disso, é comum que jovens com TDAH sejam erroneamente diagnosticados com transtorno opositivo desafiador (TOD) ou transtorno de conduta (TC). A ênfase excessiva no "sobrediagnóstico" (a preocupação em diagnosticar em excesso) pode ser prejudicial, criando barreiras ao tratamento e reforçando o estigma em torno do TDAH.

Por isso, é fundamental adotar uma abordagem holística, levando em consideração tanto os riscos do tratamento quanto os do subtratamento. O TDAH não reconhecido pode impactar de forma significativa a saúde mental, a vida social e profissional dos pacientes. Um diagnóstico preciso e um tratamento adequado podem transformar a vida desses indivíduos de maneira substancial (Abdelnour; Jansen & Gold, 2022).

Prevalência do TDAH – um alerta para intervenção

Partindo dos dados indicados por Salari *et al.* (2023), a incidência de TDAH é de 7,6% nas crianças entre 3 e 12 anos de idade, e 5,6% em adolescentes entre 12 a 18 anos. Esta prevalência nos alerta para a urgência em implementação de educação continuada em saúde, entre outras políticas, que permitam o diagnóstico eficaz e o tratamento.

Além de um transtorno bem estabelecido em diversos estudos da comunidade científica, sua alta prevalência é motivadora para que não apenas médicos de maneira geral, mas profissionais da saúde e da educação tenham conhecimento e um olhar atento para identificação e intervenção.

O papel do Médico de Família neste contexto

Entre as atribuições do Médico de Família e comunidade estão a assistência à saúde da criança e a realização da consulta de puericultura, bem como a visão do indivíduo dentro do seu contexto social e familiar, seu acompanhamento ao longo da adolescência e vida adulta, até a senilidade, fornecendo intervenções e instrumentos que permitam a melhor qualidade de vida.

Durante esses atendimentos é imprescindível atentar para os marcos do desenvolvimento, identificar sinais de alerta, e intervir da maneira mais precoce possível.

Entre as causas de assistência insuficiente à criança estão as falhas no sistema de saúde, tanto de equipamentos quanto de equipe multiprofissional, assim como fragilidades das habilidades médicas (Pfeilsticker *et al.*, 2021).

Além disso, a identificação precisa do TDAH e a implementação de intervenções eficazes são fundamentais. O diagnóstico deve ser baseado na entrevista clínica, nas observações diretas e na avaliação de aspectos como comprometimento, comorbidades físicas e psiquiátricas, e histórico familiar.

Embora a avaliação neuropsicológica não seja essencial para o diagnóstico, ela pode fornecer informações valiosas para aprimorar o manejo. Além disso, as terapias psicológicas ou medicamentosas devem ser adaptadas de forma individualizada, considerando a história pessoal e familiar de cada paciente (Coghill *et al.*, 2023).

Dessa forma, é essencial que o Médico de Família esteja apto, por meio das práticas de educação continuada em saúde, para o diagnóstico eficaz desse e de outros transtornos.

Breve reflexão

A questão da responsabilidade médica e da competência profissional é essencial quando falamos sobre a abordagem de crianças com diferentes condições de saúde.

Tomemos, por exemplo, uma criança de três anos com dor no ouvido e febre. Nesse caso, o médico deve realizar a avaliação clínica e identificar o diagnóstico, que pode ser uma otite ou outro problema relacionado. O encaminhamento imediato ao otorrinolaringologista não é sempre necessário, a não ser que surjam complicações ou que o quadro se mostre mais complexo.

A mesma lógica se aplica a uma criança diagnosticada com pneumonia: o médico pode identificar o quadro, instituir o tratamento inicial (como antibióticos, se necessário) e, caso o quadro evolua de forma mais grave ou haja dúvida no diagnóstico, encaminhar para um pneumologista.

Esse raciocínio também se estende a condições mais complexas, como o TDAH, o autismo ou outros transtornos do neurodesenvolvimento. O Médico de Família deve ter a responsabilidade e a competência para identificar sinais iniciais desses transtornos e direcionar os pacientes às terapias adequadas.

A Lei nº 3.268/1957 (Brasil, 1957), que regula o ato médico, nos traz um princípio importante: o médico legalmente inscrito tem o direito de atuar em qualquer ramo da medicina, desde que tenha a competência necessária. O art. 17 da Lei nº 3.268/1957 deixa claro que o médico deve assumir a responsabilidade por seus atos, independentemente de sua especialização, como já é corroborado pelo Parecer-Consulta CFM nº 08/96, que afirma que o título de especialista é apenas indicativo de conhecimento aprofundado, mas não confere exclusividade para realizar qualquer ato médico.

Nesse sentido, o Parecer CFM nº 17/04 também reforça que os conselhos regionais de medicina não exigem que um médico seja especialista para exercer a medicina, desde que sua formação o capacite para isso.

A responsabilidade médica deve ser pautada, portanto, na competência profissional, com o objetivo de oferecer o melhor cuidado ao paciente. Esse cuidado deve ser sempre focado na saúde integral da criança, e não é necessário, em muitos casos, aguardar por uma consulta com outro especialista, quando o Médico de Família pode agir de forma assertiva.

Conclusão

A escassez de neuropediatras representa um grande desafio no contexto atual, dado o aumento da demanda por especialistas no diagnóstico e tratamento de transtornos do neurodesenvolvimento. Nesse cenário, é urgente a capacitação dos médicos de família, de forma que possam oferecer um atendimento adequado às crianças que necessitam de acompanhamento especializado, proporcionando, assim, um diagnóstico mais precoce, uma orientação mais eficaz e prevenindo complicações acerca do desenvolvimento infantil, além de assegurar um cuidado mais eficiente, acessível e humanizado.

Referências

ABDELNOUR, E.; JANSEN, M. O.; GOLD, J. A. ADHD diagnostic trends: increased recognition or overdiagnosis? *Missouri Medicine*, Missouri, v. 119, n. 5, p. 467-473, set./out. 2022.

BRASIL. *Lei n. 3.268, de 30 de setembro de 1957*. Dispõe sôbre os Conselhos de Medicina, e dá outras providências. Brasília, DF: Presidência da República, 1957. Disponível em: https://www.planalto.gov.br/ccivil_03/LEIS/L3268.htm. Acesso em: 29 abr. 2025.

COGHILL, D. *et al.* The management of ADHD in children and adolescents: bringing evidence to the clinic: perspective from the European ADHD Guidelines Group (EAGG). *European Child & Adolescent Psychiatry*, Califórnia, v. 32, n. 8, p. 1337-1361, 2023.

CONSELHO FEDERAL DE MEDICINA. Parecer CFM nº 17/04. Os Conselhos Regionais de Medicina não exigem que um médico seja especialista para exercer a medicina, desde que sua formação o capacite para isso. Brasília, DF: CFM, 2004. Disponível em: https://sistemas.cfm.org.br/normas/visualizar/pareceres/BR/2004/17. Acesso em: 22 maio 2025.

CONSELHO FEDERAL DE MEDICINA. Parecer-Consulta CFM nº 08/96. O título de especialista é indicativo de conhecimento aprofundado, mas não confere exclusividade para realizar qualquer ato médico. Brasília, DF: CFM, 1996. Disponível em: https://sistemas.cfm.org.br/normas/visualizar/pareceres/BR/1996/8. Acesso em: 29 abr. 2025.

PFEILSTICKER, F. J. *et al.* Desafios no atendimento à saúde da criança por médicos da estratégia de saúde da família. *Revista Brasileira de Medicina de Família e Comunidade*, Rio de Janeiro, v. 16, n. 43, p. 2634, 2021.

PIRES, S. M. A. M. *et al.* Impactos do TDAH à adolescência: revisão sistemática de literatura. *Revista Brasileira de Educação Especial*, Dourados, v. 30, e0174, p. 1-20, 2024. DOI: 10.1590/1980-54702024v30e0174.

SALARI, N. *et al.* The global prevalence of ADHD in children and adolescents: a systematic review and meta-analysis. *Italian Journal of Pediatrics*, Roma, v. 49, n. 1, p. 1-12, 2023.

CAPÍTULO 40

A importância da família na condução do TDAH

Este capítulo destaca o papel essencial da família no manejo do TDAH, mostrando como o ambiente familiar influencia o desenvolvimento emocional, social e acadêmico da criança. Com base em pesquisas e experiências reais, aborda desafios da parentalidade, estratégias e a importância do suporte familiar. A mensagem central é clara: a presença e o acolhimento dos pais podem transformar a vida da criança.

Paula Frati

PAULA FRATI

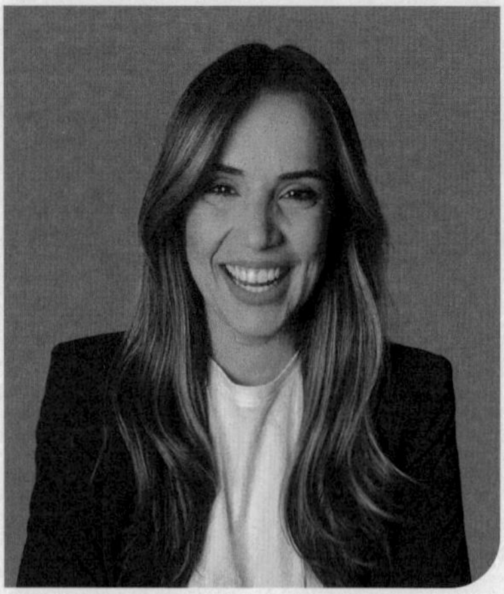

Graduada em Psicologia pela PUC-Campinas e especialista em Neuropsicologia pelo Hospital Albert Einstein, é referência em TDAH na infância e adolescência. Sócia da Neuro Entrelaçar, é idealizadora do treinamento de pais Fazendo as Pazes com o TDAH e da pós-graduação em Neuroeducação e TDAH. Atua junto a famílias, educadores e profissionais da saúde, auxiliando na construção de estratégias para o desenvolvimento emocional e acadêmico de crianças neurodivergentes. Além disso, ministra palestras, treinamentos e é autora do livro *Além do TDAH: conhecimento, histórias e superações*. Seu trabalho une ciência e acolhimento, ajudando famílias e profissionais a compreenderem o TDAH com leveza, segurança e empatia.

Contatos: contato@paulafrati.com.br
Instagram: @paulafrati
YouTube: Paula Frati
WhatsApp: 15 99136 0907

> *Nenhuma intervenção para o TDAH será tão eficaz se a família não estiver envolvida. A base do desenvolvimento está no vínculo, no acolhimento e no suporte que a criança recebe dentro de casa.*
>
> **Paula Frati**

O que define o sucesso no desenvolvimento de uma criança com TDAH? Seria a escola ideal? O tratamento mais moderno? A resposta está mais perto do que imaginamos: dentro de casa. Nenhuma intervenção para o TDAH será tão eficaz sem o envolvimento da família. O suporte emocional, a estrutura diária e o olhar atento dos pais fazem toda a diferença para transformar desafios em possibilidades.

A jornada de uma criança ou adolescente com TDAH é desafiadora. O transtorno afeta sua atenção, hiperatividade, impulsividade e autorregulação e gera déficits nas funções executivas, impactando não apenas a vida escolar e social, mas também a dinâmica dentro de casa.

Quando um diagnóstico de TDAH chega à família, ele traz consigo muitas dúvidas e, em alguns casos, sentimento de culpa e insegurança. Não é incomum encontrarmos responsáveis, especialmente mães, perdidas, sem direção, sentindo um fracasso enorme por não dar conta dos problemas relacionados ao TDAH. No entanto, o papel da família vai muito além de lidar com os desafios diários. Pesquisas mostram que crianças com TDAH que crescem em um ambiente familiar estruturado, com apoio emocional e estratégias adequadas têm melhores resultados no desenvolvimento de habilidades sociais, emocionais e acadêmicas.

O objetivo deste capítulo não é romantizar os desafios da parentalidade, nem sugerir que há um caminho único para lidar com o TDAH. Mas sim reforçar que a família não é apenas um coadjuvante no processo terapêutico: ela é o alicerce de tudo.

A família como peça-chave no manejo do TDAH

Imagine duas crianças com TDAH. A primeira cresce em um ambiente acolhedor, em que os pais compreendem suas dificuldades e implementam estratégias para ajudá-la no dia a dia. A segunda enfrenta críticas constantes, cobranças excessivas, punições e falta de estrutura. Qual delas terá mais chances de desenvolver autoestima, segurança e habilidades emocionais? O diagnóstico é o mesmo, mas o impacto será completamente diferente. Isso porque a forma como a família lida com o TDAH pode ser o fator determinante na trajetória da criança.

Diante de um diagnóstico de TDAH, muitos pais se sentem perdidos. Alguns chegam a negar ou minimizar os sintomas, enquanto outros mergulham em uma busca desesperada por respostas. Ambos os extremos podem gerar frustrações e impedir um acompanhamento eficaz.

A ciência é clara: o TDAH é um transtorno neurobiológico e não é causado por falhas na criação. No entanto, a forma como a família lida com essa condição pode influenciar diretamente o desenvolvimento da criança. Em um ambiente acolhedor, onde há diálogo, estrutura e suporte, a criança desenvolve maior autonomia e habilidades de enfrentamento. Já um ambiente instável, com regras inconsistentes, críticas excessivas, punições e falta de compreensão, os sintomas podem se intensificar, aumentando as dificuldades emocionais e sociais. Isso significa que a família não pode mudar o TDAH, mas pode transformar a maneira como a criança e/ou adolescente lida com ele.

O impacto do ambiente familiar no desenvolvimento

A maneira como os pais organizam a rotina e lidam com os desafios diários impacta diretamente o comportamento da criança. Para aquelas com TDAH, algumas práticas fazem toda a diferença. Manter uma rotina previsível e estruturada, por exemplo, ajuda a reduzir a ansiedade e melhora a organização, pois o cérebro dessas crianças funciona melhor quando há previsibilidade. Além disso, a clareza na comunicação evita frustrações desnecessárias. Em vez de dizer "Se arrume logo!", expressões mais diretas e específicas, como "Coloque o sapato e pegue a mochila", tornam as instruções mais fáceis de seguir.

Outro ponto essencial é o reforço positivo. Valorizar pequenos avanços e reconhecer o esforço, em vez de focar apenas nos erros, contribui para a motivação e o fortalecimento da autoestima. Da mesma forma, o bem-estar dos pais precisa ser prioridade, pois pais exaustos tendem a ter menos paciência e tolerância. Cuidar da própria saúde emocional permite que eles ofereçam um suporte mais equilibrado e acolhedor aos filhos.

Segundo Barkley (2024), crianças cujas famílias adotam abordagens estruturadas, com rotinas consistentes e apoio emocional, tendem a apresentar menos problemas de comportamento e um desenvolvimento mais robusto de habilidades sociais. Isso mostra que, mais do que qualquer estratégia isolada, o ambiente familiar tem um papel fundamental na condução do TDAH e no crescimento saudável da criança.

Os desafios da parentalidade e como superá-los

Ser mãe ou pai de uma criança com TDAH é uma jornada desafiadora, marcada por sentimentos que vão da frustração ao cansaço e, muitas vezes, à culpa. A exaustão emocional é um dos principais desafios, pois muitos pais sentem que precisam estar em alerta o tempo todo para lidar com as demandas diárias. Além disso, os conflitos com a escola são frequentes, já que nem todas as escolas estão preparadas para acolher crianças com TDAH, o que pode gerar desentendimentos e sobrecarregar ainda mais a família.

Outro fator que pesa emocionalmente é a crítica externa. Pais frequentemente enfrentam julgamentos de parentes ou amigos que não compreendem essa condição, sugerindo que o comportamento da criança é apenas resultado de "falta de limites" ou "má-criação". Essa pressão externa se soma à autocobrança excessiva, pois, na tentativa de fazer tudo certo, muitos pais acabam carregando um peso desnecessário de culpa, sentindo-se insuficientes.

Um dos sentimentos mais frequentes entre pais de crianças com TDAH é a culpa. É a sensação de não estar fazendo o suficiente, de não conseguir acompanhar todas as demandas, de ver outras crianças se desenvolvendo aparentemente sem dificuldades. Mas é importante lembrar: educar uma criança neurodivergente exige estratégias diferentes, e não há um único caminho certo. O mais valioso é adaptar o ambiente, ajustar as expectativas e, acima de tudo, reconhecer cada pequeno avanço como uma grande conquista, afinal, na jornada de educar filhos com TDAH, tropeço também é um passo.

Diante desses desafios, algumas estratégias podem tornar essa caminhada mais leve. Buscar informação em fontes confiáveis é essencial para compreender melhor o TDAH e suas particularidades, ajudando a tomar decisões mais assertivas. Compartilhar responsabilidades com outros cuidadores, seja o cônjuge, avós ou professores, evita a sobrecarga e cria uma rede de apoio mais sólida. Além disso, conectar-se com grupos de apoio permite a troca de experiências com outras famílias que vivem desafios semelhantes, proporcionando acolhimento e orientação prática.

Por fim, praticar a autocompaixão é fundamental. Nenhum pai ou mãe precisa ser perfeito; eles precisam estar presentes. É necessário aprender que erros fazem parte do processo e que cada dia é uma nova oportunidade para aprender, e crescer ajuda a transformar a parentalidade em um caminho menos solitário e mais consciente.

Ciência e experiência: o que as pesquisas nos mostram?

Diversos estudos científicos reforçam o papel essencial da família no tratamento do TDAH. As diretrizes clínicas da *American Academy of Pediatrics* recomendam o uso de programas de treinamento parental baseado em evidências como primeira linha de tratamento para crianças em idade pré-escolar, destacando sua eficácia na redução de comportamentos desafiadores (Wolraich *et al.*, 2019).

Além disso, publicações da *Harvard Health Publishing*, da Harvard Medical School, apontam que a consistência nas rotinas familiares e o uso de reforço positivo têm um papel direto no desenvolvimento da autorregulação emocional, contribuindo para uma melhora no comportamento e para o fortalecimento da relação entre pais e filhos (LeWine, 2024).

Além das pesquisas científicas, a prática nos mostra que algumas estratégias podem transformar o dia a dia da família. Criar um ambiente organizado e previsível ajuda a reduzir a ansiedade e a tornar a rotina mais funcional. Uma maneira eficiente de fazer isso é estabelecer um "canto da calma", um espaço seguro onde a criança possa se recolher quando estiver sobrecarregada emocionalmente. Esse local pode conter almofadas, fones de ouvido, livros ou brinquedos sensoriais que ajudem na regulação emocional.

Outra estratégia importante são os rituais de transição. Crianças com TDAH frequentemente enfrentam dificuldades para alternar entre atividades, o que pode gerar resistência e frustração. Pequenos rituais ajudam a suavizar essas mudanças, como um alarme musical para indicar a hora de dormir ou um quadro visual que sinalize o início e o fim das tarefas escolares. Esses sinais externos tornam as transições mais previsíveis e reduzem os momentos de tensão.

Além disso, incluir a criança no processo de planejamento da rotina pode ser um diferencial. Reuniões familiares semanais são uma excelente oportunidade para ajustar estratégias, revisar desafios da semana e permitir que a criança também expresse suas dificuldades e sugestões. Esse momento reforça o vínculo familiar e ensina habilidades importantes, como negociação, autoconsciência e resolução de problemas.

Na prática, pequenas mudanças podem transformar o dia a dia de uma família que convive com o TDAH. Estabelecer horários ajuda a criança a lidar melhor com a previsibilidade e a reduzir a ansiedade diante de tarefas diárias. O uso de lembretes visuais, como quadros de tarefas e checklists, facilita a organização e a execução de atividades, diminuindo o esquecimento e a sobrecarga emocional. Além disso, evitar rótulos negativos é fundamental. Trocar frases como "Você é muito desorganizado" por "Vamos encontrar um jeito de organizar isso juntos" pode fazer toda a diferença na autoestima da criança.

Outro ponto essencial é respeitar as emoções da criança, permitindo que ela expresse suas frustrações sem ser invalidada. Sentir-se ouvido e compreendido fortalece o vínculo familiar e ajuda a criança a desenvolver estratégias mais saudáveis para lidar com suas dificuldades. Além disso, valorizar o esforço, e não apenas o resultado, mantém a motivação e reforça a importância da persistência diante dos desafios.

Essas estratégias não eliminam as dificuldades do TDAH, mas criam um ambiente mais acolhedor e seguro, no qual a criança se sente compreendida e apoiada.

A família como pilar da jornada

O TDAH não deve ser visto como uma sentença ou o fim de tudo; na verdade, os pais precisam aprender com as dificuldades, se tornando mais conscientes e ativos no desenvolvimento de seus filhos. A família não tem culpa pelo TDAH e muito menos tem o poder de mudar essa condição, mas pode oferecer o suporte necessário para que a criança cresça com mais segurança, autoestima e possibilidades.

Ser família de uma criança com TDAH não significa buscar perfeição, mas sim aprender a enxergar o mundo com um olhar mais atento e sensível. Cada passo dado ao lado dessa criança – com paciência, acolhimento e conhecimento – é um passo importante para que ela construa sua própria trajetória, cheia de possibilidades. Os pais não precisam saber todas as respostas, mas precisam compreender que a presença é a base para que a criança se desenvolva de forma saudável e positiva. E isso, mais do que qualquer técnica ou tratamento, é o que realmente transforma vidas.

Que este capítulo seja um lembrete de que não existem pais perfeitos – e as crianças não precisam que sejam. Elas são capazes de lidar com falhas, erros e imperfeições, desde que se sintam vistas, compreendidas e acolhidas. O que uma criança com TDAH realmente precisa é de um olhar atento e de pais dispostos a aprender, a crescer e a tentar, dia após dia.

Se há algo que deve ficar como mensagem final, é que a família não precisa ter todas as respostas. Mas precisa estar presente. E essa presença, quando combinada com conhecimento e amor, é capaz de mudar vidas.

Referências

BARKLEY, R. A. *Taking charge of ADHD*: the complete, authoritative guide for parents. 4. ed. Nova Iorque: Guilford Press, 2020.

BARKLEY, R. A. *Tratando TDAH em crianças e adolescentes:* o que todo clínico deve saber. Tradução: Sandra Maria Mallmann da Rosa. Revisão técnica: Felipe Almeida Picon. 1. ed. Porto Alegre: Artmed, 2024.

LEIJTEN, P.; MELENDEZ-TORRES, G. J.; GARDNER, F. Research review: the most effective parenting program content for disruptive child behavior – a network meta-analysis. *Journal of Child Psychology and Psychiatry*, v. 63, n. 2, 132-142, 2022. DOI: 10.1111/jcpp.13483.

LEWINE, H. E. Attention deficit hyperactivity disorder (ADHD). *Harvard Health Publishing*, 15 out. 2024. Disponível em: https://www.health.harvard.edu/mind-and-mood/attention-deficit-hyperactivity-disorder-adhd-a-to-z. Acesso em: 3 jun. 2025.

MILICH, R.; ROBERTS, W. (2025). ADHD and behavior disorders in children. *In:* BISWAS-DIENER, R.; DIENER, E. (eds.). *Noba textbook series*: psychology. [S. l.]: DEF Publishers. Disponível em: http://noba.to/cpxg6b27. Acesso em: 7 jul. 2025.

WOLRAICH, M. L. *et al.* Clinical practice guidelines for the diagnosis, evaluation, and treatment of attention-deficit/hyperactivity disorder in children and adolescents. *Pediatrics*, v. 144, n. 4, 2019. Disponível em: https://pubmed.ncbi.nlm.nih.gov/31570648. Acesso em: 3 jun. 2025.

CAPÍTULO 41

Plano Educacional Individualizado (PEI) no TDAH

Este capítulo tem como intuito discutir o Plano Educacional Individualizado (PEI), cuja temática é de suma importância frente ao cenário de turmas neurodivergentes no ambiente escolar. O PEI é um instrumento de planejamento e acompanhamento do processo de aprendizagem e desenvolvimento de estudantes, é uma ferramenta que auxilia o professor, facilitando o processo de inclusão e a vida do aluno possibilitando que o acesso ao currículo seja organizado de forma acessível.

Jocemara da Rosa

JOCEMARA DA ROSA

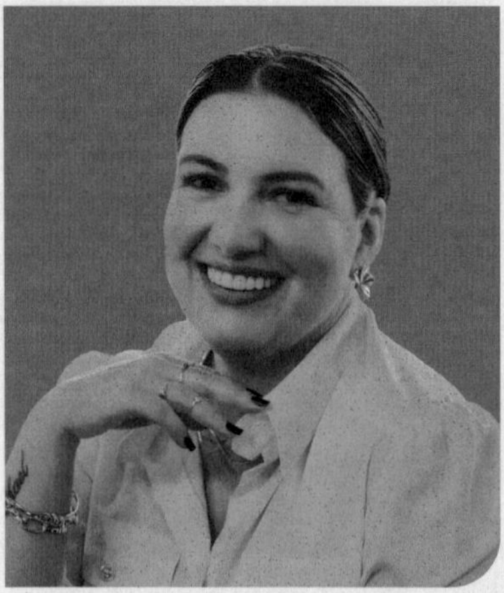

Mentora de terapeutas, pedagoga, neuropsicopedagoga, proprietária do Centro de Desenvolvimento Jocemara da Rosa, especialista em Transtornos do Neurodesenvolvimento, em Docência em Educação Infantil, e em Neuropsicopedagogia. Graduada em Análise do Comportamento Aplicada ao Autismo e Deficiência Intelectual (DI), pelo CBI of Miami. Formação em Modelo TEACCH – Recursos Aplicados e Manejo Comportamental no Autismo; Habilidades fundamentais; Manual de Comunicação no Autismo; além da formação como Atendente Terapêutica pelo Instituto Singular; e de Aplicador Técnico em Terapia Comportamental Baseada no Modelo Denver de Intervenção Precoce. Também é formada em TND nas turmas I, II, III e IV, coordenada pelo Dr. Thiago Castro e Dr. Raphael Rangel. Palestrante e formadora de profissionais, professores e pais.

Contatos: jocedarosa1@gmail.com
Instagram: @jocemara.darosa
55 99163 4756

Um dos pilares fundamentais para a construção de uma sociedade mais justa e equitativa é a utilização de ferramentas que assegurem qualidade no desenvolvimento de pessoas atípicas. Dentre as possibilidades existentes, duas são primordiais, o Plano Educacional Individualizado (PEI), um instrumento de planejamento e acompanhamento do processo de aprendizagem e desenvolvimento de estudantes com deficiência, assim como também aos alunos com dificuldades de aprendizagem acentuadas.

Dito isto, incluem-se os transtornos do neurodesenvolvimento e de aprendizagem, amparados pelas legislações educacionais, como o art. 59 da LDB n. 9.394/1996, que atribui aos sistemas de ensino o dever de assegurar aos educandos com necessidades especiais, currículos, métodos, técnicas, recursos e organização específicos para atender às suas necessidades. E, logo na sequência, podemos citar o art. 5º da Resolução CNE/CEB n. 2/2001, que considera estudantes com necessidades educacionais especiais aqueles que apresentarem:

> I. Dificuldades acentuadas de aprendizagem ou limitações no processo de desenvolvimento, que dificultem o acompanhamento das atividades curriculares, compreendidas em dois grupos:
> a) Não vinculadas a uma causa orgânica específica.
> b) Aquelas relacionadas a condições, disfunções, limitações ou deficiências (Brasil, 2001).

A referência utilizada no texto da lei é a trajetória individual. O PEI não é somente um documento que ajuda a balizar as escolas perante a legalidade, é uma ferramenta de trabalho que auxilia o professor, facilitando o processo de inclusão e a vida do aluno com deficiência possibilitando que o acesso ao currículo seja organizado da melhor forma possível.

É, portanto, uma organização, manifestação e a construção pedagógica de um sistema educacional inclusivo e, por esse motivo, ele é tão importante. É um documento relevante e deve ser aplicado nas escolas, pois existem alunos com necessidades especiais que precisam ter orientações e adaptação nos conteúdos de forma individual.

Trata-se de um documento que transcende sua função administrativa para se tornar um instrumento de transformação no ambiente escolar. É essencialmente um planejamento estratégico que orienta a prática pedagógica e busca garantir que as barreiras de desenvolvimento e do aprendizado sejam suavizadas, promovendo aprendizagem de forma efetiva.

Este capítulo abordará, então, a relevância do PEI, detalhando suas características, seus objetivos, metodologia, recursos e formas de avaliação, além de contextualizá-los à luz das legislações que embasam a sua necessidade no ambiente escolar no Brasil. Entre as normativas mais relevantes, destaca-se a Constituição Federal de 1988, que traz a seguinte descrição:

> Art. 205. A educação, direito de todos e dever do Estado e da família, será promovida e incentivada com a colaboração da sociedade, visando ao pleno desenvolvimento da pessoa, seu preparo para o exercício da cidadania e sua qualificação para o trabalho.
>
> Art. 206. O ensino será ministrado com base nos seguintes princípios:
>
> I. Igualdade de condições para o acesso e permanência na escola.

E a Lei n. 14.254/2021 que dispõe sobre o acompanhamento integral para educandos com dislexia ou transtorno do déficit de atenção com hiperatividade (TDAH) ou outro transtorno de aprendizagem, que traz a seguinte redação:

> Parágrafo único. O acompanhamento integral previsto no caput deste artigo compreende a identificação precoce do transtorno, o encaminhamento do educando para diagnóstico, o **apoio educacional na rede de ensino**, bem como o apoio terapêutico especializado na rede de saúde.
>
> Art. 2º **As escolas da educação básica das redes pública e privada**, com o apoio da família e dos serviços de saúde existentes, **devem garantir o cuidado e a proteção ao educando com dislexia, TDAH ou outro transtorno de aprendizagem**, com vistas ao seu pleno desenvolvimento físico, mental, moral, espiritual e social, com auxílio das redes de proteção social existentes no território, de natureza governamental ou não governamental.
>
> **Art. 3º Educandos com dislexia, TDAH ou outro transtorno de aprendizagem que apresentam alterações no desenvolvimento da leitura e da escrita, ou instabilidade**

> **na atenção, que repercutem na aprendizagem devem ter assegurado o acompanhamento específico direcionado à sua dificuldade, da forma mais precoce possível, pelos seus educadores no âmbito da escola na qual estão matriculados e podem contar com apoio e orientação da área de saúde, de assistência social e de outras políticas públicas existentes no território** (grifo meu).

Para considerarmos que um PEI é de qualidade e aplicável, alguns elementos são indispensáveis. No decorrer deste capítulo, cada item será apresentado em detalhe para que você possa analisar esse documento além da estrutura física dele.

O aluno tem, por lei, o direito de ser atendido em um ambiente educacional que respeite suas especificidades e favoreça seu aprendizado. Isso inclui o direito à educação de qualidade, que vai além do simples acesso à escola, garantindo o acesso ao currículo e uma formação integral, considerando suas condições cognitivas, emocionais e sociais.

O PEI deve ser, portanto, uma ferramenta utilizada pela escola para garantir que o aluno tenha a oportunidade de aprender de acordo com suas capacidades e interesses.

A responsabilidade da instituição educacional na implementação do PEI é ampla e envolve vários aspectos. Deve assegurar que o aluno tenha acesso ao currículo de forma adaptada e personalizada, respeitando suas fragilidades e potencialidades. A escola não deve apenas elaborar um plano de ensino individualizado, mas também precisa adequar o ambiente, tornando-o acolhedor, propiciando tanto a adaptação física do espaço quanto a sensibilização de toda a comunidade escolar.

Em paralelo ao PEI institucional, o PEI clínico é um documento igualmente importante, desenvolvido dentro do contexto terapêutico, visando identificar e diminuir as fragilidades do paciente no que diz respeito ao seu desenvolvimento cognitivo, motor, social e emocional.

Ao integrar o PEI clínico ao PEI institucional, temos uma visão mais ampla, com um planejamento articulado, que garante que as estratégias estejam alinhadas com as necessidades do sujeito em todos os âmbitos de sua vida, resultando em uma intervenção mais eficaz.

É importante destacar que a implementação do PEI não é um processo estático, mas dinâmico, requerendo reavaliações contínuas, conforme as necessidades do paciente/aluno.

No âmbito clínico, o PEI é desenvolvido com base em uma avaliação detalhada do desenvolvimento do paciente por meio de protocolos validados cientificamente, além de anamnese detalhada. Este plano é elaborado visando uma intervenção focada no crescimento global do sujeito, com ênfase no desenvolvimento de habilidades sociais, emocionais e cognitivas.

O PEI institucional, no contexto escolar, visa proporcionar adaptação do currículo e estratégias pedagógicas que permitam ao aluno com transtorno do espectro autista (TEA) ter acesso ao conteúdo de forma adaptada às suas necessidades. Esse documento deve ser desenvolvido em colaboração com a equipe pedagógica, considerando as particularidades do aluno dentro da dinâmica escolar, oferecendo suporte contínuo para seu progresso. Em ambos os casos, a avaliação constante e os ajustes periódicos são fundamentais.

Tanto no contexto clínico quanto institucional, é fundamental que o PEI seja elaborado com base em uma avaliação detalhada e ajustada conforme as necessidades do indivíduo. O envolvimento da família, a colaboração entre os profissionais e a análise constante do progresso do paciente/aluno são essenciais para que o documento seja realmente eficaz.

Para a construção do PEI, é necessário considerar algumas etapas, independentemente da estrutura física de organização que o modelo de documento apresenta.

Há sete componentes básicos que devem ser considerados em um Plano de Ensino/Educacional Individualizado mensurável. Eles respondem às perguntas:

1. **Quem?** Dados de identificação, relato de sua vivência em todas as esferas e contextos.
2. **O quê?** Qual habilidade específica, comportamento ou aprendizagem será alcançada?
3. **Como?** De que maneira a habilidade será atingida?
4. **Onde?** Em que ponto/situação a habilidade deverá ser conquistada? Considere em qual contexto a habilidade deve ser dominada: ela é ensinada de forma individual e independente, ou é abordada em diversas situações para garantir sua generalização?
5. **Quando?** Quando a habilidade será alcançada? Até o final do primeiro trimestre? Quanto tempo em meses?
6. **Com?** Com que nível de sucesso? Defina, pelo menos, x vezes durante o dia.
7. **Qual?** Que medida será usada para mensurar o progresso (planilhas ou lista de verificação), com observação do profissional/professor?

Esses sete componentes estarão distribuídos dentro de quatro etapas de organização.

1. **Perfil do aluno**: esta etapa tem como finalidade conhecer o aluno, compreendendo quais são as competências dessa criança e suas reais necessidades.
2. **Metas/objetivos de curto, médio e longo prazo**: no momento de definir metas, entenda o que você, profissional/educador, pretende alcançar com este PEI.
3. **Planos de ação**: com as metas definidas, é necessário estabelecer planos de ação que deixem claro como e quando as atividades serão desempenhadas para alcançar o objetivo final.
4. **Avaliar**: por fim, nesta etapa, é necessário que o educador realize um registro avaliativo do estudante a partir das metas alcançadas:

A avaliação não serve somente para mensurar a aprendizagem e desenvolvimento da criança, ela tem a função também de modelar o uso da metodologia e dos recursos a serem utilizados para cada caso. Ela precisa ser registrada mediante relatórios, gráficos e descritivos, por exemplo.

A seguir, algumas semelhanças entre o PEI clínico e institucional que é de suma importância que todas as famílias conheçam:

- Dados de identificação.
- Perfil da criança (histórico).
- Avaliação de base.
- Definição de objetivos de curto, médio e longo prazo.
- Abordagem metodológica e recursos que serão utilizados.
- Protocolo de conduta.
- Mensuração dos avanços.
- Relatórios.
- Participação da família.
- Participação dos profissionais envolvidos na intervenção.

O protocolo de conduta é um item fundamental em ambos os documentos, pois aborda condutas e procedimentos de como intervir com a pessoa autista em diversas situações. A proposta deste recurso sempre será baseada na função do comportamento inadequado que o paciente ou aluno emite em diversos contextos. O embasamento científico é norteado na literatura científica da ABA, e os procedimentos devem ser seguidos pela equipe, família e escola do aprendiz.

Para manejo do comportamento agressivo no TEA, é fundamental que os profissionais da equipe façam análises constantes e alterações nos manejos clínicos quando for necessário. As instruções são dadas à família periodicamente e como segui-las com base nas melhores evidências científicas disponíveis.

Esse protocolo constitui um instrumento que confere segurança e efetividade de modo organizado, sistematizado e acessível a todos. Para sua eficácia, os profissionais envolvidos devem seguir o mesmo processo de intervenção e orientação, assim como devem conduzir a família e escola nas mesmas condutas propostas, reduzindo o comportamento-problema do paciente/aluno.

Referências

BRASIL. *Constituição da República Federativa do Brasil de 1988*. Brasília, DF: Presidência da República, 1988.

BRASIL. *Lei de Diretrizes e Bases da Educação Nacional n. 9.394, de 20 de dezembro de 1996*. Estabelece as diretrizes e bases da educação nacional. Brasília, DF: Diário Oficial da União, 1996.

BRASIL. Conselho Nacional de Educação. *Resolução CNE/CEB n. 2/2001*. Institui diretrizes nacionais para a educação especial na educação básica. Brasília, DF: Diário Oficial da União, 2001.

BRASIL. *Lei nº 14.254, de 30 de novembro de 2021*. Dispõe sobre o acompanhamento integral para educandos com dislexia ou Transtorno do Déficit de Atenção com Hiperatividade (TDAH) ou outro transtorno de aprendizagem. Brasília, DF: Diário Oficial da União, 2021.

BRITES, L.; ALMEIDA, R. P. de. *Educação baseada em evidências*: o que todo professor precisa saber. 2. ed. Londrina: Editora NeuroSaber, 2021.

COSENZA, R. M.; GUERRA, L. B. *Neurociência e educação*: como o cérebro aprende. Porto Alegre: Editora Artmed, 2011.

CUNHA, E. *Autismo na escola*: um jeito diferente de aprender, um jeito diferente de ensinar. Rio de Janeiro: Editora Wak, 2015.

HUDSON, D. *Dificuldades específicas de aprendizagem*: ideias práticas para trabalhar com dislexia, discalculia, disgrafia, dispraxia, TDAH, TEA, síndrome de Asperger e TOC. Petrópolis: Editora Vozes, 2019.

CAPÍTULO 42

TDAH e finanças pessoais

Uma visão econômica da impulsividade

Este capítulo explora como a impulsividade, uma característica central do TDAH, pode influenciar as decisões financeiras e o bem-estar econômico de um indivíduo. Ao entender essa relação, podemos criar estratégias financeiras mais eficazes e adaptadas para pessoas com TDAH.

Igor Leal Brazão

IGOR LEAL BRAZÃO

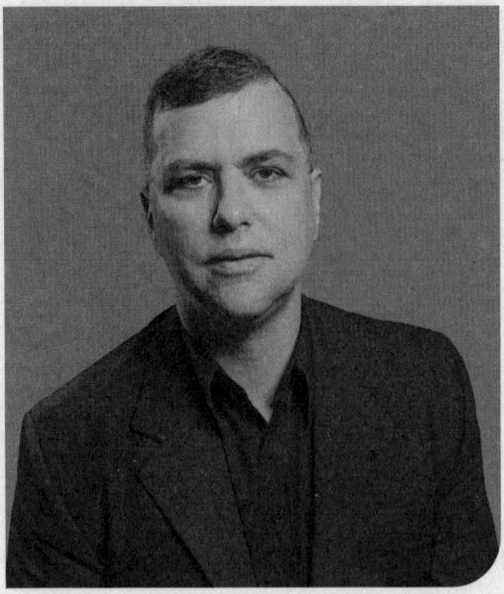

Graduado em Ciências Econômicas, com LLM em Direito Corporativo pelo IBMEC/RJ e pós-graduado em Especialização em Ciências Atuariais pelo Instituto de Matemática da Universidade Federal do Rio de Janeiro (UFRJ). Atua, há 15 anos, revisando dívidas pessoais e empresariais. Auxilia a justiça como perito e administrador judicial. É consultor, escritor e palestrante nas áreas de finanças.

Contatos: contato@igorbrazao.com.br
LinkedIn: igor-brazão-financeadvisor
21 99326 2984

Introdução

O TDAH, um padrão de comportamento marcado por desatenção, impulsividade e, às vezes, hiperatividade, é frequentemente discutido em contextos clínicos e educacionais. No entanto, como economista, observo que suas implicações financeiras são igualmente significativas e merecem uma análise mais aprofundada.

Este capítulo explora como a impulsividade, uma característica central do TDAH, pode influenciar as decisões financeiras e o bem-estar econômico de um indivíduo. Ao entender essa relação, podemos criar estratégias financeiras mais eficazes e adaptadas para pessoas com TDAH.

TDAH e o comportamento financeiro

A economia da impulsividade

Do ponto de vista econômico, a impulsividade no TDAH pode ser vista como uma preferência por recompensas imediatas em detrimento de ganhos futuros. Essa tendência, influenciada por vieses cognitivos e emocionais (Kahneman, 2012; Loewenstein, 2000), pode levar a uma série de comportamentos financeiros problemáticos. A dificuldade em resistir a promoções ou desejos momentâneos, por exemplo, pode resultar em gastos excessivos.

Da mesma forma, a incapacidade de esperar por um benefício maior no futuro pode impedir o planejamento financeiro de longo prazo. A busca por novidades e emoções pode levar a investimentos arriscados e decisões financeiras imprudentes, enquanto a dificuldade em manter o foco e a organização pode prejudicar a capacidade de estabelecer e seguir metas financeiras, um desafio relacionado às funções executivas (Barkley, 2015).

O impacto financeiro da impulsividade

A impulsividade pode ter um impacto significativo nas finanças pessoais. Compras impulsivas podem levar ao acúmulo de dívidas e à falta de controle sobre o orçamento. A dificuldade em organizar contas e prazos pode resultar em multas por atraso e juros desnecessários. A priorização de gastos imediatos pode impedir a formação de uma reserva financeira para o futuro, e a busca por ganhos rápidos pode levar a investimentos inadequados e perdas financeiras.

Estratégias de planejamento financeiro para pessoas com TDAH

Considerando esses desafios, é fundamental desenvolver estratégias de planejamento financeiro adaptadas às necessidades de pessoas com TDAH. A "arquitetura de escolha" (Thaler & Sunstein, 2008) pode ser utilizada para criar ambientes financeiros mais favoráveis.

- **Automatização de finanças**: uma das estratégias mais eficazes é automatizar o máximo possível das tarefas financeiras. Isso significa configurar pagamentos automáticos para contas recorrentes, como aluguel, contas de serviços públicos e faturas de cartão de crédito. Além disso, estabelecer transferências automáticas para contas de poupança ou investimento pode garantir que uma parte do seu dinheiro seja direcionada para o futuro antes que você tenha a chance de gastá-lo. Utilizar aplicativos de orçamento que categorizem automaticamente as despesas também pode ajudar a manter o controle sobre onde o dinheiro está indo.
- **Utilização de recursos visuais**: pessoas com TDAH frequentemente respondem bem a estímulos visuais. Portanto, incorporar elementos visuais ao planejamento financeiro pode ser muito útil. Crie gráficos coloridos para representar suas metas de poupança, mostrando o progresso ao longo do tempo. Use aplicativos com interfaces visuais atraentes para rastrear suas despesas e identificar áreas nas quais você pode economizar. Desenvolva um "mapa visual" de seus objetivos financeiros de curto e longo prazo para que você possa ver claramente o que está tentando alcançar.
- **Implementação do sistema de envelopes**: o sistema de envelopes é uma técnica clássica de gestão financeira que pode ser particularmente útil para pessoas com TDAH. A ideia é alocar dinheiro em envelopes físicos ou virtuais para diferentes categorias de despesas, como alimentação, transporte e entretenimento. Quando o dinheiro

de um envelope acabar, você deve evitar gastar mais naquela categoria até o próximo período de orçamento. Isso pode ajudar a controlar gastos impulsivos e a manter o orçamento sob controle.

- **Estabelecimento de metas de curto prazo**: dividir seus objetivos financeiros em metas menores e mais imediatas pode ajudar a manter o foco e a motivação. Em vez de estabelecer uma meta anual de poupança, estabeleça metas mensais ou semanais. Celebre pequenas vitórias financeiras regularmente para reforçar comportamentos positivos e manter o entusiasmo.
- **Utilização de técnicas de mindfulness**: práticas de mindfulness podem ajudar a aumentar a consciência sobre comportamentos financeiros impulsivos. Incorpore exercícios de respiração antes de tomar decisões financeiras importantes, como fazer uma compra grande ou investir dinheiro. Pratique a "espera consciente" antes de fazer compras não essenciais, dando a si mesmo tempo para avaliar se você realmente precisa do item.
- **Criação de um "período de reflexão"**: implemente uma regra de espera para compras significativas. Estabeleça um período de espera de 24 a 48 horas para compras acima de um determinado valor. Use esse tempo para avaliar a necessidade real da compra e seu impacto no orçamento. Muitas vezes, você descobrirá que o desejo de comprar o item desaparece após um curto período de reflexão.
- **Busca de apoio e *accountability***: o apoio externo pode ser crucial para manter-se no caminho certo. Considere trabalhar com um coach financeiro ou terapeuta especializado em TDAH, que pode oferecer orientação personalizada e ajudar a desenvolver estratégias que se alinhem com suas forças e desafios específicos. Encontre um "parceiro de responsabilidade" para discutir regularmente suas metas e progressos financeiros.
- **Simplificação das finanças**: reduzir a complexidade pode tornar o gerenciamento financeiro mais gerenciável. Consolide contas bancárias e cartões de crédito para facilitar o acompanhamento de suas finanças. Opte por investimentos simples e de baixa manutenção, como fundos indexados, que não exigem decisões constantes e podem ser uma boa opção para pessoas com TDAH.
- **Educação financeira contínua**: o conhecimento pode ser uma ferramenta poderosa contra a impulsividade. Participe de workshops sobre finanças pessoais, leia livros ou blogs sobre gestão financeira

adaptados para pessoas com TDAH (Tuckman, 2009) e mantenha-se informado sobre as melhores práticas de gestão financeira.

- **Utilização de tecnologia de forma estratégica**: aproveite ferramentas tecnológicas que se alinhem com as necessidades específicas do TDAH. Use aplicativos de bloqueio para limitar o acesso a sites de compras durante períodos vulneráveis. Configure alertas de gastos em tempo real em seus cartões de crédito e contas bancárias para monitorar seus gastos de perto.

Considerações finais

O planejamento financeiro para pessoas com TDAH requer uma abordagem personalizada que leve em conta a impulsividade. Estratégias como automatização, visualização e técnicas de mindfulness podem ajudar a desenvolver hábitos financeiros mais saudáveis.

É importante lembrar que não existe uma solução única. O sucesso envolve um processo de tentativa e erro, ajustando estratégias conforme necessário. A paciência, a persistência e o apoio profissional são fundamentais nessa jornada.

Embora o TDAH possa apresentar desafios financeiros, também pode trazer qualidades valiosas, como criatividade e pensamento inovador. Ao canalizar essas forças de maneira positiva, pessoas com TDAH podem superar obstáculos financeiros e desenvolver abordagens únicas para o gerenciamento de dinheiro.

O caminho para a saúde financeira com TDAH pode ser desafiador, mas com as estratégias certas, suporte adequado e uma mentalidade positiva, é possível alcançar estabilidade e sucesso financeiro.

Referências

BARKLEY, R. A. (ed.) *Attention-deficit hyperactivity disorder*: a handbook for diagnosis and treatment. 4. ed. Nova Iorque: Guilford Publications, 2015.

KAHNEMAN, D. *Rápido e devagar*: duas formas de pensar. Rio de Janeiro: Objetiva, 2012.

LOEWENSTEIN, G. Emotions in economic theory and economic behavior. *American Economic Review*, v. 90, n. 2, p. 426-432, 2000.

THALER, R. H.; SUNSTEIN, C. R. *Nudge*: improving decisions about health, wealth, and happiness. New Haven: Yale University Press, 2008.

TUCKMAN, A. *More attention, less deficit*: success strategies for adults with ADHD. Plantation: Specialty Press, 2009.

CAPÍTULO 43

TDAH no ambiente de trabalho

O transtorno do déficit de atenção com hiperatividade (TDAH) é amplamente associado ao contexto infantil, mas suas manifestações também são reais na vida adulta em todos os seus aspectos, incluindo o ambiente de trabalho. Este capítulo irá abordar dificuldades e potencialidades do TDAH no ambiente organizacional, bem como estratégias de adaptação para alcançar os melhores resultados profissionais.

Juliana Russano

JULIANA RUSSANO

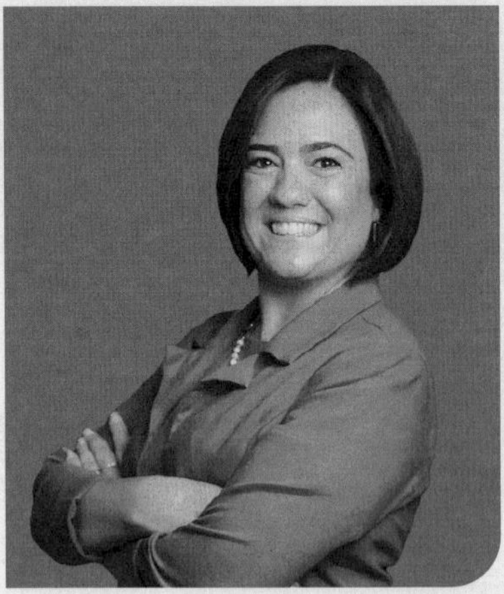

É psicóloga organizacional, com mais de 15 anos de experiência em treinamento e desenvolvimento de pessoas, gestores, líderes e equipes de trabalho. Empreendedora e escritora, é proprietária da Clínica Terapia Criativa em Alfenas-MG. Também é neuropsicóloga infantojuvenil, especializada em diagnóstico infantil, inteligência emocional e saúde mental para crianças, pré-adolescentes e adolescentes. Pós-graduada na área da educação, com capacitação avançada em neurociência, análise do comportamento e terapia cognitivo-comportamental, além de desenvolver projetos voltados para a educação, inclusão e saúde mental. Ministra diversos cursos e palestras especializadas para o público jovem, pais, professores, equipes de trabalho e empreendedores.

Contatos: julianarussano.com.br
Instagram: @neurointeligencia
35 99718 1754

Pessoas com TDAH lidam frequentemente com dificuldades que afetam sua produtividade e experiência profissional, enfrentando desafios específicos relacionados a atenção, organização, regulação emocional e gestão do tempo, o que pode impactar o desempenho no trabalho. No entanto, quando bem compreendido e manejado, o TDAH pode se tornar um propulsor para a criatividade, inovação e a proatividade no ambiente corporativo.

Embora o TDAH possa trazer muitos desafios, diversas estratégias podem ser aplicadas para melhorar a produtividade e reduzir impactos negativos no trabalho. Algumas características do transtorno podem ser exploradas para potencializar o desempenho profissional.

Paulo (nome fictício) é casado, tem 37 anos e um filho pequeno, que já apresenta muitos traços de TDAH, assim como o pai. Ele trabalha como gerente de projetos operacionais, e relata que seu cérebro é extremamente inquieto, trazendo muitos pensamentos intrusivos, isto é, está sempre pensando que tudo pode dar errado. Para lidar com sua mente de uma forma mais produtiva, Paulo descobriu formas de direcionar esses pensamentos para antecipar possíveis ameaças de mercado, trazendo previsibilidade na identificação e prevenção de riscos. Ao fazer a terapia, Paulo aprendeu a utilizar técnicas para discernir quais pensamentos podem trazer prejuízos para a sua qualidade de vida e quais pode utilizar para atingir bons resultados profissionais na sua função.

Outras características importantes do transtorno podem ser utilizadas como diferencial competitivo para os profissionais. O processo de gestão de mudanças, por exemplo, muitas vezes é delicado e envolve muita resistência perante os colaboradores; mas não para pessoas com TDAH. Elas possuem um cérebro inquieto, mas criativo, com muitas ideias inovadoras, além de habilidades de adaptação. As ideias criativas podem desenvolver soluções diferentes para problemas comuns.

Muitos profissionais com TDAH, por serem entusiasmados e relacionais, desenvolvem perfil de liderança, são extremamente comunicativos e têm habilidade em fazer conexões. Essas características, quando bem ajustadas, facilitam a resolução de problemas na equipe e a construção de um networking eficiente.

Dessa forma, é necessário entender quais são as dificuldades e prejuízos do TDAH para estabelecer estratégias funcionais e assertivas para que se possa alcançar os melhores resultados no ambiente profissional. A seguir, serão listados alguns dos principais desafios do TDAH no ambiente organizacional, bem como estratégias de adaptação para auxiliar a produtividade.

1. Dificuldade em manter atenção, foco e memória

Reuniões longas, palestras e demandas que exigem foco prolongado podem ser difíceis para a pessoa com TDAH, levando a um possível estado de impaciência e distrações frequentes. Ela pode se sentir extremamente desconfortável em situações como essa, de forma a procurar outras formas de compensar a monotonia.

A dificuldade de uma pessoa com TDAH em ficar sentada por muito tempo e manter a atenção focada está ligada a fatores neurológicos e comportamentais, principalmente ao funcionamento do córtex pré-frontal, responsável pela memória de trabalho, organização de pensamentos e ações. O cérebro de uma pessoa com TDAH funciona de maneira diferente: ele tem uma menor disponibilidade de dopamina e noradrenalina, neurotransmissores essenciais para manter a motivação, a memória e o foco. Isso significa que tarefas que exigem atenção sustentada se tornam monótonas rapidamente, tornando difícil manter o engajamento.

Se a pessoa não está atenta com o que está sendo exposto, o cérebro pode simplesmente não registrar a informação corretamente, comprometendo o armazenamento da informação. Muitas pessoas com TDAH funcionam no modo "tudo ou nada": ou fazem algo imediatamente ou esquecem. As falhas de memória também podem ser explicadas através do raciocínio rápido do TDAH, pois muitas ideias são processadas ao mesmo tempo, fazendo com que uma informação nova seja rapidamente substituída por outra antes de ser consolidada.

Muitas pessoas com TDAH apresentam hiperatividade, o que significa que há uma necessidade quase involuntária de se movimentar. Ficar sentado por longos períodos de tempo pode ser desconfortável ou até angustiante, levando à inquietação, facilmente demonstrada através de movimentos como balançar as pernas, mexer as mãos ou mudar várias vezes de posição.

O cérebro com TDAH busca constantemente novos estímulos. Se uma atividade não é naturalmente envolvente para ela, a pessoa pode se distrair ou sentir a necessidade de se movimentar para obter mais estímulos sensoriais. Manter a atenção requer esforço mental contínuo, o que pode ser exaustivo para quem tem TDAH. Quando a atenção se esgota rapidamente, a necessidade de se movimentar pode ser uma forma de restaurar o foco.

Estratégias de adaptação

Pequenos intervalos para movimentação entre as atividades podem ajudar na regulação da atenção. Uma técnica eficiente para melhorar o foco e a atenção é a **técnica Pomodoro**, que consiste em dividir o trabalho em blocos de 25 minutos, seguidos por uma pausa curta de 5 minutos. Após a conclusão de 4 pausas, recomenda-se uma pausa mais longa, de 15 a 30 minutos para descanso e recuperação. Essa abordagem ajuda a reduzir a procrastinação, evitar a fadiga mental e melhorar a eficiência, tornando-se especialmente útil para manter o foco em tarefas desafiadoras.

O uso de brinquedos antiestresse e anotações constantes podem ajudar a manter a atenção mais focada. É muito comum pessoas com TDAH procurarem movimentos para diminuir a ansiedade, como rabiscar um papel ou brincar com a caneta, por exemplo. Essas são formas de diminuir a busca imediata por estímulos, ajudando a manter a atenção. O corpo em movimento significa um cérebro mais atento e focado.

Participação ativa com os projetos da empresa e estímulos visuais em reuniões podem ser mais eficazes do que métodos tradicionais. Os ambientes de trabalho também merecem atenção, pois espaços organizados e silenciosos ajudam a manter o foco.

A utilização de lembretes, listas, post-its e alarmes são aliados importantes para compensar esquecimentos. Criar listas recorrentes e diárias ajuda a manter compromissos e tarefas em dia. Criar rotinas visuais, utilizando quadros organizadores, torna o planejamento mais concreto e acessível. A visualização constante das atividades ajuda a focar em informações importantes que não podem ser esquecidas.

Definir lugares específicos para documentos e usar regras simples, como "se usar, guarde de volta", evita a perda de itens e agiliza a rotina, fazendo uma grande diferença na manutenção da organização e estímulo da disciplina.

2. Gestão do tempo e prazos

A procrastinação é uma característica comum no TDAH, e resulta em atrasos e lentidão na entrega de resultados. A falta de dopamina no cérebro

TDAH também provoca a busca constante de gratificações instantâneas, evitando tarefas cansativas ou de longo prazo.

Tarefas que não oferecem uma gratificação imediata são vistas como desinteressantes, provocando o adiamento dessas atividades, mesmo quando são importantes. Como o cérebro TDAH busca estímulos constantes, ele funciona melhor sob pressão. Quando a tarefa se torna urgente, com um prazo apertado, a adrenalina aumenta, o que ativa mais dopamina, ajudando a pessoa a finalmente agir.

Time blindness é o termo relacionado à dificuldade em perceber, medir e gerenciar o tempo de forma eficaz. Apesar de afetar indivíduos sem transtornos, essa condição é comum em pessoas com TDAH, que tendem a perceber o tempo de forma diferente, apresentando dificuldades em estimar quanto esforço ou tempo uma tarefa exigirá. Isso leva à sensação de que há "tempo suficiente" para a realização da tarefa, até que a urgência aumente.

Estratégias de adaptação

Tarefas grandes podem parecer esmagadoras e levar à paralisia. Estabelecer prazos menores antes do prazo final pode ajudar a diminuir a procrastinação. Por exemplo, para fazer o relatório mensal da empresa, estabeleça tópicos: despesas, volume de vendas, projeções futuras etc.

Escolha um dos tópicos e trabalhe através da técnica Pomodoro. Estabeleça um prazo final para cada tópico (por exemplo, finalizar um tópico por dia). Criar recompensas imediatas também auxilia na motivação (por exemplo, assistir a um episódio da série favorita caso consiga finalizar um tópico naquele dia).

Tornar a tarefa mais estimulante também pode ser um grande aliado. Um número crescente de estudos em neurociência vem demonstrando que a música ativa no cérebro uma variedade de estruturas neurais, auxiliando a sustentação, o engajamento e a pré-ativação da atenção. Uma característica básica da atenção é a sua dependência do interesse do indivíduo em relação à tarefa.

Pesquisas apontam que a música instrumental pode favorecer a motivação e o engajamento, facilitando a concentração e mantendo a pessoa na tarefa, desviando a atenção de estímulos desconfortáveis como a dor e a ansiedade. A música também está relacionada à ativação dos sistemas de recompensa, conferindo um caráter recompensador por meio da sensação de prazer na ativação de vias dopaminérgicas.

Reduzir distrações no ambiente de trabalho também é uma ótima forma de evitar a procrastinação, e isso se torna um desafio nos dias atuais, quando o home office tornou-se comum. Mesmo que o profissional esteja trabalhando em casa, é necessário organizar um espaço apenas para as funções de trabalho, sem muitas distrações. É importante lembrar de deixar o celular indisponível, já que ele representa uma fonte natural de dopamina.

3. Impulsividade e regulação emocional

Pessoas com TDAH reagem de forma mais intensa a situações negativas, e apresentam problemas com a regulação emocional, resultando em comportamentos menos assertivos e mais impulsivos. Responder mensagens precipitadamente, interromper colegas e tomar decisões rápidas sem considerar todas as variáveis são comportamentos comuns no TDAH.

A impulsividade ocorre porque o cérebro tem dificuldades em inibir respostas automáticas e regular comportamentos. Isso acontece principalmente devido a diferenças na função do controle inibitório, função executiva que regula a tomada de decisões e o controle de impulsos. Essa função é menos ativa no TDAH, fator que incentiva o comportamento de "agir antes de pensar", sem avaliar as consequências.

A impulsividade não afeta só ações, mas também as emoções. Pessoas com TDAH podem reagir intensamente a frustrações ou críticas e ter dificuldades com feedbacks, pois podem levar críticas para o lado pessoal. Também são impacientes, demonstrando incômodo em esperar, mudam de humor rapidamente, sem conseguir esconder suas emoções.

As pessoas com TDAH podem se frustrar com regras ou processos rígidos demais e são mais reativas ao ambiente, o que pode gerar impulsividade em diversas áreas, como falar demais ou interromper conversas (às vezes de forma rude ou inapropriada, mesmo sem intenção). Frustração, ansiedade e dificuldade em lidar com críticas podem impactar a interação com colegas e superiores.

Estratégias de adaptação

Estratégias e técnicas psicoterapêuticas de regulação emocional podem ser extremamente úteis para aprender a pensar antes de agir. Algumas atividades são bem conhecidas, como contar até dez antes de tomar uma atitude, fazer respiração mindfulness e realizar atividades físicas.

Para melhorar os relacionamentos na empresa, é importante saber gerenciar os conflitos nas equipes de trabalho. Para isso, é necessário construir uma cultura empresarial que incentive os colaboradores a expressarem suas preocupações de maneira respeitosa, garantindo que todos se sintam ouvidos e compreendidos.

Dessa forma, as regras devem ser claras e definidas, podendo ser estabelecidas por meio de um código de conduta que estabeleça diretrizes para comportamentos profissionais, certificando-se de que todos compreendam as normas e consequências ao descumpri-las.

É importante desenvolver uma cultura que produza conexão e engajamento entre os colaboradores. Se necessário, alguns líderes podem atuar como mediadores. Assim, é essencial investir no treinamento das equipes e da liderança para que possam aprender a reconhecer e a lidar com emoções de forma saudável.

Conclusão

Empresas que investem na adaptação para profissionais neurodivergentes podem colher benefícios significativos ao permitir que esses talentos sejam desenvolvidos. Adotar estratégias adequadas pode transformar dificuldades em oportunidades, promovendo um ambiente profissional mais inclusivo e produtivo para todos.

Referências

ROSARIO, V. M.; LOUREIRO, C. M. V.; GOMES, C. M. A. Relação entre música e atenção: fundamentos, evidências neurocientíficas e reabilitação. *Per Musi*, n. 40, p. 1-18, 2020.

RUBIA, K. Cognitive neuroscience of attention deficit hyperactivity disorder (ADHD) and its clinical translation. *Frontiers in human neuroscience*, v. 12, p. 100, 2018.

CAPÍTULO 44

Direitos das pessoas com TDAH

O propósito deste capítulo é apresentar para os profissionais da área da saúde e da educação e pessoas com TDAH e seus familiares quais são os principais direitos da pessoa com TDAH. Tomar conhecimento sobre seus direitos é o primeiro passo para reivindicá-los e garanti-los.

Michele Pereira

MICHELE PEREIRA

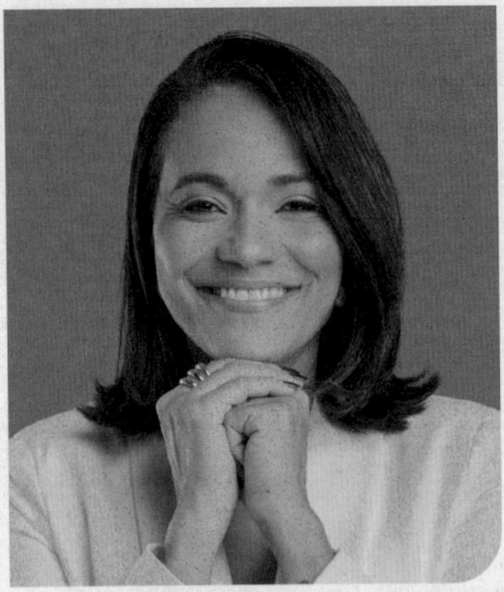

Mãe atípica e advogada fundadora do escritório Michele Pereira Advocacia, com atuação em todo território nacional e com mais de 14 anos de experiência. O diagnóstico de autismo do seu filho, Heitor, foi o que a inspirou a se tornar ativista da causa autista e TDAH e uma das maiores referências nacionais quando o assunto são os direitos dos neurodivergentes. Com especializações em áreas como Inclusão e Direitos das Pessoas com Deficiência, Direito Médico e da Saúde, Direito Previdenciário, Direito Tributário e Responsabilidade Fiscal, Formação em Transtornos do Neurodesenvolvimento – II e III (TND), atualmente está como Presidente da Comissão de Apoio às Pessoas com Deficiência da OAB/BA – Subseção Feira de Santana. Palestrante, coautora dos livros *Maternidade atípica* e *Simplificando o autismo 2.0*, é também mentora de advogados que desejam se especializar nos direitos dos autistas e tornar a sociedade mais justa e inclusiva.

Contatos: Instagram: @michelepereira.adv
71 98371 2324

Introdução

Receber o diagnóstico de TDAH nem sempre é fácil. Nesse momento, as dúvidas sobre os direitos em sociedade são grandes e a falta de divulgação sobre o assunto traz muitas incertezas e inseguranças para quem foi diagnosticado, para os familiares e para os profissionais que trabalham com tal público.

A quantidade reduzida de advogados aptos a atender essas pessoas, também dificulta o acesso aos direitos. Dessa forma, neste capítulo, vamos abordar de maneira clara e sucinta os principais direitos das pessoas com TDAH na legislação brasileira.

Direito às terapias para pessoas com TDAH

A Constituição Federal de 1988, em seu art. 196, prevê que

> A saúde é direito de todos e dever do Estado, garantido mediante políticas sociais e econômicas que visem à redução do risco de doença e de outros agravos e ao acesso universal e igualitário às ações e serviços para sua promoção, proteção e recuperação.

Sendo o acesso à saúde uma garantia constitucional, as pessoas com TDAH têm direito ao acesso universal e igualitário, seja através do sistema único de saúde (SUS), seja através da contratação de um plano de saúde. Esses direitos incluem acesso a consultas, exames, terapias e tratamentos necessários para seu bem-estar e desenvolvimento.

O acesso às terapias pelo SUS está regulamentado pela Lei n. 8.080/90, que tem como princípio promover o acesso aos serviços de saúde em todos os níveis de assistência; preservar a autonomia das pessoas na defesa de sua integridade física e moral; e garantir a igualdade da assistência à saúde, sem preconceitos ou privilégios de qualquer espécie.

Além do atendimento terapêutico, o SUS também disponibiliza medicamentos, a exemplo do metilfenidato, comercialmente conhecido como Ritalina. Para obter o medicamento supracitado, é necessário possuir receita médica prescrita por um médico especialista e ter o cartão nacional de saúde (cartão do SUS). O pedido de liberação do medicamento deve ser realizado junto à Secretaria de Saúde do estado ou do município.

O acesso ao tratamento do TDAH é uma questão de equidade. Muitas pessoas não têm condições financeiras para custear consultas, terapias e medicamentos, tornando essencial a garantia desse direito pelo sistema público de saúde.

É importante destacar que a ausência de profissionais aptos a realizar o atendimento da pessoa com TDAH no SUS, ou a ausência do medicamento de forma gratuita não isenta o ente federativo sobre suas responsabilidades constitucionais em promover a saúde.

As terapias também podem ser solicitadas pelo plano de saúde. O contrato é um instrumento por meio do qual o contratante se obriga a pagar mensalmente um valor para ter acesso a serviços médicos, e o plano de saúde contratado se responsabiliza por cobrir as despesas médicas previstas no contrato.

Essa relação jurídica é consumerista, e por isso deve obedecer aos ditames da Lei n. 8.078/90 (Código de Defesa do Consumidor). Vale destacar ainda que, apesar da configuração da relação consumerista, os planos de saúde possuem lei própria, ou seja, também estão submetidos aos comandos da Lei n. 9.656/98.

O art. 12, inciso I, alínea b, da Lei n. 9.656/98 determina ser de obrigatoriedade do plano de saúde fornecer serviços de apoio diagnóstico, tratamentos e demais procedimentos ambulatoriais, solicitados pelo médico assistente.

Nesse passo, com base nas leis mencionadas, as pessoas com TDAH têm direito a atendimento multiprofissional e a medicamentos. O atendimento multidisciplinar compreende médicos, psicólogos, fonoaudiólogos, fisioterapeutas, entre outros profissionais que se mostrem necessários. O objetivo é proporcionar um atendimento integral que aborde todas as necessidades do indivíduo com TDAH.

Confirmando o direito às terapias multidisciplinares, inclusive através da ciência ABA, o judiciário brasileiro tem concedido decisões favoráveis quando acionado.

Caso o plano de saúde negue o acesso às intervenções terapêuticas, é possível o ingresso de ação judicial com pedido de tutela de urgência, bem como indenização por danos morais para assegurar este direito.

Cobertura mínima – sessões de terapias

De acordo com a RN 469/21, art. 6º, da ANS, pacientes com TDAH (CID f90) têm direito à **cobertura mínima obrigatória** de 24 sessões por ano de contrato; isso quer dizer que não existe um limite máximo por ano de contrato. Assim, os planos de saúde estão obrigados a cobrir sessões ilimitadas de: fonoaudiologia, psicologia, terapia ocupacional, fisioterapia, entre outras terapias necessárias.

As intervenções terapêuticas devem ser fornecidas em qualquer fase da vida da pessoa com TDAH, não se limitando à infância. É muito importante que os profissionais da área da saúde forneçam laudos e relatórios com informações claras sobre as intervenções que o paciente precisa se submeter, pois isso ajudará a liberar o acesso às terapias.

Cancelamento da carência de 180 dias para o início imediato das terapias

As operadoras de planos de saúde podem fixar prazos de carência para que o beneficiário com TDAH comece a utilizar os serviços de saúde contratado. O estabelecimento da carência não é uma conduta ilegal, na verdade, é um ato contratual válido.

A Lei n. 9.656/98, em seu art. 12, inciso V, estabelece os prazos máximos para início da cobertura. Para a liberação de terapias para pessoas com TDAH, o prazo estipulado é de 180 dias, porém vale dizer que, em situações de urgência, ou emergência, a pessoa com TDAH tem o direito de ter seu prazo de carência reduzido para 24 horas.

Nesse passo, se o médico assistente constatar urgência para o início das terapias, levando em consideração que aguardar 180 dias acarretará prejuízos para o paciente, o plano de saúde deve cancelar a carência de 180 dias e liberar as terapias no prazo máximo de 24 horas.

Sistema educacional inclusivo e adaptado

Há duas leis federais importantíssimas quando o assunto é direito à educação e inclusão das pessoas com TDAH.

A Lei n. 9.394/96, que estabelece as diretrizes e bases da educação nacional, determina em seu art. 59 que as pessoas com transtornos globais do desenvolvimento, inclusive pessoas com TDAH, têm direito a currículos, métodos, técnicas, recursos educativos e organização específicos, para atender às suas necessidades escolares e acadêmicas.

Também determina que os professores da rede pública ou privada tenham especialização adequada, em nível médio ou superior, para atendimento especializado, bem como professores do ensino regular capacitados para a integração desses educandos nas classes comuns.

Reforçando a responsabilidade e o importante papel das escolas, a Lei n. 14.254/21 estabelece, em seu art. 2º, que as instituições de ensino da educação básica das redes pública e privada devem garantir o cuidado e a proteção ao educando com TDAH, com vistas ao seu pleno desenvolvimento físico, mental, moral, espiritual e social.

De acordo com a lei mencionada, as pessoas com TDAH devem ter assegurado o acompanhamento específico direcionado à sua dificuldade, da forma mais precoce possível, pelos seus educadores no âmbito da escola na qual estão matriculados e podem contar com apoio e orientação da área de saúde, de assistência social e de outras políticas públicas existentes no território nacional.

O conceito de acompanhamento específico, trazido pela Lei n. 14.254/21, se traduz nas adaptações a que as pessoas com TDAH têm direito. Veja alguns exemplos:

Tabela 1 – Exemplos de adaptações a que pessoas com TDAH têm direito.

Adaptação de conteúdos educacionais
• Modificar materiais didáticos para que todos os alunos com TDAH possam acessá-los. • Ajustar o ambiente da sala de aula. • Utilizar métodos de ensino alternativos.
Adaptação curricular
• Modificar planejamento, objetivos, atividades e formas de avaliação do currículo. • Flexibilizar o currículo para atender às necessidades especiais dos alunos com TDAH.
Adaptação de atividades
• Ajustar materiais e métodos didáticos para que todos os alunos com TDAH possam acessar, compreender e participar do processo educativo.
Adaptação na Educação Infantil
• Proporcionar um ambiente seguro e acolhedor para que as crianças possam se adaptar ao novo meio.

Fonte: elaborada pela autora.

As adaptações mencionadas são extremamente importantes para que todos os alunos com TDAH tenham acesso ao currículo escolar e possam participar efetivamente do processo educativo.

Plano Educacional Individualizado (PEI) para alunos com TDAH

O Plano Educacional Individualizado (PEI) é um documento que orienta a aprendizagem de alunos com necessidades educacionais específicas. Ele permite que a escola adapte suas práticas pedagógicas às necessidades específicas do aluno, promovendo um aprendizado mais eficaz e equitativo.

Ao contrário do que muitas escolas relatam, o PEI não é um documento exclusivo para pessoas autistas; ele deve ser confeccionado para todo e qualquer aluno que tenha dificuldade de aprendizagem, inclusive pessoas com TDAH.

A confecção do PEI é um direito das pessoas com TDAH assegurado pelo Estatuto da Criança e do Adolescente (ECA – Lei n. 8.069/90) e pela Lei n. 9.394/96 (Lei de Diretrizes e Bases da Educação – LDB). Ademais, a Resolução CNE/CEB n. 2/2001, do Conselho Nacional de Educação, orienta sobre a necessidade de adaptação curricular para estudantes com necessidades educacionais especiais, incluindo o TDAH.

Benefício de Prestação Continuada (BPC LOAS) para pessoas com TDAH

Apesar de existir um projeto de lei (PL n. 1063/2023) para classificar a pessoa com TDAH como pessoa com deficiência, o referido projeto ainda não foi aprovado. Porém, os tribunais do país já vêm reconhecendo a possibilidade da pessoa com TDAH receber o BPC LOAS. Veja um exemplo de decisão favorável:

> BENEFÍCIO ASSISTENCIAL. QUESTÃO DE FATO. O GRUPO FAMILIAR É COMPOSTO POR 5 PESSOAS E O TOTAL DA RENDA ATINGE O MONTANTE DE R$ 1.312,00 – ABSOLUTAMENTE DE ACORDO COM O § 3º DO ARTIGO 20 DA LEI N. 8.742/1993. ALÉM DISSO, ESTÁ COMPROVADO O REQUISITO DO § 2º DAQUELE DISPOSITIVO, POIS O AUTOR TEM QUADRO NEURO PSIQUIÁTRICO DE TRANSTORNO HIPERCINÉTICO (TDAH – CID F90.8) E TRANSTORNO DE OPOSIÇÃO (CID F91.3). POR FIM, O DIREITO AO BENEFÍCIO DE PRESTAÇÃO CONTINUADA NÃO PRESSUPÕE A VERIFICAÇÃO DE UM ESTADO DE MISERABILIDADE EXTREMO – BASTANDO ESTAR DEMONSTRADA A INSUFICIÊNCIA DE MEIOS PARA O BENEFICIÁRIO, DIGNAMENTE, PROVER A PRÓPRIA MANUTENÇÃO OU DE TÊ-LA PROVIDA POR SUA FAMÍLIA, TENHO POR CONFIGURADA A SITUAÇÃO DE RISCO SOCIAL NECESSÁRIA À CONCESSÃO DO

BENEFÍCIO. JUROS E CORREÇÃO MONETÁRIA DE ACORDO COM O TEMA 810 (STF). CUMPRIMENTO IMEDIATO DO ACÓRDÃO VIA CEAB. (TRF-4, 2021)

Infelizmente, o Instituto Nacional de Seguridade Social (INSS) nega a maioria dos pedidos feitos administrativamente. Dessa forma, é necessário buscar o judiciário para ter o direito reconhecido. Além disso, buscar assessoria jurídica especializada é fundamental para garantir a aprovação do benefício.

Considerações finais

Embora o TDAH ainda não seja formalmente reconhecido como uma deficiência no Brasil, a jurisprudência brasileira e as diretrizes educacionais garantem direitos no âmbito da saúde e educação para garantir às pessoas com TDAH uma vida inclusiva e de qualidade.

Apesar de já existirem leis, decretos e resoluções normativas que garantem às pessoas com TDAH acesso aos serviços de saúde e educação, ainda precisamos avançar. É necessário ampliar esses direitos para área do trabalho, assistência social, transporte, lazer, previdência social, entre outros. Reconhecer as necessidades das pessoas com TDAH é o primeiro passo para a criação de novos direitos que facilite seu convívio social.

Referências

BRASIL. Agência Nacional de Saúde Suplementar (ANS). *Resolução normativa – RN nº 469, de 9 de julho de 2021*. Altera a Resolução Normativa – RN nº 465, de 24 de fevereiro de 2021, que dispõe sobre o Rol de Procedimentos e Eventos em Saúde no âmbito da Saúde Suplementar, para regulamentar a cobertura obrigatória de sessões com psicólogos, terapeutas ocupacionais e fonoaudiólogos, para o tratamento/manejo do Transtorno do Espectro Autista (TEA). Brasília, DF: Diário Oficial da União, 2021. Disponível em: https://www.in.gov.br/en/web/dou/-/resolucao-normativa-rn-n-469-de-9-de-julho-de-2021-331309190. Acesso em: 28 jan. 2025.

BRASIL. *Constituição da República Federativa do Brasil de 1988*. Disponível em: https://www.planalto.gov.br/ccivil_03/constituicao/constituicao.htm. Acesso em: 15 fev. 2025.

BRASIL. *Lei 8.069/90, de 13 de jul. de 1990*. Dispõe sobre o Estatuto da Criança e do Adolescente e dá outras providências. Brasília: *Diário Oficial da União*. Disponível em: https://www.planalto.gov.br/ccivil_03/leis/l8069.htm. Acesso em: 17 fev. 2025.

BRASIL. *Lei 8.078/90, de 11 de set. de 1990*. Dispõe sobre a proteção do consumidor e dá outras providências. Brasília: *Diário Oficial da União*. Disponível em: https://www.planalto.gov.br/ccivil_03/leis/l8078compilado.htm. Acesso em: 15 maio 2025.

BRASIL. *Lei 8.080/90, de 19 de set. de 1990*. Dispõe sobre as condições para a promoção, proteção e recuperação da saúde, a organização e o funcionamento dos serviços correspondentes e dá outras providências. Brasília: *Diário Oficial da União*. Disponível em: https://www.planalto.gov.br/ccivil_03/leis/l8080.htm. Acesso em: 17 fev. 2025.

BRASIL. *Lei 9.394/96, de 16 de fev. de 1996*. Estabelece as diretrizes e bases da educação nacional. Brasília: *Diário Oficial da União*. Disponível em: https://www.planalto.gov.br/ccivil_03/leis/l9394.htm. Acesso em: 26 jan. 2025.

BRASIL. *Lei 9.656, de 3 de jun. de 1998*. Dispõe sobre os planos e seguros privados de assistência à saúde. Brasília: *Diário Oficial da União*. Disponível em: https://www.planalto.gov.br/ccivil_03/leis/l9656.htm. Acesso em: 15 maio 2025.

BRASIL. *Lei 14.254/21, de 30 de nov. de 2021*. Dispõe sobre o acompanhamento integral para educandos com dislexia ou Transtorno do Déficit de Atenção com Hiperatividade (TDAH) ou outro transtorno de aprendizagem. Brasília: *Diário Oficial da União*. Disponível em: https://www.planalto.gov.br/ccivil_03/_ato2019-2022/2021/lei/L14254.htm. Acesso em: 15 maio 2025.

BRASIL. *Resolução CNE/CEB N. 2, de 11 de set. de 2001*. Institui Diretrizes Nacionais para a Educação Especial na Educação Básica. Brasília: *Diário Oficial da União*. Disponível em: http://portal.mec.gov.br/cne/arquivos/pdf/CEB0201.pdf. Acesso em: 15 maio 2025.

TRF-4 – AC: XXXXX20204047139 RS XXXXX-05.2020.4.04.7139, Relator: Julio Guilherme Berezoski Schattschneider. Data de Julgamento: 10/11/2021, Sexta Turma. Disponível em: https://www.jusbrasil.com.br/jurisprudencia/trf-4/1315688750. Acesso em 31 mar. 2025.

SEÇÃO 07

PERSPECTIVAS FUTURAS

CAPÍTULO 45

Perspectivas futuras do TDAH

Nos últimos anos, avanços na genética, neuroimagem, inteligência artificial, novas medicações e telemedicina têm transformado o entendimento e o manejo do TDAH. Essas inovações ampliam as possibilidades diagnósticas e terapêuticas, favorecendo abordagens personalizadas e eficazes, com foco na individualidade biológica, clínica e ambiental de cada paciente.

Raphael Rangel

RAPHAEL RANGEL

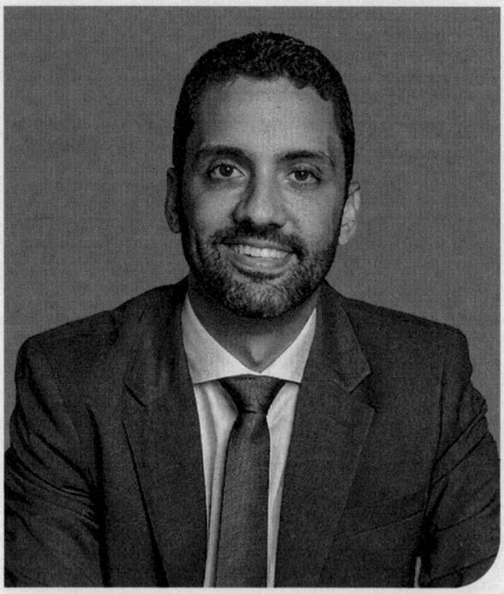

Neurologista infantil, mestre em Neurociência, escritor, palestrante e mentor de médicos e terapeutas da saúde mental e da educação com mais de 2 mil alunos formados. É referência no atendimento de crianças com TDAH, autismo, transtornos da aprendizagem e transtornos do neurodesenvolvimento. Ele também é subespecializado em epilepsia infantil e neurofisiologia clínica com foco em eletroencefalografia e vídeo-eletroencefalografia infantil e adulto. Foi preceptor da residência de pediatria do Hospital Infantil Nossa Senhora da Glória (Vitória-ES), sendo responsável pelo programa de neurologia infantil por quase dez anos. Membro da Sociedade Brasileira de Neurologia Infantil, tendo feito parte do grupo científico da sociedade no biênio (2020-2021) e do conselho fiscal no biênio (2024-2025). Atua como Diretor Clínico do Instituto Especializado de Saúde da Serra-ES. Autor de livros como *Simplificando o TDAH* e *Identidade*. Pai da Laura e esposo da Manoela Sarmento, os seus títulos de maior relevância.

Contatos: www.drraphaelrangel.com.br
@dr.raphaelrangel
27 99916 2002
27 3086 0020

Nos últimos cinco anos, a pesquisa sobre o TDAH tem avançado significativamente, oferecendo novas perspectivas para o diagnóstico, tratamento e compreensão da neurobiologia do transtorno.

A aplicação de inteligência artificial (IA) na área da saúde tem promovido avanços significativos, e no campo do TDAH não seria diferente. A utilização de IA possibilita análises mais precisas e rápidas, contribuindo para uma abordagem mais personalizada e eficiente no manejo do transtorno. A IA utiliza algoritmos de aprendizado de máquina para identificar padrões complexos em grandes volumes de dados, permitindo a detecção precoce do TDAH. Entre as fontes destacam-se:

- **Neuroimagem**: ferramentas de IA podem processar imagens de ressonância magnética funcional (fMRI) ou estrutural (sMRI) para identificar alterações em circuitos cerebrais relacionados ao TDAH, como o córtex pré-frontal, o estriado e o cerebelo, como explicado no capítulo em que abordamos sobre a neurobiologia do TDAH. Essas análises identificam biomarcadores neurais associados ao transtorno, auxiliando na diferenciação entre TDAH e outras condições neuropsiquiátricas.
- **Padrões comportamentais**: sensores vestíveis, como relógios inteligentes, podem coletar dados de atividade física, padrões de sono e níveis de atenção. Esses dados são processados por algoritmos que reconhecem características comportamentais típicas do TDAH.
- **Análise de linguagem e voz:** aplicativos baseados em IA podem analisar a forma como as crianças se comunicam, incluindo padrões de fala e uso de linguagem, identificando possíveis sinais de desatenção ou impulsividade.

Ao integrar dados clínicos, genéticos e comportamentais de grandes populações, a IA pode gerar modelos preditivos para identificar crianças em risco de desenvolver TDAH antes que os sintomas se manifestem de forma significativa.

Outros avanços estão no campo da integração de robôs assistivos e agentes virtuais na terapia de crianças com TDAH, que estão emergindo como uma abordagem promissora. Essas tecnologias visam aprimorar a concentração, o engajamento e a adesão às atividades terapêuticas, oferecendo intervenções interativas e personalizadas.

Um exemplo é o projeto *VACO*, que propõe um agente robótico virtual para auxiliar na terapia de concentração para crianças com TDAH. Este sistema utiliza inteligência artificial para fornecer treinamento motivacional de atenção, adaptando-se às necessidades individuais de cada criança. O desenvolvimento do *VACO* envolveu uma abordagem participativa, incorporando perspectivas de pais, clínicos e dos próprios usuários finais para garantir a eficácia e a aceitação da ferramenta (Richter *et al.*, 2024).

Além do diagnóstico, a IA tem potencial para revolucionar o tratamento do TDAH. Algoritmos podem identificar quais intervenções, medicamentos ou terapias comportamentais têm maior probabilidade de serem eficazes para um indivíduo com base em características específicas, como perfil genético, histórico clínico e respostas anteriores ao tratamento.

Aplicativos de IA permitem o acompanhamento em tempo real dos sintomas do TDAH, fornecendo feedback imediato aos pacientes, cuidadores e profissionais de saúde. Jogos baseados em IA e tecnologias de biofeedback oferecem atividades interativas que ajudam crianças com TDAH a melhorar suas habilidades de atenção e controle impulsivo.

Pesquisas no desenvolvimento de novas medicações para o TDAH têm avançado significativamente. Ensaios clínicos de Fase II e III estão em andamento para avaliar a eficácia e segurança de alternativas aos tratamentos tradicionais.

1. **SPN-812 (viloxazina de liberação prolongada)**: a viloxazina, um inibidor da recaptação de norepinefrina, está sendo investigada como uma alternativa não estimulante para o tratamento do TDAH. Ensaios clínicos de fase III demonstraram eficácia na redução dos sintomas em crianças e adolescentes, com um perfil de efeitos colaterais favoráveis.
2. **Centanafadina**: este inibidor da recaptação de dopamina e norepinefrina está em estudos de fase II e III para o tratamento do TDAH em adultos. Os resultados preliminares sugerem melhorias nos sintomas de desatenção e impulsividade, com efeitos colaterais manejáveis.

3. **Inibidores do receptor AMPA**: os receptores AMPA (α-amino--3-hidroxi-5-metil-4-isoxazol-propionato) são canais iônicos glutamatérgicos que desempenham um papel crucial na plasticidade sináptica e na transmissão excitadora rápida no sistema nervoso central. Moduladores desses receptores estão sendo investigados como potenciais tratamentos para o TDAH, visando melhorar a plasticidade sináptica e o processamento executivo, com foco na redução da desatenção. Embora a pesquisa sobre inibidores do receptor AMPA no contexto do TDAH ainda esteja em estágios iniciais, estudos pré-clínicos sugerem que a modulação desses receptores pode influenciar processos cognitivos relacionados à atenção e memória de trabalho. No entanto, são necessárias mais pesquisas clínicas para determinar a eficácia e a segurança desses moduladores em pacientes com TDAH.
4. O uso de canabinoides, especialmente o canabidiol (CBD), tem sido explorado como uma opção terapêutica para o TDAH, particularmente em pacientes com comorbidades emocionais ou resistência aos tratamentos tradicionais. O CBD é um componente não psicoativo da planta *Cannabis sativa*, conhecido por suas propriedades ansiolíticas, antipsicóticas e neuroprotetoras. Uma revisão publicada em 2024 analisou o uso da *Cannabis* no tratamento do TDAH e encontrou evidências limitadas, mas promissoras, sobre os benefícios do CBD na redução de sintomas de desatenção e hiperatividade (Ryan *et al.*, 2024). No entanto, os autores destacam a necessidade de estudos adicionais para estabelecer protocolos de dosagem e avaliar os possíveis efeitos a longo prazo. Outra revisão de 2024 também investigou o uso da *Cannabis* no TDAH e sugeriu que, embora alguns pacientes relatem melhorias nos sintomas com o uso de CBD, as evidências científicas ainda são insuficientes para recomendar seu uso clínico rotineiro. Os autores enfatizam a importância de mais pesquisas para determinar a eficácia e a segurança do CBD no tratamento do TDAH (Dammann; Rohleder & Leweke, 2024).

A busca por novas opções terapêuticas para o TDAH continua com foco em medicamentos que ofereçam eficácia comparável aos tratamentos atuais, mas com perfis de segurança aprimorados e mecanismos de ação diferenciados. Além disso, há um interesse crescente em terapias personalizadas que considerem as características individuais dos pacientes, visando otimizar os resultados clínicos.

É importante notar que, embora esses desenvolvimentos sejam promissores, a disponibilidade dessas novas medicações dependerá dos resultados dos ensaios clínicos e da aprovação pelas autoridades regulatórias competentes.

Estudos recentes têm identificado genes associados ao TDAH, particularmente àqueles relacionados aos sistemas dopaminérgico, noradrenérgico e serotoninérgico. Esses achados sugerem que variações nesses genes podem contribuir para a vulnerabilidade ao transtorno. Por exemplo, o gene do transportador de dopamina (DAT1) tem sido amplamente estudado devido ao seu papel na regulação da dopamina no cérebro, um neurotransmissor crucial para funções executivas e controle de impulsos. Variantes no gene do transportador de dopamina (DAT1) têm sido associadas a respostas diferenciadas ao metilfenidato, um medicamento comumente utilizado no tratamento do TDAH. Com a identificação de genes associados ao TDAH, surge a possibilidade de desenvolver terapias gênicas que modifiquem a expressão desses genes ou corrijam suas funções. Embora ainda em estágios iniciais, essas abordagens podem, no futuro, oferecer tratamentos altamente personalizados, ajustados às necessidades genéticas individuais dos pacientes.

Estudos de associação do genoma completo (GWAS) têm sido fundamentais na identificação de variantes genéticas relacionadas ao TDAH. Por exemplo, um estudo publicado em 2019 identificou múltiplas variantes de risco comuns associadas ao TDAH, fornecendo insights sobre a arquitetura genética do transtorno (Demontis *et al.*, 2019).

Além disso, uma revisão sistemática de 2011 destacou a importância de variantes nos genes relacionados aos sistemas dopaminérgico e serotoninérgico, sugerindo que essas vias neurotransmissoras desempenham um papel crucial na etiologia do TDAH (Franke *et al.*, 2011).

A identificação de biomarcadores genéticos tem o potencial de revolucionar o diagnóstico do TDAH, permitindo uma detecção mais precoce e precisa. Além disso, compreender as bases genéticas do TDAH pode levar ao desenvolvimento de tratamentos personalizados que considerem o perfil genético individual, aumentando a eficácia terapêutica e minimizando efeitos colaterais.

Embora os avanços sejam promissores, a aplicação clínica dos achados genéticos no TDAH ainda enfrenta desafios. A complexidade genética do transtorno, envolvendo múltiplas variantes de pequeno efeito, requer estudos adicionais para validar e replicar esses achados em diferentes populações. Além disso, é essencial considerar a interação entre fatores genéticos e ambientais na manifestação do TDAH.

No futuro, a integração de dados genéticos com outras abordagens, como neuroimagem e avaliações neuropsicológicas, poderá fornecer uma compreensão mais abrangente do TDAH, facilitando o desenvolvimento de intervenções terapêuticas mais eficazes e personalizadas.

Dieta e TDAH

A relação entre dieta e TDAH tem sido objeto de investigação, com foco em como certos padrões alimentares podem afetar os sintomas do transtorno. Uma revisão sistemática publicada em 2022 analisou a influência de diferentes intervenções dietéticas nos sintomas do TDAH (Pinto *et al.*, 2022). Os autores concluíram que algumas dietas, como a restrição de alimentos com aditivos artificiais e a eliminação de alimentos alergênicos, podem ter efeitos benéficos em subgrupos de crianças com TDAH. No entanto, os resultados variam entre os estudos, e mais pesquisas são necessárias para determinar a eficácia dessas intervenções.

A suplementação com ácidos graxos ômega-3 tem sido amplamente estudada devido ao seu papel no desenvolvimento cerebral e na função cognitiva. Uma meta-análise de ensaios clínicos randomizados, publicada em 2018, avaliou o efeito da suplementação de ômega-3 nos sintomas do TDAH (Abdullah *et al.*, 2019). Os resultados indicaram uma redução modesta, mas significativa, nos sintomas de desatenção e hiperatividade/impulsividade em crianças e adolescentes com TDAH que receberam suplementação de ômega-3 em comparação com placebo. Os autores sugerem que a suplementação de ômega-3 pode ser uma intervenção nutricional útil como adjuvante ao tratamento padrão do TDAH.

Pesquisas também têm investigado a associação entre deficiências nutricionais e a gravidade dos sintomas do TDAH. Um estudo de 2022 examinou os níveis de ferro, zinco e magnésio em crianças com TDAH e encontrou que aquelas com deficiências nesses minerais apresentavam sintomas mais pronunciados (Pinto et al., 2022). A correção dessas deficiências por meio de suplementação foi associada a melhorias nos sintomas comportamentais e cognitivos. No entanto, os autores enfatizam a necessidade de mais estudos para confirmar esses achados e determinar as dosagens ideais de suplementação.

Embora as intervenções nutricionais ofereçam uma abordagem promissora para a modulação dos sintomas do TDAH, é importante reconhecer que a eficácia dessas estratégias pode variar entre os indivíduos. As evidências atuais sugerem que algumas intervenções dietéticas e suplementações podem beneficiar subgrupos de pacientes, mas não substituem os tratamentos convencionais. Portanto, é essencial que qualquer intervenção nutricional seja realizada sob supervisão de profissionais de saúde qualificados, garantindo uma abordagem segura e personalizada para cada paciente.

Expansão da telemedicina no atendimento ao TDAH

A pandemia de Covid-19 acelerou a adoção de plataformas de telemedicina, permitindo que pacientes com TDAH mantivessem o acompanhamento clínico sem interrupções. Estudos indicam que a telemedicina tem sido eficaz na avaliação e manejo do TDAH, oferecendo uma alternativa viável às consultas presenciais. Por exemplo, uma pesquisa publicada em 2024 estimou que aproximadamente 15,5 milhões de adultos nos Estados Unidos têm TDAH, e destacou que as políticas de telemedicina implementadas durante a pandemia facilitaram o acesso ao diagnóstico e tratamento, incluindo a prescrição de medicamentos (Singh, 2024).

Benefícios da telemedicina para pacientes com TDAH:

- Acessibilidade.
- Continuidade do cuidado: facilita o acompanhamento regular.
- Flexibilidade e conveniência: oferece horários de consulta mais flexíveis, reduzindo o tempo de deslocamento e permitindo que as sessões ocorram em ambientes confortáveis para o paciente.

Apesar dos benefícios, a implementação da telemedicina no tratamento do TDAH apresenta desafios:

- Infraestrutura tecnológica.
- Privacidade e segurança de dados.
- Avaliação diagnóstica.

Os avanços recentes no diagnóstico e tratamento do TDAH refletem uma era de transformação na neurociência e na medicina personalizada. Tecnologias inovadoras, como a inteligência artificial, têm possibilitado diagnósticos mais precoces e precisos, além de tratamentos ajustados às necessidades individuais de cada paciente. O uso de neuroimagem, análise comportamental e biomarcadores genéticos exemplifica como a integração de dados pode não apenas esclarecer os mecanismos neurobiológicos do TDAH, mas também direcionar abordagens terapêuticas mais eficazes.

Intervenções emergentes, como robôs assistivos e agentes virtuais, trazem novas perspectivas para o engajamento terapêutico, enquanto a exploração de dietas, suplementos nutricionais e terapias gênicas aponta para caminhos promissores na modulação dos sintomas. A pesquisa em novos medicamentos, incluindo viloxazina, centanafadina e inibidores do receptor AMPA, amplia as opções de tratamento, oferecendo alternativas mais seguras e específicas. O uso de canabinoides, como o CBD, embora ainda em estágios iniciais de investigação, reforça a busca por soluções terapêuticas inovadoras para subgrupos de pacientes.

Adicionalmente, a expansão da telemedicina tem demonstrado ser uma ferramenta essencial para superar barreiras geográficas, garantindo acessibilidade e continuidade do cuidado, especialmente em um contexto global de desafios logísticos e sanitários.

Essas iniciativas sublinham um futuro no qual o TDAH poderá ser manejado de forma mais holística, considerando não apenas a neurobiologia do transtorno, mas também os aspectos sociais, comportamentais e ambientais que moldam sua expressão clínica. À medida que a ciência avança, a convergência entre neurociência, tecnologia e medicina personalizada promete transformar significativamente a qualidade de vida dos pacientes com TDAH, consolidando um cuidado mais integrado, acessível e eficaz.

Referências

ABDULLAH, M. *et al.* The effectiveness of omega-3 supplemention in reduciong ADHD associated symptoms in children as measured by the Conners' rating scales: a systematic review of randomized controlled trials. *Journal of Psychiatric Research* v. 110, p. 64-73, 2019.

AL-GAILANI, L.; AL-KALEEL, A. The relationship between prenatal, perinatal, and postnatal factors and ADHD: the role of nutrition, diet, and stress. *Developmental Psychobiology*, v. 66, n. 8, 2024.

CARVALHO, M. L.; NOGUEIRA, C. T. Aplicação da inteligência artificial em transtornos mentais: avanços e desafios. *Brazilian Journal of Mental Health*, v. 8, n. 1, p. 22-38, 2023.

DALNOKI, L. *et al.* Exploring the relationship of dietary intake with inattention, hyperactivity, and impulsivity, beyond ADHD. *Journal of Attention Disorders*, v. 29, n. 1, p. 70-79, 2024.

DAMMANN, I.; ROHLEDER, C.; LEWEKE, F. M. Cannabidiol and its potential evidence-based psychiatric benefits: a critical review. *Pharmacopsychiatry*, v. 57, n. 3, p. 115-132, 2024.

DEMONTIS, D. *et al.* Discovery of the first genome-wide significant risk loci for attention deficit/hyperactivity disorder. *Nature Genetics*, v. 51, p. 63-75, 2019.

FRANCISCO, A. P. *et al.* Cannabis use in attention deficit hyperactivity disorder (ADHD): a scoping review. *Journal of Psychiatry Research*, v. 157, p. 239-256, 2023.

FRANKE, B. *et al.* The genetics of attention deficit/hyperactivity disorder in adults, a review. Mol. *Psychiatry*, v. 17, n. 10, 2011.

JIN, K. W. *et al.* Artificial intelligence in mental healthcare: an overview and future perspectives. *Br. J. Radiol.*, v. 96, n. 1150, 2023.

KIM, B. *et al.* Finding essential parts of the brain in rs-fMRI can improve diagnosing ADHD diagnosis using deep learning. *IEEE Access*, v. 11, 2023.

LIU, T. H. *et al.* Omega-3 polyunsaturated fatty acids for core symptoms of attention-deficit/hyperactivity disorder: a meta-analysis of randomized controlled trials. *Journal of Clinical Psychiatry*, v. 84, n. 5, 2023.

PINTO, S. *et al.* Eating patterns and dietary interventions in ADHD: a narrative review. *Nutrients*, v. 14, n. 20, 2022.

RICHTER, B. *et al.* VACO: a multi-perspective development of a therapeutic and motivational virtual robotic agent for concentration for children with ADHD. arXiv, 2024. Disponível em: http://arxiv.org/abs/2405.03354.

RYAN, J. *et al.* Attention deficit hyperactivity disorder, Cannabis use, and the endocannabinoid system: a scoping review. *Developmental Psychobiology*, v. 66, n. 7, 2024.

SHARMA, A. *et al.* *iPAL*: a machine learning-based smart healthcare framework for automatic diagnosis of attention deficit/hyperactivity disorder (ADHD). *SN Comput. Sci.*, v. 5, n. 4, 2024.

SINGH, P. More than 15 million US adults have ADHD, new study estimates. *Reuters*, 10 out. 2024. Disponível em: https://www.reuters.com/business/healthcare-pharmaceuticals/more-than-15-million-us-adults-have-adhd-new-study-estimates-2024-10-10/. Acesso em: 10 jul. 2025.

STEIN, M. A. Editorial perspective: COVID-19, ADHD management, and telehealth: an uncertain path. *Journal of Child Psychology and Psychiatry*, v. 63, n. 7, p. 829-831, 2022.

CAPÍTULO 46

A tecnologia e seu impacto no TDAH

A tecnologia facilita a vida, mas também pode gerar dependência e transtornos emocionais. No TDAH, seu impacto varia, podendo ser uma ferramenta de apoio ou um desafio. Este capítulo explora como o meio digital pode tanto potencializar quanto dificultar o controle do TDAH, apresentando exemplos práticos que auxiliam jovens, adultos e profissionais a encontrar um uso mais equilibrado e saudável.

Ricardo Menezes Salgado

RICARDO MENEZES SALGADO

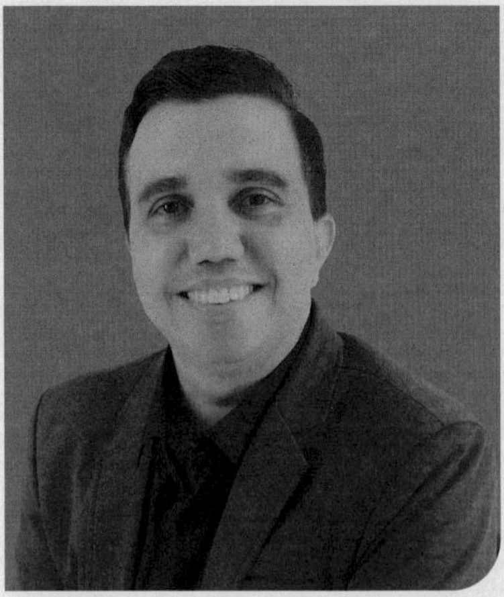

Ph.D. em Modelos Inteligentes, mestre, doutor e pós-doutor pela Unicamp. É professor associado na área de Inteligência Computacional no Departamento de Ciência da Computação da UNIFAL-MG, líder do grupo de pesquisa em IA Aplicada à Saúde e Neurociência e coordenador do laboratório de inteligência computacional. Também atua como docente e orientador no programa de mestrado em Estatística Aplicada e Biometria. Além disso, é empresário na área de desenvolvimento de software e aplicativos voltados para saúde, criando soluções inovadoras para otimizar o cuidado e a gestão de saúde. Sua expertise abrange inteligência computacional, análise de dados e suas aplicações na saúde. Tem experiência em projetos de pesquisa com empresas como Cemig, CPFL, ANEEL e Petrobras, liderando o desenvolvimento de modelos inteligentes avançados. Acadêmico em Medicina.

Contatos: ricardomenezessalgado@gmail.com
Instagram: @neurointeligencia

A relação entre o TDAH e a tecnologia é complexa e multifatorial. Para compreendê-la, é essencial explorar o caminho que levou à criação de ferramentas como smartphones, IA e internet. Refletir sobre a evolução da humanidade ajuda a entender não apenas o progresso tecnológico, mas também como ele se conecta com questões como o TDAH, o comportamento e a cognição.

A tecnologia surgiu com o objetivo de atender às necessidades humanas. Historicamente, é possível destacar que os principais marcos da tecnologia estão relacionados às revoluções industriais, impulsionadas pelo comércio, pela produção em massa, pelo transporte e pela redução de custos. Desde a primeira revolução, em 1784, com máquinas a vapor, passando pela segunda, em 1870, com eletricidade e produção em massa, até a terceira, em 1969, com eletrônica e energia nuclear, podemos notar uma transformação na economia e no ritmo da vida.

Mas havia casos de TDAH nessa época? Não podemos afirmar com certeza. O transtorno, como o conhecemos hoje, provavelmente não existia, mas pessoas com características compatíveis certamente sim. A aceleração no ritmo da vida, gerado pelas revoluções, trouxe mudanças sociais, culturais e ambientais que influenciam a percepção e o diagnóstico do TDAH. Embora o transtorno tenha bases biológicas, as condições de vida e trabalho, alteradas ao longo do tempo, podem ter impactado sua prevalência e compreensão.

Hoje, no século XXI, estamos vivenciando a quarta revolução industrial, conhecida como revolução digital, que traz inovações como a inteligência artificial, a internet das coisas (IoT), a biotecnologia e a automação, transformando profundamente nossa forma de viver, trabalhar e nos relacionar. Para as pessoas com TDAH, esse cenário apresenta desafios, pois o ambiente digital, repleto de estímulos, pode intensificar sintomas como desatenção e impulsividade.

A tecnologia e seu impacto no TDAH

O TDAH afeta a capacidade de manter o foco, controlar impulsos e regular comportamentos. Dispositivos tecnológicos podem intensificar ou amenizar esses traços, dependendo de como são utilizados: enquanto alguns são projetados para capturar a atenção, outros auxiliam na organização de tarefas e no planejamento. De maneira geral, a tecnologia traz tanto aspectos negativos quanto positivos no contexto do TDAH.

Impactos negativos

A internet, cada vez mais presente no cotidiano, pode ser uma aliada, mas também representa um desafio para quem tem TDAH. A gratificação instantânea oferecida na internet por meio de sites, redes sociais, aplicativos e jogos digitais atrai quem busca alívio do tédio e recompensas imediatas. A liberação de neurotransmissores durante o consumo de conteúdo digital pode prolongar a concentração nessas atividades, mas prejudicar a execução de outras tarefas. Sem um controle adequado, o uso desregulado pode se tornar um risco significativo, afetando a produtividade e o equilíbrio.

As redes sociais são criadas para estimular a liberação de dopamina, um neurotransmissor vinculado ao prazer e à recompensa. Isso ocorre de forma mais intensificada quando o usuário interage com diferentes tipos de conteúdo, como vídeos, fotos e postagens ao vivo, que têm impactos distintos, mas igualmente prejudiciais à saúde mental, quando consumidos em excesso.

Vídeos curtos (Instagram, TikTok, Kwai e YouTube) são particularmente viciantes. Esses conteúdos oferecem estímulos dinâmicos, combinando elementos visuais e auditivos que mantêm o cérebro em constante estado de alerta e gratificação. A cada novo vídeo assistido, há mais dopamina, criando um ciclo de recompensa que leva o usuário a buscar cada vez mais conteúdo. Esse tipo de consumo pode levar à perda de noção do tempo, afetando negativamente a produtividade e o bem-estar emocional. Além disso, a natureza constante de novidade e surpresa dos vídeos pode gerar ansiedade e nervosismo.

As postagens de fotos e imagens também desempenham um papel significativo nesse processo. Embora sejam menos dinâmicas, as imagens geram uma forte liberação de dopamina. O número de curtidas e comentários proporciona uma sensação imediata de validação, incentivando o usuário a publicar cada vez mais. No entanto, isso pode criar um ciclo de busca incessante por aprovação, gerando ansiedade e autocobrança, o que afeta a autoestima, especialmente entre adolescentes, que são mais vulneráveis às comparações sociais.

O consumo excessivo desses conteúdos pode gerar prejuízos psicológicos e emocionais. A constante busca por validação e a comparação podem diminuir a autoestima e aumentar os níveis de ansiedade e depressão. Além disso, o consumo de conteúdo pode distorcer a percepção da realidade, fazendo com que o usuário se sinta insatisfeito com sua própria vida e com a sua realidade.

É importante frisar que a maioria dos aplicativos é programada para capturar suas preferências e proporcionar prazer imediato e gratificação, visando maximizar a liberação de dopamina. Para minimizar os impactos negativos, é essencial que os usuários, os pais e os cuidadores se conscientizem sobre os efeitos dessas plataformas e busquem estabelecer limites saudáveis no consumo de conteúdo.

Estudos mostram que o uso excessivo de telas pode intensificar sintomas como desatenção e impulsividade, especialmente em crianças e adolescentes. A privação do sono, associada ao tempo excessivo diante das telas, pode agravar ainda mais a capacidade de concentração e a regulação emocional. Para mais detalhes, recomendo a leitura do capítulo sobre TDAH e telas.

Impactos positivos

A tecnologia oferece recursos para auxiliar indivíduos com TDAH no gerenciamento de seus sintomas, promovendo organização, foco e bem-estar. Aplicativos de planejamento (Todoist, Trello e Notion), agendas digitais (Google Calendar e Outlook) e cronômetros de produtividade (Focus Booster e Be Focused) são essenciais para ajudar na organização do tempo, no cumprimento de prazos e na redução da procrastinação.

Métodos como Pomodoro e Kanban promovem rotinas estruturadas e a divisão de tarefas em etapas menores e mais gerenciáveis. Além dessas ferramentas, aplicativos de reflexão (Headspace e Calm) e treinamento cognitivo (Lumosity e Peak) proporcionam exercícios que ajudam a melhorar a concentração, controlar a impulsividade e desenvolver habilidades no TDAH.

No campo da educação, a tecnologia traz benefícios com a flexibilidade do aprendizado on-line. As plataformas de ensino virtual permitem personalizar o ritmo de estudo e aplicar o método Pomodoro para maximizar o rendimento. Além disso, ferramentas de leitura, como o NaturalReader e o Voice Dream Reader, ajudam na compreensão de textos, enquanto aplicativos de anotações digitais, como Evernote e OneNote, permitem organizar informações de maneira mais eficiente.

No entanto, a falta de supervisão e a necessidade de autodisciplina podem ser obstáculos para alguns estudantes com TDAH. Nesse contexto, ferramentas de bloqueio, como Freedom App e Cold Turkey, ajudam a manter o foco durante as tarefas, bloqueando o acesso a sites e aplicativos que desviam a atenção.

Em salas de aula, dispositivos como tablets e notebooks são uma faca de dois gumes: enquanto oferecem recursos educativos, também podem se tornar fontes de distração. Soluções como o Google Classroom e o Microsoft Teams ajudam a estruturar o ambiente de aprendizado, permitindo que professores monitorem o progresso e a atenção em tempo real.

Outra tecnologia promissora é o uso de *wearables*, como *smartwatches*, que ajudam a manter o foco, monitorar os níveis de ansiedade e até mesmo sugerir pausas quando detectam sinais de sobrecarga. Além disso, ferramentas de realidade virtual (VR) e aumentada (AR) estão sendo exploradas para criar ambientes imersivos que ajudam no tratamento do TDAH.

Encontrar o equilíbrio no uso da tecnologia é um desafio constante para educadores, pais e cuidadores. Estratégias como a criação de rotinas estruturadas e o uso consciente de ferramentas digitais podem maximizar os benefícios e minimizar os riscos. Com o avanço contínuo das inovações, as possibilidades de apoio a indivíduos com TDAH tendem a crescer, oferecendo novas formas de superar desafios e alcançar maior potencial.

TDAH e games – distrações e aprendizado

A relação entre TDAH e jogos digitais é complexa, com desafios únicos. Os jogadores tendem a buscar estímulos constantes, tornando-se mais suscetíveis ao comportamento compulsivo. O ritmo acelerado e as recompensas frequentes dos games podem intensificar a impulsividade e a dificuldade de manter o foco, prejudicando o desempenho acadêmico e as relações sociais. Além disso, a falta de controle sobre o tempo pode levar a padrões desregulados, afetando a saúde mental e o bem-estar. Portanto, manter equilíbrio no tempo de jogo é um desafio para quem convive com o TDAH.

Por outro lado, os jogos digitais também podem ser aliados no manejo dos sintomas do TDAH, oferecendo cenários para o desenvolvimento de habilidades cognitivas. Pesquisas recentes indicam que games projetados para **treinar funções executivas** melhoram a atenção, a memória de trabalho e a impulsividade. Profissionais da saúde têm utilizado games como ferramentas terapêuticas, desenvolvendo programas que trabalham o planejamento, a organização, a tomada de decisões e o controle de impulsos, com resultados promissores.

A gamificação contribui para o desenvolvimento de habilidades sociais ao promover a colaboração e a comunicação entre jogadores. Essa abordagem cria ambientes virtuais que podem ser úteis para a socialização e o crescimento pessoal. No entanto, é importante reconhecer que, enquanto o uso direcionado pode trazer benefícios, o risco de comportamentos compulsivos e impactos negativos na concentração exige atenção.

O segredo é equilibrar o uso de games com interações reais. A imersão prolongada em ambientes virtuais não pode substituir as conexões pessoais, fundamentais para o desenvolvimento emocional e social. A natureza caótica e altamente estimulante dos jogos pode intensificar a hiperatividade e a impulsividade, dificultando a concentração em tarefas do mundo real.

E, além disso, o isolamento social e a falta de contato físico podem agravar a desregulação emocional, reforçando a necessidade de uma abordagem que priorize tanto os benefícios terapêuticos dos games quanto a importância das relações presenciais.

Um futuro de possibilidades e precauções

À medida que o futuro avança, a tecnologia continuará a oferecer ferramentas para o tratamento do TDAH. No entanto, é essencial reconhecer os riscos do uso excessivo e priorizar a conscientização sobre o impacto na saúde mental promovendo estratégias de uso equilibrado em ambientes domésticos e escolares, bem como o equilíbrio entre o tempo digital e o tempo de convívio presencial.

A tecnologia representa um conjunto de desafios e oportunidades para pessoas com TDAH. Ao longo do texto, exploramos os perigos e as possibilidades que a era digital traz, reforçando a importância de tratá-la como uma aliada, não uma amplificadora de dificuldades. Compreender e manejar esses desafios é crucial para melhorar a qualidade de vida e construir um futuro digital inclusivo e acessível para aqueles que convivem com o TDAH.

Referências

BARUA, P. D. *et al.* Artificial intelligence enabled personalized assistive tools to enhance education of children with neurodevelopmental disorders – a review. *International journal of environmental research and public health*, v. 19, n. 3, p. 1192, 2022.

BUCCI, S.; SCHWANNAUER, M.; BERRY, N. The digital revolution and its impact on mental health care. *Psychology and psychotherapy*, v. 92, n. 2, p. 277-297, 2019.

HONG, J. S. *et al.* Correlation between attention deficit hyperactivity disorder, internet gaming disorder or gaming disorder. *Journal of attention disorders*, v. 27, n. 11, p. 1252–1262, 2023.

KONCZ, P. *et al.* The emerging evidence on the association between symptoms of ADHD and gaming disorder: a systematic review and meta-analysis. *Clinical psychology review*, v. 106, 2023.

LIU, H. *et al.* Screen time and childhood attention deficit hyperactivity disorder: a meta-analysis. *Rev. Environ. Health*, v. 39, n. 4, 2023.

SCHMIDEK, H. C. M. V. *et al.* Dependência de internet e transtorno de déficit de atenção com hiperatividade (TDAH): revisão integrativa. *Jornal Brasileiro de Psiquiatria*, v. 67, n. 2, p. 126-134, 2018.

SMALL, G. W. *et al.* Brain health consequences of digital technology use. *Dialogues in clinical neuroscience*, v. 22, n. 2, p. 179-187, 2020.